全国中医药行业高等教育"十三五"创新教材
医学实验技术、医学美容相关专业创新系列教材

美容保健学

（供医学实验技术、医学美容相关专业用）

主　编　陈景华

全国百佳图书出版单位
中国中医药出版社
·北京·

图书在版编目（CIP）数据

美容保健学 / 陈景华主编 .—北京：中国中医药出版社，2022.7

全国中医药行业高等教育"十三五"创新教材

ISBN 978 - 7 - 5132 - 7495 - 1

Ⅰ .①美… Ⅱ .①陈… Ⅲ .①美容—中医学—高等学校—教材

Ⅳ .① R275 ② TS974.1

中国版本图书馆 CIP 数据核字（2022）第 042693 号

中国中医药出版社出版

北京经济技术开发区科创十三街 31 号院二区 8 号楼

邮政编码　100176

传真　010-64405721

三河市同力彩印有限公司印刷

各地新华书店经销

开本 787×1092　1/16　印张 15.25　字数 339 千字

2022 年 7 月第 1 版　2022 年 7 月第 1 次印刷

书号　ISBN 978 - 7 - 5132 - 7495 - 1

定价　65.00 元

网址　www.cptcm.com

服 务 热 线　010-64405510

购 书 热 线　010-89535836

维 权 打 假　010-64405753

微信服务号　**zgzyycbs**

微商城网址　**https://kdt.im/LIdUGr**

官 方 微 博　**http://e.weibo.com/cptcm**

天猫旗舰店网址　**https://zgzyycbs.tmall.com**

如有印装质量问题请与本社出版部联系（010-64405510）

全国中医药行业高等教育"十三五"创新教材
医学实验技术、医学美容相关专业创新系列教材

编委会

全国中医药行业高等教育"十三五"创新教材

医学实验技术、医学美容相关专业创新系列教材

《美容保健学》编委会

主　编　陈景华（黑龙江中医药大学）

副主编　黄昕红（黑龙江中医药大学）

　　　　　史劫彤（香港金鹰实业集团有限公司）

　　　　　李玉强（黑龙江中医药大学）

编　委　（以姓氏笔画为序）

　　　　　于洪敏（黑龙江省中医药科学院）

　　　　　刘　波（辽宁医药职业学院）

　　　　　汤滴微（云南中医药大学）

　　　　　李　伟（黑龙江中医药大学）

　　　　　张晶晶（广西中医药大学）

　　　　　季顺欣（黑龙江中医药大学）

　　　　　郭苗苗（北京工商大学）

　　　　　黎诗祺（湖北中医药大学）

前　言

2019 年,《教育部办公厅关于实施一流本科专业建设"双万计划"的通知》(教高厅函〔2019〕18 号)提出:建设新工科、新医科、新农科、新文科示范性本科专业,引领带动高校优化专业结构、促进专业建设质量提升,推动形成高水平人才培养体系。以医学美容技术为主体培养方向的医学实验技术专业,是顺应新时期高等教育策略和人才培养要求,改革创新,培养健康服务领域、中医学、西医学、医学美容等多学科相融合的技术应用型人才的特色专业,是新医科专业建设和一流本科专业建设的形势要求和必然趋势。

课程是人才培养的核心要素,课程质量直接决定人才培养质量。落实课程建设,就要有适合专业人才培养的教材。教材建设是课程建设和人才培养的基础保障,是专业建设的重要环节。为推动课程建设和教材建设,中国中医药出版社有限公司倾力支持,组织编写本套医学实验技术、医学美容相关专业本科创新系列教材。

本套教材的编写,是一流本科专业建设、人才培养、课程建设等一系列教育教学改革的重要举措和重大创新,是发挥中医药服务健康领域、突出中医药美容优势和特色的具体体现。对推动一流本科专业建设,培养适应健康中国战略、美容新业态需求的高质量医学美容技术人才具有重要意义,将弥补医学美容相关课程教学用书的空白和不足。

本套教材以适应创新型、复合型、应用型人才培养需要及一流本科课程建设要求为导向,围绕专业人才培养目标,将医学技术、中医学、西医学、医学美容等多学科相融,优化创新课程内容和知识体系,体现多学科思维融合、多学科项目实践融合、多学科理论与产业技术融合、跨专业能力融合的新理念,以符合技术应用型人才知识、能力、素质的培养要求,力求科学性、创新性和实用性。

教材编写将继承传承、创新创造的改革理念贯穿始终。继承中医药美容、中医药摄生延衰的理论和技术方法,发扬光大中医药美容优势和特色。传承中医整体观、辨证观对美容技术应用的指导作用,吸收现代科技,创新美容理论,开发特色技术和方法,引导培养学生创新思维和创造能力,逐步形成医学美容科研意识，具备医学美容科研实验的基本能力，真正导向技术应用型医学美容人才的培育路径。

本套教材第一批编写四册，分别为：

1.《美容应用技术学》是以医学美学原理为指导，研究各种美容技术的应用原理、操作技巧和手法，维护、修复、改善人体形态美的一门学科，包括美容应用技术的地位、美容实训礼仪、面部养护技术、身体养护技术、美容化妆技术、美甲技术、文饰技术、芳香美容等。

2.《皮肤医学美容学》分上篇、下篇。上篇阐述皮肤医学美容学的基本理论；下篇阐述皮肤化妆品损害、皮肤光损害、皮肤色素异常、皮脂腺功能异常、皮肤变态反应性损害等50余种常见皮肤损美病症的美容诊治指导。除了体现医学美容技术在皮肤医学美容中的应用外，还有机融合了医学实验技术基本知识，引导学生形成医学美容科研意识和学术思维。

3.《美容保健学》是以中医学为基础，与人体体质学、营养学、心理学、睡眠医学、环境医学、音乐学、运动学、养生学及美学等多学科交叉融合的新型课程整合教材，主要阐述延缓衰老、驻颜美形、防病健体的理论、原则和技术方法，包括药物美容保健、经络美容保健、膳食美容保健、音乐美容保健、运动美容保健，以及体质调养、睡眠调养、情志调养、季节调养等。

4.《美容化妆品学》分为上篇、下篇。上篇为化妆品的基本理论知识，主要包括化妆品的基础知识、表面活性剂基本理论、化妆品的透皮吸收、化妆品原料、各类化妆品的配方组成及作用机制等内容；下篇为化妆品的制备及性能评价知识，主要包括常见剂型化妆品的制备技术、化妆品的感官评价、化妆品安全性检测与评价、化妆品理化性质检测与评价、化妆品微生物检测与评价及功效性评价与检测。

本套教材联合了全国十余所高等中医药院校医学美容教学、科研及临床一线的资深教师共同编写，同时吸纳了多所美容化妆品企业及科研院所的教研力量。校、院、企协同参与，贴近岗位实际，知识体系完整，突出技术应用能力培养，同时配备相关数字化补充资源，将很好地发挥教材在人才培养和课程建设中的基本保障作用。

全国中医药行业高等教育"十三五"创新教材

医学实验技术、医学美容相关专业创新系列教材　编委会

2020 年 8 月

编写说明

《美容保健学》是在医学和美学理论指导下，研究防衰驻颜、强身健体的理论、原则和技术方法，针对影响美容的各种因素，如体质、睡眠、情志、饮食、环境等，采用药物、针灸、推拿、刮痧、拔罐、音乐、运动、膳食、心理调适等技术手段进行内外综合调理，以预防疾病、延缓衰老、驻颜美形的一门学科。

本教材是以中医学为基础，与人体体质学、营养学、心理学、睡眠医学、环境医学、音乐学、运动学、养生学及美学等多学科交叉融合的新型课程整合教材，反映了当代医学美容保健的新进展。

在编写时我们力求符合医学技术类专业教育的特点，以学生就业为导向，以实用为宗旨，将教学内容与岗位需求紧密结合。教材突出实用性，使学生掌握的知识能在实际工作中得到应用，并能切实解决工作中的实际问题。在理论方面，重点突出与美容相关的医学理论及影响美容的相关因素，本着必须、够用为度，尽量精简理论；在实践教学方面以强化技术应用能力为目的，尽量使其具有鲜明的职业特征，体现了本教材的思想性、科学性和先进性。

本教材在编写过程中难免存在缺漏之处，恳请广大师生提出宝贵意见，以便再版时修正。

《美容保健学》编委会

2022 年 3 月

目 录

上篇 美容保健学理论

第一章 绪 论

【学习要点】

1. 掌握美容保健学的定义、内容、特点和种类。

2. 熟悉中医藏象学说与美容保健的关系。

3. 了解美容保健的发展简史。

第一节 概 述

一、美容保健学的定义

美容保健学是在医学和美学理论指导下，研究防衰驻颜、强身健体的理论、原则和技术方法，针对影响美容的各种因素，如体质、睡眠、情志、饮食、环境等，采用药物、针灸、推拿、刮痧、拔罐、音乐、运动、膳食、心理调适等技术手段进行内外综合调理，以预防疾病、延缓衰老、驻颜美形的一门学科。

美容有狭义和广义之分。狭义的美容是指颜面、五官的美化和修饰；广义的美容包括颜面、须发、躯体，以及心灵等内外兼修的美化和改变。随着社会的发展，人们对美的要求也在日益提高，单纯颜面、五官的美化和修饰已经不能满足人们追求整体美、健康美、自然美的要求。因此，现代人追求的美容，都是广义上的美容，是在健康基础上的美容。

二、美容保健学的研究内容

美容保健的应用对象主要是健康人群和亚健康人群，研究内容主要有：①美容保健理论，包括美容保健学的定义、内容和特点，中医美容理论及美容保健发展简史等。②药物美容保健，包括中药美容保健和西药美容保健等。③经络美容保健，包括常用腧穴、针灸、推拿、刮痧美容方法等。④膳食美容保健，包括食物的性能与配伍、食物的营养素与美容的关系、膳食美容保健方法等。⑤音乐运动美容保健，包括音乐运动的作用、传统和现代音乐保健理论、运动知要和方法等。⑥心理情趣美容保健，包括心理健康调适和情趣美容保健。⑦沐浴等其他生活方式美容保健，包括多种沐浴方法、良好生活习惯及不良嗜好对美容保健的影响等。⑧体质调养，包括体质形成、分类与特征，各种体质的调养原则与方法等。⑨睡眠调养，包括睡眠医学理论及睡眠调养方法。⑩情志调养，包括情志调养的原则和方法等。⑪季节美容保健，包括四季和节气对美容保健的影响。⑫局部调养方法，包括头面部、颈肩腰背部、胸腹部、上下肢部位的保健方法等。

三、美容保健学的特点

（一）整体调养，标本兼治

首先，人体是一个有机的整体。人体五脏六腑通过经络系统与五官九窍、四肢百骸、筋脉皮肉等有机地联系起来，形成了一个统一的整体。其次，人与自然界是一个统一的整体，《素问·宝命全形论》曰："人以天地之气生，四时之法成。"由此可见，人是大自然的产物，是自然生物圈中的组成部分，受四时气候变化的影响。因此，人体外部出现的任何异常表现，均与脏腑机能紊乱、气血阴阳失调、六淫侵袭、五志过极的影响密切相关。美容保健学就是通过各种技术对体内脏腑气血及体表局部进行调理，即整体调理，标本兼顾，从而达到美容养颜、预防疾病、延缓衰老之目的。

（二）辨质施调，因人而异

人体存在不同的体质类型，已得到业界共识。偏颇体质之人，体内阴阳气血已失调，但尚未发展成疾病，处于病与未病之间的亚健康状态。它具有发生相关疾病的倾向性，也在一定程度上决定了疾病的发展与转归。所以改善偏颇的体质，可预防亚健康的发生，防止其向疾病的转化，是预防疾病的重要方法，体现了中医学"不治已病，治未病"的预防思想。辨质施调，即根据各人不同的体质，确定相应的调养方法。人的体质可分为9种：平和质、阴虚质、阳虚质、气虚质、痰湿质、湿热质、气郁质、血瘀质、特禀质。美容保健师是因人而异制定与体质相适应的调养方法，从根本上解决各种美容问题，这也是美容保健的基本原则。

（三）历史悠久，方法多样

美容保健学源远流长，早在马王堆汉墓出土的古代医书中已有关于药物美容、针灸美容、气功美容、食膳美容的记载，总体涵盖了美容治疗和美容保健两方面的内容。后世经过长期美容实践的检验，逐步形成了药物、针灸、食疗、推拿、刮痧、拔罐等多种行之有效的美容方法，每一类方法中又包含若干具体的方法。在历史的长河中，中医美容的各种技术方法被无数医家反复应用、验证、筛选，经过去粗取精，去伪存真，渐臻完善。

四、美容保健学的种类

（一）药物美容保健

药物美容保健是通过药物的内用、外用起到延缓衰老、驻颜美容、防病健身作用的一种美容保健方法。内用以口服为主，也包括注射，是通过对全身的调理达到局部治疗的目的，以全身心的健康来保证局部的美，是治病求本、健身延衰、驻颜美容的必要手段。外用以涂搽为主，也包括贴敷、熏洗等，是使药物直达病所，奏效迅速。美容保健药物包括中药、西药两大类。其中西药多为化学制剂、生物制剂，中药多为纯天然药物、植物、矿物等，故中药在美容保健中占主导地位。

（二）膳食美容保健

膳食是人们的日常饮食，由多种食物组成。食物可视为营养素的载体，膳食可视为含有多种营养素的多种食物的混合体。

膳食美容又称药膳美容、食疗美容，是以中医基本理论为指导，采用食物或药食两用的中药，通过日常饮食而达到防病治病、美容保健目的的一种方法。美容膳食的品种很多，主要有菜肴、饮、鲜汁、汤、羹、酒、粥、蜜膏等。此法与中药美容一样，必须采用辨质施膳的方法才能取得较好的美容效果。

（三）经络美容保健

经络美容保健是指在中医理论指导下，通过对经络、腧穴的刺激，疏经通络，调节脏腑，平衡阴阳，濡养皮肤，达到美颜润肤、防病保健的目的。其刺激方法主要包括针灸、推拿、刮痧及拔罐等。

（四）心理调适

健康不仅指生理上的健康，还包括心理和社会适应等方面的完好状态，即包括身心两方面的健康。心理调适是指经过自我心理调节和心理治疗使心理保持健康的方法。

（五）音乐美容保健

随着社会文化水平的提高，音乐由单纯的欣赏逐渐扩大了应用范围，越来越多的人接受音乐可以养生、康复、治疗多种疾病的理念，音乐已经成为一种良好的辅助治疗方法。音乐对人心身的调节作用是肯定的，音乐疗法在心身疾病治疗和康复上有着广阔的应用前景。音乐治疗作为国内一种比较新颖的心理及生理辅助治疗方法，正在越来越多地得到医疗及保健行业的重视和青睐。

（六）运动美容保健

人体通过一定的运动，可以有效地改善形态功能、提高身体素质和基本活动能力、促进智能发展、培养良好道德品质和心理素质、提高社会适应能力等。这些能力与水平的提高，是人体健康得到发展的重要标志。所以，科学合理的运动是一种重要的美容保健方法。

（七）生活方式与美容保健

生活方式是指在一定的历史时期与社会条件下，各个民族、阶级和社会群体的生活模式及行为习惯，表现在衣食住行、社会交往、情趣爱好等许多方面。随着社会的发展、科技的进步及人们生活水平的提高，人类生存的目标最终都要体现在增进健康上。目前，世界卫生组织已经把养生保健定义为"经过系统安排的生活方式"，而"系统安排"的生活方式需要固定下来、延续下去、持之以恒地实践才能达到养生的目的。

（八）情趣美容保健

社会的进步、物质财富的增长、思想文化的多元化，这些为人们的生活方式提供了更大的空间，人们的生活情趣也更加丰富多彩。情趣可以说是人的一种生存状态，一种具有艺术意趣的生活方式。有情趣，就是懂得生活的艺术化和情感化。人们追求情趣，就是要学会以多种多样的艺术的生活方式来充实自己的生活，长久保持一种健康向上的心态。是否有生活情趣，不仅关系个人生活质量，而且影响身体健康及事业发展。

第二节　美容保健学的发展简史

一、远古至先秦时期

远古至先秦时期是美容保健学的起源时期。养生保健在我国历史源远流长，商周时期人们就知道洗澡、洗面，甲骨文中就有"沐""浴"等字，可以说是美容保健的萌芽时期。到了战国时期开始有文字记载一种较为普遍的美容行为，即"粉黛"，其中"粉"是指由米研成的白色粉末，后经染红做成胭脂，用来涂面；"黛"是以备画眉之用的青色粉末。同时期还出现了面脂、唇脂和发蜡等。孔子在《大戴礼记·劝学》中曾说："君子不可以不学，见人不可以不饰。不饰无貌，无貌不敬，不敬无礼，无礼不立。"可见先人们追求容貌、礼仪之美不仅是爱美的天性，而且已成为一种礼仪的需要。

战国时期《山海经》曾记载有关美容的药物，如治疗痤疮、腋臭及防治皮肤皱褶的药物。《养生方》等书中也有不少助人长寿的药方。这些古籍在谈论养生长寿时，常着眼于容貌、肌肤美方面，如"令人强，益色美""令人面泽"等。

二、秦汉至三国时期

我国的养生、美容自《黄帝内经》之后纳入了中医学的范畴，虽然没有关于保健和美容的专篇论述，但与身体健康、长寿、美容密切相关的阴阳、脏腑、气血、病因等理论都有明确、精深的论述。特别是与美容直接相关的形体、容貌、五官、毛发、皮肤、牙齿、神、情、语、态的论述，内容虽然散见于各篇，但内容量大且丰富。

《黄帝内经》曾在生理方面论述了人体面部、毛发、牙齿、皮肤，以及形体与内脏、经络、气血之间的关系。五脏外应于五体（筋、脉、肉、皮、骨）、五官（目、舌、口、鼻、耳）、五志（怒、喜、思、悲、恐）。气血充沛为健美的基础，如《灵枢·本脏》云："卫气者，所以温分肉，充皮肤，肥腠理，司开阖者也……卫气和则分肉解利，皮肤调柔，腠理致密矣。"这说明卫气调和，皮肤才能柔润，肌肉才能丰满坚实，容貌才能美丽。

《黄帝内经》在病理方面论述了表现在人体面部、影响美颜的皮肤病。如《素问·生气通天论》说："劳汗当风，寒薄为皶，郁乃痤。""汗出见湿，乃生痤、疿。"痤，为痤疮；皶，为酒渣鼻，这些都是影响人体美的疾患，并指出了其病因、病机。

在养生和美容关系方面，《黄帝内经》论述了多种损容性疾病的病因、病机及饮食结构搭配不合理与健康美容的关系，还总结了合理的膳食配制原则，"五谷为养，五畜为益，五菜为充，气味合而服之，以补精益气"。为后世的养生保健、科学健康饮食奠定了理论基础。

《黄帝内经》涉及养生保健、美容美体的内容散见于多个篇章中，从人体、自然、社会这样的整体观来审视人的健康与美丽，认为人不是孤立存在的，它与自然界的协调、平衡构成了天人相应的统一；与社会的协调、平衡构成了人和社会的统一；体内与体表的协调平衡构成了人体自身的统一。这些理论为美容保健的发展奠定了基础。

成书于秦汉时期的《神农本草经》收载 365 种药物，其中具有美容保健和美容治疗作用的药物约 160 种，如白芷肌肤润泽，可作面脂。

东汉时期张仲景所著的《伤寒杂病论》，确立了中医理、法、方、药，以及辨证施治的原则。其中也包括美容保健学的基础理论和临床经验的相关内容。它是从整体观念来治疗某些损容性疾病，而且对某些病因病机的论述，也为后世美容保健提供了思路。

东汉末年中医外科鼻祖华佗也是一位养生家。他创造了养生导引功——五禽戏，"年九十余，耳目聪明，齿牙完坚"。他还创制了"漆叶青黏散"（黄金散），经常服用"寿百余岁"。因他"晓养性之术"，所以"年且百岁，而貌有壮容"。可见，保健、美容理论在这个时期继续发展，并随着中医理论体系的形成和确立，逐步走向成熟和完善。

三、晋代至隋唐时期

晋代，在养生防病医学思想的指导下，美容保健有了突出的发展与创新。医学家葛洪编写的《肘后备急方》一书中，已将美容的内容列为专题论述，如《治面发秃身臭心鄙丑方》，这是迄今为止国内文献中最早的美容专篇。篇中介绍了治疗粉刺、酒皶鼻、黧黑斑的方药，并载有美容配方，如"张贵妃面膏""杨白皮散""令面白如玉色方"等，一直被后人所采用。

隋代巢元方等人编著的《诸病源候论》中，系统地论述了内、外、妇、儿、五官、皮肤等各科的病因、病机。其中涉及损容性疾病85条，如"嗣面候""酒齄候""鬓发秃落候""白发候""发黄候""齿黄黑候"等，还在诸证之末附有养生导引之法，丰富了治疗的方法，提出了非药物治疗的手段，使后世保健、美容得到较快的发展。

唐代，由于政治稳定、经济繁荣，美容保健的发展也日趋完善，美容已从宫廷走向民间，趋向大众化。著名医家孙思邈在《备急千金要方》和《千金翼方》中均有专门论述"面药"的篇章。同时为了满足民众的需求，使美容方药能"家家悉解，人人自知"，孙氏在《千金翼方》中专开辟"面药"和"妇人面药"两篇，集中刊载了他广泛收集而来的美容秘方。两篇共收集药方130余首，其中仅"妇人面药"一篇就收集了美容方剂39首、中药125种。其他篇还夹杂有各种美容内服、外用方剂200余首。如治唇焦枯无润的"润脾膏"，治面黑不净的"澡豆洗手面方"，令面光悦、却老祛皱的"面膏方"，令人面白净的"悦泽方"，治面皮粗涩、手皴裂、口及身臭等方剂。此外，他还介绍了针灸美容、食膳美容、养生美容等各种方法，提倡养生健身、防病长寿，并自身研究、实践养生长寿之道，以自身实践证实了养生长寿驻颜理论，可谓美容保健史上的一代大师。

四、宋代、元代、明代及清代时期

宋代，对美容卓有贡献的医书应首推王怀隐等人编著的《太平圣惠方》，书中载有大量美容方剂和方法。其中，第40卷以美容方为主，集中了治面上生疮诸方、治酒渣鼻诸方、治粉刺诸方、治黑痣诸方、治狐臭诸方、灭瘢痕诸方、令面光泽洁白诸方、治身体臭令香诸方、生发令长诸方、治头风白屑诸方、染鬓发及换白变黑诸方、令发润泽诸方、治须发秃落诸方等，仅美须发方就有120余首。

元代的《饮膳正要》是我国第一部营养学著作。书中选录了元朝宫廷饮膳食谱，如羹、粉、汤、面、粥、饼、馒头等，多为延年益寿之品。该书极大丰富了中药食膳的内容。《御药院方》也是一部宫廷方书，书中载录了宋、金、元三代的宫廷秘方千余首，多数方剂他书不载。其中有180余首美容、保健方，如御前洗面药、皇后洗面药、玉容膏、益寿地仙丸，以及其他令人肥壮强身、洁齿牢牙、明目等的方药。

明代著名药学家李时珍所著《本草纲目》，载药1892种。该书中的诸风、眼目、面、鼻、唇、口舌、音声、牙齿、须发、狐臭、诸疮等篇中介绍了有关美容的药物270余种，功效涉及增白、驻颜、治面皯粉刺及抗皱等方面，如"李花、梨花、木瓜花、杏花、樱桃花，并入面脂，去黑皱皮，好颜色"，为美容保健提供了药物基础。《普济方》记录了明朝以前的大量美容药方，并在医书中首次将"美容"一词作为专用名词，同时还创制了白面方、治酒渣鼻方等美容新方。《本草纲目》和《普济方》被后人称为中医美容方之大汇总。

清代，美容在宫廷中得到了较大的发展。从清代宫廷医案中可以看出当时宫廷美容已达到相当高的水平，现存的许多关于慈禧太后和光绪的脉案中，长发秃发方笺、令发不落方笺、洗头沐浴方笺、肥皂、面药方笺等俯拾皆是。另外，清代《医宗金鉴》也记载了大量的美容方剂，如"玉容散""水晶膏"等，用于治疗损容性疾病，沿用至今均有较好的临床疗效。

五、现代

20 世纪 70 年代后期，我国实施改革开放政策，人民生活水平逐步提高，社会环境稳定，爱美之风日渐盛行，美容保健事业逐步受到全社会关注，得到迅速发展。自1985 年以后有关美容的论文和论述日渐增多，涉及的内容有古方临床验证、古方开发、中西结合及理论探讨等。

目前，美容事业在国内各主要城市相继开展，各医院纷纷开展美容服务，中医药研究所及有关研究单位对特色植物资源（中药类）化妆品、延衰驻颜的保健药品、保健食品等不断更新工艺，突破传统剂型进行研制开发，繁荣了美容市场，并取得了令人瞩目的成就。

第三节 美容保健学的理论基础

一、阴阳五行学说与美容保健

（一）阴阳学说与美容保健

阴阳是对宇宙中相互关联的事物和现象对立双方的概括，含有对立统一的属性。阴阳学说贯穿于美容保健技术理论体系的各个方面，用来说明人体的生理、病理变化，指导人体肌肤与形态的维护和修复。《素问·阴阳应象大论》曰："善诊者，察色，按脉，先别阴阳。"阴阳学说认为，五色之中赤色、黄色属阳，青色、白色、黑色属阴；面部色泽鲜明者属阳，晦暗者属阴；每一种面色又可根据颜色鲜明和晦暗再分阴阳。阳虚阴盛表现为寒、静、湿，反映于面色上为白色、黑色、青色、阴黄；阴虚阳盛表现为热、动、燥，反映于面色上则为赤色、阳黄。故许多病理变化可以概括为"阴盛则寒，阳盛则热，阳虚则寒，阴虚则热"。其根本原因是由于阴阳失调而致病，影响容颜之美。如阳热亢盛、上蒸头面则生痤疮、色斑；阴寒盛则血脉失于温煦、血寒凝滞，阻于经络而肌肤晦暗，易出现斑点；阴虚则体内津液缺乏，血流不畅，瘀血阻滞经络可引起黄褐斑；阳虚温煦作用和推动作用降低，血流缓慢可引起黄褐斑等。

（二）五行学说与美容保健

五行学说通过对五脏生理及病理变化的说明，阐明面色的变化规律，进而指导美容保健和美容治疗。肝喜条达而恶抑郁，具有疏泄的功能，所以肝在五行属木而主青色；心之阳气具有温煦的功能，火具有阳热之特性，所以心属火而主赤色；脾具有运化水谷精微的功能，为气血生化之源，而土有生化万物之特性，所以脾属土而主黄色；肺主宣发和肃降，而金有清肃、收敛之特性，所以肺属金而主白色；肾具有藏精、主水功能，而水有润下之特性，所以肾属水而主黑色。如黄褐斑患者，以肝、脾、肾三脏功能失调为常见，肝气郁结则斑见青色，脾虚则斑见黄色，肾虚则斑见黑色。肝的疏泄功能正常，则气机调畅，气血调和，心情开朗，气和悦色，此为肝资生心（木生火）；心之阳气推动血行以养脾，心情喜悦则脾气健，食欲旺，面色容，此为心资生脾（火生土）；脾运化水谷精微以养肺，肺之阴液具有荣润肌肤的作用，故肺有病，面白不华，可用"培土生金"法来改善容颜，此为脾资生肺（土生金）；肺气肃降利于肾主水、纳气，对于肾虚面黑、水肿的患者，可用宣肺法通调水道以使面色转白、水肿消退，此为肺资生肾（金生水）；肾藏精以滋肝养血，临床上常见肝肾阴虚之黄褐斑，通过补肾阴以涵木，使斑退而皮肤光亮，此为肾资生肝（水生木）。

二、藏象学说与美容保健

（一）五脏与美容保健

中医藏象学说的基本特点是以五脏为中心的整体观。五脏与形体、五官九窍具有密切联系，五脏功能正常，则形体、官窍的功能正常，才会保持形体、皮肤、容颜的健美。

1. 心对美容的影响

心主血脉是指全身的血都在脉中运行，依赖于心脏的搏动而输送到全身，发挥其濡养作用。心气是血行的动力，心脏的正常搏动主要依赖于心气；而血液本身的盛衰也会影响心脏的正常搏动和血液的运行。血脉是血液运行的通道，脉道的通利与否，直接影响血液的正常运行。由此可见，心气、心血、脉道是保证心主血脉功能正常的三要素。心气旺盛、心血不亏、脉道通利，则血液在脉道中运行畅达，因而面色红润有光泽，从容和缓，健康又美丽；反之血流不畅，或血脉空虚，可见面色无华、脉象细弱无力等，甚则气血瘀滞，血脉受阻，而见面色晦暗或青紫，日久面部失于濡养则皱纹满布，出现早衰。

心主神志不仅是人体生理功能的重要组成部分，而且在一定条件下，也能影响人体各方面生理功能的协调平衡。如果心主神明的生理功能正常，则精神振奋，神志清楚，思维敏捷，反应灵敏，表现在面部则目光有神，面色红润，皮肤细腻有光泽；反之则失眠、多梦、心神不宁或反应迟钝、健忘、精神委顿、倦怠乏力等，面部表现为两目无神、眼圈发黑、眼袋、面容憔悴、面色晦滞无华、皮肤失润等。

心在体合脉，其华在面，脉是指血脉，全身的血脉都归属于心。华者，光彩也。心的生理功能是否正常，可以根据面部的色泽变化来判断。由于头面部的血脉极为丰富，如《灵枢·邪气脏腑病形》曰："十二经脉，三百六十五络，其血气皆上于面而走空窍。"所以心气旺盛，血脉充盈，面部红润有泽；心气不足，则可见面色㿠白、晦滞；心血虚，面色无华；心血瘀滞，面色青紫。

2. 肺对美容的影响

肺的主要功能是主气，包括主一身之气和呼吸之气。当肺主一身之气功能失调则会出现面色㿠白、气短乏力、心悸、声低嘶哑等，影响寿命；肺主呼吸之气功能减弱，则出现呼吸不利、咳嗽等，同时也可见面白少气或面色青紫、喘促、张口抬肩等不良状态。

肺主宣发和肃降。"宣发"是指肺气向上的升宣和向外周的布散。若肺的宣发功能正常，则皮肤得到津液和卫气的濡养而外观润泽光亮，无皮损及皮肤病；肺失宣发则营卫失常，容易出现感冒、皮肤过敏及其他皮肤病，外观上可见皮肤少泽、干燥、苍白、皮疹、痤疮等改变。"肃降"是指肺气向下向内的运动。肺失肃降，一方面呼吸不利而出现气逆，另一方面水液不能下输膀胱，水湿内停，发生水肿，见面色虚浮、苍白晦滞等表现。因此在皮肤保健美容时，调整肺的宣发与肃降功能，会使疗效更加满意而持久。

肺"在体合皮，其华在毛"。皮毛为一身之表，依赖于卫气和津液的温养和润泽，成为抵御外邪侵袭的屏障。若肺的生理功能正常，则皮肤致密，毫毛光泽，抵御外邪侵袭的能力较强；相反，则出现多汗，易于感冒，或皮肤憔悴枯槁，皱褶增多，面色晦暗少泽，甚至会出现皮疹、痤疮、酒渣鼻等损容性病变。

3. 脾对美容的影响

脾主运化，是指脾具有把水谷化为精微，并将精微物质转输至全身的生理功能。脾的运化功能，分为运化水谷和运化水湿两个方面。

脾的运化水谷精微功能旺盛，才能为化生精、气、血、津液提供足够的养料，脏腑、经络、四肢百骸及筋肉皮毛等组织才能够得到充足的营养，表现为体重适中，肌肉结实，四肢有力，肌肤充盈饱满，面有光泽，口唇红润；反之，则易出现腹胀、便溏、食欲不振，甚至倦怠、消瘦等气血生化不足的病变。长期的脾胃功能失调会引起损美性病变。如脾胃积滞化热可见皮肤油腻粗糙、形体肥硕、便秘、口臭、体臭、痤疮、酒渣鼻、皮肤容易过敏等；脾胃虚弱，生化乏源则可见皮肤干枯、面色萎黄、精神疲惫、四肢乏力、肌肉松弛下垂、口唇色淡无华等。

脾的运化水湿功能健旺，能够防止水液在体内发生不正常停滞，防止湿、痰、饮等病理产物的生成；反之，必然导致水液在体内停滞，而产生一系列病理产物，甚则出现水肿。皮肤对缺水和水液停留都很敏感。如脾失健运，水湿内停，痰湿内盛可致形体肥胖臃肿、神昏嗜睡、胸闷痰多、打鼾、面色㿠白无泽、面部虚浮等；如恣食肥甘，伤胃损脾，湿热内蕴又常常引发多种皮肤病，如斑秃、脂溢性脱发、脂溢性皮炎、皮肤瘙痒症、毛囊炎、湿疹等。

4. 肝对美容的影响

肝主疏泄，主要表现在调畅全身的气机、促进脾胃的运化、调畅情志三个方面。肝的疏泄功能正常，则气机调畅，气血调和，经络通利，脏腑、器官等功能正常，表现为肌肤红润，光泽饱满，毛发光亮润泽，双目明亮有神，五官功能正常；反之，表现在两个方面：一是升发不足，气机的疏通和畅达受到阻碍，形成气机郁结，血脉瘀滞，各组织器官生理功能也发生异常，从而出现营养不良、佝偻、形体不匀称或青壮年早衰等，还可见精神萎靡、面色晦滞暗淡、皮肤干燥、色素沉着、脱发、毛发无泽等，如气聚不散，郁而化热，可见疮疡疖肿、口舌生疮、口气热臭、烦躁失眠等；二是升发太过，肝气上逆，可见头目胀痛、烦躁易怒、面红目赤等。血的运行和津液的输布代谢，亦有赖于气机推动。因此，气机郁结，会导致血行障碍，形成血瘀，而见面色晦暗或青紫，日久面部失去濡养则皱纹满布，出现早衰。另外，肝的疏泄功能正常，则气机调畅，气血调和，心情开朗，七情平和适度，肌肤红润，光泽饱满；反之，则肝气郁结，心情抑郁，引起月经不调及痤疮、黄褐斑等损容性疾病。

肝藏血是指肝脏具有贮藏血液和调节血量的作用。肝血充盈则双目明亮，视物清晰，爪甲红润饱满，关节活动灵活，动作敏捷；肝血不足则面色㿠白，目涩无神，视物昏花，爪甲干枯薄脆，体态衰老，关节屈伸不利，动作迟钝。

5. 肾对美容的影响

肾藏精，即肾具有闭藏精气的作用。精气是构成人体的基本物质，也是维持人体生长发育及各种生理活动的物质基础。肾所藏的精气包括"先天之精"和"后天之精"。随着肾中精气的自然衰减，五脏功能逐渐衰退并随之出现一系列生理性衰老的改变，如驼背弯腰，活动不灵活，皮肤松弛，皱纹横生，肤色转暗，缺乏光泽，头发花白稀疏脱落，牙齿松动，视物昏花，听力下降，记忆力下降，以致老态龙钟，丧失人体外在之美。因此生命衰老之根源在于肾。

（二）六腑与美容

六腑，即胆、胃、大肠、小肠、膀胱、三焦的总称。《素问·五脏别论》云："六腑者，传化物而不藏，故实而不能满也；所以然者，水谷入口则胃实而肠虚，食下则肠实而胃虚。"

1. 胆对美容的影响

胆的主要生理功能是贮存和排泄胆汁。胆汁的化生和排泄，由肝的疏泄功能控制和调节。若肝的疏泄功能正常，则胆汁排泄畅达，脾胃运化功能也健旺，表现为体重适中，肌肉结实，四肢有力，肌肤充盈饱满，面有光泽，口唇红润；反之，则出现脘腹、胁下胀满疼痛，食欲减退，便溏或便秘，口臭，神疲乏力，头晕目眩，面色萎黄，皮肤失润。若胆汁上逆，则可见口苦、呕吐黄绿苦水等；胆汁外溢，则可出现黄疸。

2. 胃对美容的影响

胃的主要生理功能是受纳和腐熟水谷，以降为和。胃失通降，不仅可以影响食欲，而且可因浊气不能及时排出体外，而发生口臭、脘腹胀闷或疼痛、大便秘结等症状，日久导致面色晦滞、皮肤失润、周身不适、精神不振等；若胃气上逆，则可出现嗳气酸腐、恶心、呕吐、呃逆等。

3. 小肠对美容的影响

小肠与心通过经脉相互络属，主要生理功能是受盛、化物和泌别清浊。小肠的受盛和化物的功能减弱，必然引起营养物质吸收障碍，水谷不能化为精微，使面色失荣，皮肤失润；小肠泌别清浊功能正常，则二便正常；反之，则大便稀薄，小便短少，浊气不能及时排出体外，从而影响精微物质的吸收，导致面色秽暗。

4. 大肠对美容的影响

大肠的主要生理功能为传化糟粕。大肠的传导功能减弱，则粪便排出障碍，引起便秘；变化功能减弱，则粪便形成功能障碍，引起便溏、泄泻等。

5. 膀胱对美容的影响

膀胱的主要生理功能是贮尿和排尿。膀胱的病变主要表现为尿频、尿急、尿痛；或小便不利，尿有余沥，甚至尿闭；或遗尿，甚则小便失禁。在美容方面则表现为水湿停滞，面浮身肿。

6. 三焦对美容的影响

三焦是上焦、中焦、下焦的合称。其生理功能包括通行元气和通行水液两方面。三焦的功能失常，会导致气郁气滞，水液潴留，从而出现面色无华、虚浮瘀胀、皮肤皱纹或瘀斑、毛发干枯、视物模糊、肥胖臃肿等。

三、气血津液与美容保健

（一）气与美容

气是维持人体生命活动的最基本物质，它对于人体具有十分重要的生理功能，对保持容貌美、体态美起着决定作用。若气虚则推动作用减弱，血和津液的生成不足，运行迟缓，输布、排泄障碍，可导致面色无华，皮肤皱纹，毛发干枯，视物模糊，面部瘀斑；如果气的温煦作用失常，可引起体温下降，脏腑功能减退，血和津液运行迟缓，出现耳、手、面、鼻生冻疮，面色青紫，四肢发凉，还可因某些原因引起气聚不散，郁而化热上冲，出现口气秽臭、颜面生疮等；如果气化功能失常就会影响血的化生，出现面色苍白或面部瘀斑、皮肤干燥少泽、毛发脱落等；卫气失调则可见毛发干燥无泽，皮肤干枯而失润，甚至皮肤皲裂；气虚营养不足则可见皮肤松弛、面容不华、骨弱无力等。

（二）血与美容

血液的营养和滋润功能，对容貌美起着重要作用，主要表现在肌肉、面色、皮肤、毛发等方面。如血液充足，运行正常，则面色红润，双目有神，肌肉丰满有弹性，皮肤毛发润泽有华，肢体感觉和运动灵活自如；若血的生成不足、持久地过度耗损或血的营养滋润作用减弱，则出现头昏眼花、面色少华或萎黄、肌肤干燥、毛发干枯、双目干涩、肢体麻木等。血是精神活动的物质基础。当血气充盈、血脉调和流利时，人的精力充沛，神志清楚，感觉灵敏，活动自如；反之，当血虚、血热或运行失常时，则可出现精神衰退、健忘、多梦、失眠、烦躁等，从而影响整体的健美。

（三）津液与美容

津液和气血一样，是构成人体和维持人体生命活动的基本物质，对人体各部起着滋养润泽的作用。津液布散体表，滋润皮毛，充养肌腠，使皮肤润泽，肌肉丰满，富于弹性，不易产生皱纹，关节运动滑利。如果津液不足，失于滋养则会出现皮肤干燥、脱屑、瘙痒、皲裂、面部皱纹、两目干涩、咽干口燥、口唇干焦起皮，毛发稀疏干枯，容颜苍老等。而且津液代谢畅通，对于皮肤健康同样重要。如果津液气化不行，积聚停留，可见结节性红斑、湿疹、囊肿、痤疮、面目肿胀等。

四、经络与美容保健

经络联系全身脏腑器官，沟通表里内外上下，具有运行全身气血，濡养脏腑躯体、四肢百骸和皮毛爪甲的作用。经络之间相互关联，并与脏腑相互络属，关系极为密切。

（一）经络与美容养颜

经络系统以气血为载体，构成人体巨大的信息传导网络，可以感受来自人体内外环境中的各种信息，并按其性质、特点和量度等传递至相应的脏腑组织、五官九窍、四肢百骸，进而反映或调节其功能状态。气血借助经气推动运行全身，源源不断地输布阳气、阴血、津液到外表，以滋润皮肤，营养毛发。正常情况下，气血充足，面部得以濡养则红润光泽、细腻滑润、富有弹性；气血通达周身，充养形体皮肤则形体健美皮肤光滑润泽有弹性，毛发得到气血滋养则健康茂盛、浓密光亮、乌黑柔顺。

（二）经络与损容性疾病

在外感六淫、内伤七情、饮食劳逸所伤等致病因素的作用下，影响到人体的阴阳相对平衡，会导致脏腑、经络、气血功能失调，经气运行不畅而表现为体表或缺陷。如肺胃热甚，可通过经络上行影响头面而发生粉刺、酒渣鼻等；经气运行不畅，皮肤营养受阻，则表现为皮肤苍白无华，面容憔悴，肌肤松弛，皱纹满布，皮肤苍老晦暗、弹性减弱，早衰等。又如胃经病变之脾虚胃弱，可致面色萎黄、消瘦矮小、乳房扁平或下垂、早衰脱发等；胃火炽盛可见痤疮、酒渣鼻、面部皮肤粗糙、毛孔粗大、毛细血管扩张、口臭等；脾胃湿热又可见头面皮肤油腻、脱发、躯干脂肪堆积等。与胃经循行有关的损容性疾病，还有口眼㖞斜、眼袋、面部色素斑等。

可见，当人的容貌形体出现损容性疾病或缺陷时，往往说明某些相应的经络所络属的脏腑发生内在的疾病。同时据此选择相应的经络循行路线上的腧穴进行针推美容治疗，往往会收到较好的效果。因此，在针推美容临床上，非常注重经络与脏腑的联系、经络在体表的循行路线及各经的病候，经常应用经络理论指导损容性疾病的辨证归经和治疗。大部分损容性疾病有明确的病位，熟知经络循行及其与脏腑、器官之间的联系，对于准确审证求因、辨证取穴及选择正确的针灸推拿美容治疗方法有非常重要的意义。根据发病部位判断本病所涉的经络，进而运用循经取穴、远端取穴、前后配穴、上下左右配穴等方法，则更加体现标本同治的原则。

（三）经络与防病保健

经络能抵御外邪的侵袭，将有害人体的邪气拒之于体外，也可以将不利于人体的代谢产物及时排出。当人体发生疾病时，经络又可反映其病理变化，经络既是外邪由表入里或疾病在脏腑之间传播的途径，又是体内脏腑气血等病变反映于体表的路径；如某一脏腑发生病变或某一经络功能障碍，导致气血不足或失调，则必然会通过经络反映到体表，即所谓"有诸内必形诸外"。

由于经络系统具有感应传导信息、调节机能平衡的功能，一方面为疾病的诊断提供了重要的依据，另一方面也为人体能够接受、感觉和传递针刺或其他方式的刺激而防治疾病提供了可能。当人体患病时，可运用针灸、推拿等手段，对适当的腧穴或其他特定部位给予适量的刺激，以激发经络的调节作用，调动人体的抗病能力，促使人体恢复到正常状态，从而达到防病保健的目的。

复习思考题

1. 简述美容保健技术的特点和种类。
2. 简述五脏与美容保健的关系。

（陈景华、史劫彤）

中 篇　美容保健技法

第二章　药物美容保健

【学习要点】

1. 熟悉中药美容保健原理。
2. 掌握中药美容保健方法及常用药。
3. 了解常用美容保健西药的分类。

药物美容保健是指通过药物作用人体以达到延衰驻颜、防病健身目的的方法。药物美容保健方法包括内用法和外用法。内用法包括口服、注射等；外用法包括涂搽、贴敷、熏洗等。美容保健所用药物主要包括中药和西药两大类。中药是我国传统药物的总称，包括植物、动物、矿物等；西药包括化学制剂、生物制剂等。

第一节　中药美容保健

中药美容保健是指在中医整体观念和辨证论治的理论体系指导下，针对不同体质，利用中药进行辨证施治，达到美容保健的目的。内用法指的是药物通过口服、注射等途径进入体内，通过代谢、吸收对全身或局部发挥美容保健的作用；外用法则是通过涂搽、贴敷、熏洗等方法，将药物直接作用于皮肤表面，直达病所，使其发挥美容保健的作用。

一、中药美容保健的原理

中药性能包括四气、五味、升降浮沉、归经、毒性等。中药美容保健的原理与中药性能密切相关。根据药物不同的性能纠正疾病所表现的阴阳偏盛或偏衰，使人体恢复阴平阳秘的正常状态，从而起到防病治病、美容保健的作用。

（一）中药的性能与美容保健

1. 四气与美容保健

四气指药物的寒、热、温、凉四种属性。温次于热，凉次于寒。温热属阳，寒凉属阴。温与热，寒与凉，有共同的性质，但有程度的差异。《本经》指出："疗寒以热药，疗热以寒药。"风热蕴阻肌肤或湿热互结，上蒸颜面等均可导致肌肤失于濡养，诱发损容性疾病。损容性疾病的风热证、湿热证、热毒证及阴虚火旺证等多选用寒凉药物。例如，粉刺的肺经风热证和酒渣鼻的肺胃热盛证多选用枇杷叶、黄连、桑白皮等；面游风和粉刺的肠胃湿热证多选用茵陈、栀子、大黄等；黄褐斑的肝肾不足、阴虚火旺证多选用知母、黄柏等；红蝴蝶疮的脾肾阳虚证选用附子、肉桂等。

2. 五味与美容保健

五味的本义指药物的真实滋味。辛、甘、酸、苦、咸是五种基本滋味，此外还有淡味和涩味，共7种。因长期将涩附于酸、淡附于甘以合五行配属，故习称五味。五味不仅局限于药物的味道，更是对药物作用的高度概括。

（1）辛味　能散、能行，具有祛风解表、行气行血的作用，适用于外邪侵袭肌表所致气血失调的病证。损容性疾病好发于肌表，多与气血失调有关，因此辛味药在美容保健和损容性疾病的治疗中被广泛使用，常用药有荆芥、白芷、牛蒡子、防风、藁本、菊花等。此外，具有芳香气味的药物往往也被标注"辛"味。芳香药物除了能散、能行的特点外，还具有芳香辟秽、芳香化湿的作用，常用药有藿香、木香、丁香、薄荷、佩兰等。

（2）甘味　能补、能缓，具有补益、和中、调和药性的作用，此类药多质润，善于补益气血、缓急止痛、滋阴润燥，适合脾胃虚弱、气血亏虚之病症，一些甘味药还有解毒功效，还可用于强身健体、延衰驻颜。甘味常用药有饴糖、甘草、绿豆、蝉蜕、熟地黄、黄精、白术、何首乌、麦冬、柏子仁等。

（3）酸味　能收、能涩，具有收敛、固涩、生津的作用，用于体虚多汗、肺虚久咳、遗精滑精之病证，常用药有五倍子、五味子、乌梅、山茱萸等。

（4）苦味　能泄、能燥，具有清热泻火、泻下通便、降泄肺气、燥湿等作用，用于治疗疮疡、痤疮、呃逆、便秘等，常用药有大黄、黄芩、黄连、黄柏、栀子、龙胆草等。

（5）咸味　有软坚散结及泻下作用，用于治疗结节、囊肿型痤疮、痰核、瘰疬等，常用药物有海藻、昆布、鳖甲、芒硝等。

（6）淡味　有渗湿、利水作用，用于治疗湿邪、水气为患的疾病。中医学认为肥胖多与痰湿有关，所以淡味药可用于肥胖的治疗。另外，淡味药也可用于治疗疮疡，常用药物有茯苓、猪苓、车前子、薏苡仁、通草、滑石等。

（7）涩味　涩附于酸，能收敛固涩，与酸味作用相似，但不尽相同。涩味药有涩精、止泻、止带等作用，不具备酸味的生津、化阴的作用，常用药有龙骨、牡蛎、莲子等。

3. 药物升降浮沉与美容保健

升降浮沉理论形成于金元时期，是说明药物性质的概念之一，体现药物作用的趋向性。升降浮沉指药物向上、向外或向下、向内的作用趋向。一般来说，病变在上、在表者，宜用升浮性质的药物。在治疗头面部的损容性疾病时，病变位置在上，常选用具有轻扬升浮性能的中药，或在方剂中配伍此类药以引药上行，如荆芥、藁本、升麻、防风、白芷、薄荷等。具有重镇安神、消食导滞、降逆止呕、止咳平喘、收敛固涩等功效的药物有沉降、下行、内收的性能，如黄连清心胃之火、赤小豆利水、生龙骨收湿敛疮等。炮制和配伍是影响药物升降浮沉的重要因素，如酒炒则升、姜炒则散、醋炒则收、盐炒则下。具有升浮特点的药物配伍沉降性质的药物时，其升浮之性就会受到一定的影响；反之，具有沉降特点的药物配伍升浮性质的药物时，其沉降之性同样会受到影响。

4. 药物归经与美容保健

药物归经是以脏腑经络理论为基础，主要针对某一经或某几经发生明显作用，而对其他经作用较小，或不发挥作用，实际是药物对于人体各个部位产生作用的侧重点不同。美容中药以归肝、肺、脾、胃、大肠经为多，其次归心、肾二经。

5. 药物毒性与美容保健

毒性即指药物对人体的损害性。有毒药物偏性强，但一些有毒药物也有其可利用的一面。无毒的药物可久服，为美容保健的首选药，其次为小毒的药物。偏性中等的药物一般用于祛邪、扶正、愈疾，为美容的治疗用药；偏性较大的药物是真正有毒的药物，使用不当会产生很大危害，甚至危及生命。借鉴古代的用药经验和现代药理研究有助于更好地了解中药的毒性。在中医美容外治法中，常选用此类药以解疮毒、杀虫、祛腐生新等。涉及美容保健方面的药物中如艾叶、苦杏仁、硫黄、朱砂均为有毒中药，使用时应严格控制用量。

（二）中药的化学成分与美容保健

现代药理研究证明，中药中具有美容作用的化学成分主要有以下9类。

1. 蛋白质、肽和氨基酸类

蛋白质、肽和氨基酸类物质作用广泛，如抑菌、修复、保湿、润发、营养、增白、抗过敏、抗老化、祛斑等。含此类物质的中药有茯苓、绿豆、赤小豆、薏苡仁、泽兰、地黄、苦杏仁、阿胶、白僵蚕、蝉蜕、乌蛇、大枣、当归、人参、黄芪、蒲公英、玄参、半夏、天冬、冬虫夏草、天花粉、桑寄生等。

2. 激素与酶类

激素调节、控制着人体的生长、发育、新陈代谢和衰老等生命过程。某些中药具有激素样作用，如甘草有类似肾上腺皮质激素样作用；淫羊藿能提高人体免疫功能，改善微循环，促进阳虚动物的核酸、蛋白质合成，具有雄性激素样作用；仙茅醇浸剂有镇静、抗惊厥、雄性激素样作用、增强人体免疫功能；补骨脂有抗肿瘤、抗衰老、抑菌、杀虫及雌激素样作用；玉竹有类似肾上腺皮质激素样作用，可降血脂、降血糖；鹿茸含鹿茸精，系雄性激素和少量女性卵泡激素；酶具有催化活性，如脂肪酶可分解油脂，配入化妆品中有清洁皮肤功能，在动物的胰脏、蓖麻种子中都有存在。

3. 糖类

糖类是人体重要的营养素和能源物质，参与细胞某些特殊的生理功能。很多中药都含有糖类的成分，尤其一些补益药如党参、山药、何首乌、黄精、地黄、蜂蜜、大枣、龙眼肉等，均含有大量糖类。糖类俗称碳水化合物，具有广泛的美容保健作用。黄芪多糖有免疫促进作用；鹿茸多糖可增加人体免疫力，抗溃疡，抗肿瘤；蘑菇多糖具有抗感染、抗肿瘤、免疫调节等作用；壳聚糖有优良的保湿功能；透明质酸是一种酸性黏多糖，被称为天然的保湿因子，良好的透皮吸收促进剂，可延缓皮肤衰老。

4. 有机酸类

有机酸广泛存在于多种中药中，如乌梅、覆盆子、山楂、木瓜、胡桃、升麻、山茱萸、五味子、川芎、大黄、青皮、马齿苋、荷叶等。其种类和化学结构多样，具有广泛的药理作用，如抗氧化、免疫调节、抑菌、保肝等。壬二酸可用于痤疮的治疗，能够增加皮肤渗透性；果酸也可用于痤疮的治疗，软化表皮角质层，祛除皮肤外层坏死细胞；亚油酸有保湿、抗过敏、抑制酪氨酸酶活性等作用；阿魏酸有清除自由基、抑菌、调节免疫等作用。

5. 生物碱类

生物碱是中药的重要有效成分之一，广泛地存在于中药中，如附子、羌活、黄连、黄柏、大蓟、川芎、火麻仁、马齿苋、莲子、吴茱萸、黄芪、白鲜皮、夏枯草等。生物碱是一类含氮有机化合物，有类似碱的性质，绝大多数具有显著生理活性；汉防己碱具有抗菌、抗过敏、镇痛、抗肿瘤作用；小檗碱（黄连素）有抑菌、抗病毒等作用，小檗碱及其一些衍生物有抗癌功效；尿囊素可促进创口愈合，可软化角蛋白，对皮肤干燥和溃疡都有一定的修复作用；苦参碱可抑制酪氨酸酶活性等。

6. 皂苷类

许多中草药如人参、远志、党参、桔梗、甘草、知母、柴胡等的主要有效成分都是皂苷。皂苷活性物的美容保健作用较广。如西洋参所含皂苷具有抗缺氧、抗疲劳、抗应激、抗心肌缺血等作用；熊果苷通过抑制酪氨酸酶活性抑制黑素形成，还有抑菌、抗感染作用；积雪草苷可促进伤口愈合；柴胡皂苷具有抗炎及降低血浆胆固醇作用；山茶皂苷可延缓皮肤角质化从而起到去头屑、防脱发的作用等。

7. 黄酮类

含黄酮类化合物的中草药很多，如金银花、黄芩、苦参、高良姜、桑叶、葛根、山豆根、射干、莲子、松叶、银杏叶、桑寄生、槐花、陈皮等。黄酮类化合物是重要的天然有机化合物，在植物体内大部分与糖类结合成苷，具有多种生理活性，分布广泛，具有抗氧化、抗病毒、抗心律失常、抗炎、镇痛、保肝等作用，如银杏黄酮类化合物具有扩张冠状血管和增加脑血流量等作用；黄芩黄素具有抗菌、抗感染及抗变态反应作用；葛根素具有增加冠状动脉血流量和降低心机耗氧量等作用；槲皮素可增强毛细血管抵抗力，降低毛细血管脆性，并能吸收紫外线；槐花芦丁可降低毛细血管脆性；根皮素可减少皮脂的分泌等。

8. 酚类及醌类

厚朴、金钱草、何首乌、大黄、川芎、地骨皮、牡丹皮、赤芍等均含酚类化合物。酚类化合物广泛存在于药用植物中，大多具有显著的生物活性。厚朴酚能抗炎、抗氧化、抗肿瘤；大黄酚具有止咳、促进肠管运动、抗菌等作用；牡丹皮酚具有镇痛、抗炎、解热、抗过敏、淡斑等作用；紫草、茜草、赤芍、何首乌、蒲公英等均含有醌类化合物，具有广泛的生理活性；胡桃醌能抑制睾丸激素 5α-还原酶的活性，能防止脱发，还具有抗菌、止血等作用；芦荟苷具有保湿、调理皮肤的作用。

9. 萜类

板蓝根、地肤子、橘皮、芍药、香附、松脂、紫苏、海藻、茯苓、檀香、丁香等中草药中均含萜类化合物。中草药中挥发油成分主要是萜类化合物。

除以上 9 大类外，中草药中还含有其他一些成分，如甾体化合物、鞣质、香豆精衍生物等，这些物质具有不同的生理活性，在美容中起着重要作用。此外，中药中的矿物药中还含有多种无机元素，在美容保健方面的也起到重要作用。

二、中药美容保健的方法

中药美容保健法是通过内用或外用中药达到防病健身、延衰驻颜的目的一种美容方法。中药美容保健具有悠久的历史，古代文献中提及的"令面白悦泽、令光白润泽、好颜色"等都是美容保健的范畴，中药美容保健是中医美容保健法中的最重要部分。具有保健美容功效的中药多有濡养肌肤、减轻皱纹、悦色增白、护发增辉、延年驻颜等作用。根据给药途径的不同，可分为内治法和外治法。

（一）内治法

内治法是通过内服中药，调理人体脏腑、气血、经络等方面达到美容保健目的的方法。

1. 常用法则及药物

（1）祛风法　是指宣散疏风或养血息风的方法。风分为外风和内风。外风宜散，风邪能与寒、湿、暑、燥、火相合为病。祛风法包括疏风散寒、疏风清热、疏风祛湿等。内风多自内而生，治法宜息，包括凉血息风、养血息风、平肝息风等。具有祛风功效的药物多辛散轻扬，适用于风疹瘙痒、黄褐斑、白癜风等。常用的祛风药物有桂枝、细辛、白芷、荆芥、防风、辛夷、羌活、独活、前胡、桔梗、薄荷、蝉蜕、藁本、葛根、升麻、苍耳子、桑叶、白蒺藜等。

（2）清热法　是利用寒凉药物治疗热证的方法。清热法在损容性疾病的治疗中被广泛应用。由于发病原因、病情阶段及患者体质的不同，热证既有气分和血分之分，又有实热与虚热之别。清热法包括清热解毒、清热泻火、清热凉血、养阴清热等；清热药多寒凉，适用于疮疡肿毒、粉刺等疾病。常用的清热药物有石膏、知母、夏枯草、黄芩、黄柏、龙胆草、栀子、天花粉、生地黄、赤芍、牡丹皮、金银花、连翘、大青叶、紫草、白鲜皮、菊花、青蒿等。

（3）**祛湿法**　是用具有化湿、燥湿或利湿功效的药物祛除体内湿邪的方法。湿邪分为外湿和内湿。外湿多由外感湿邪、久居湿地、气候潮湿等导致；内湿多由脾失健运所致，湿自内生，是疾病内在的病理产物。祛湿药多甘淡，适用于肥胖、湿疮、粉刺、湿痹、淋证等。常用的祛湿药物有藿香、苍术、佩兰、豆蔻、砂仁、茯苓、泽泻、猪苓、薏苡仁、茵陈等。

（4）**理气法**　是用行气药物梳理气机的方法。肝气郁滞、脾胃气滞、肺气壅滞、痰湿阻滞等均可造成气机不畅，临床常用具有疏肝解郁、理气健脾、理气宽胸等功效的药物，该法常与其他治法并用，如理气化痰、理气活血等。理气药多为辛、苦、温而芳香，适用于黄褐斑、粉刺、浮肿等疾病。常用的理气药物有枳实、木香、香附、沉香、檀香、川楝子、厚朴、柴胡、陈皮、青皮、郁金、乌药、玫瑰花等。

（5）**化瘀法**　是用活血化瘀的药物通畅血行、消散瘀血的方法。气滞、气虚、血寒、血热等原因都可造成瘀血，临床应用化瘀法时可根据瘀血的形成原因配合理气法、益气法、温经法等同用。化瘀法适用于血瘀引起的面色晦暗、黄褐斑等。活血化瘀药多辛、苦。常用的化瘀药物有川芎、郁金、丹参、益母草、桃仁、红花、乳香、没药、当归、三棱、莪术、穿山甲等。

（6）**补益法**　是用扶正补虚的药物弥补人体先天或后天不足、补益正气、增强体质、延缓衰老的一种方法。虚证概括起来有气虚、血虚、阴虚、阳虚四类，故治法通常分为益气、补血、滋阴、温阳四法。临床应用时，既可以单独使用，也可联合使用。补益药多味甘，适用于驻颜、防皱、润面、乌发、心悸、失眠等。常用的补益药物有人参、西洋参、太子参、白术、党参、黄芪、黄精、山药、甘草、何首乌、枸杞子、龙眼、蜂蜜、大枣、黑芝麻、熟地黄、鹿茸、女贞子、淫羊藿、旱莲草等。

2. 常用剂型

（1）**汤剂**　将一种或多种药物配伍成方，浸泡煎煮后去渣取汁的方法制成的液体剂型，称为汤剂。汤剂是我国应用最早、最广泛的剂型，多内服，外用可洗浴、熏蒸等。汤剂特点是制备简单、变化灵活、吸收快、作用强、随症加减，在损容性疾病的治疗中被广泛使用；缺点是服用量大、不便携带。

（2）**散剂**　是将药物粉碎、过筛、混合均匀，制成的粉末状制剂，分为内服和外用两类。内服散剂又分为两种类型，一种为研细粉末且需服少量者，可直接服用；另一种是将药物研成粗末，临用时煎汤取汁服用即可，称为煮散。和汤剂类似，有效成分更容易煎出，故用量要小得多，不易变质，适用于需要长期服用者，尤其适合美容和保健用药。外用散剂多作外敷使用，如金黄散、生肌散等，多用于治疗皮肤疮疡等，也有用于点眼和吹喉等。散剂的优点是用法简单、吸收快且便于携带。

（3）**丸剂**　是将药物研成细末或药物提取物用水、蜜、面糊等适宜的赋形剂制成的球形固体剂型。临床上常用的丸剂有蜜丸、糊丸、水丸和浓缩丸。丸剂的主要特点是吸收缓慢、药效持久、便于携带等，适用于慢性疾病。一些有剧毒的药物因药性峻猛不适宜作汤剂服用，更适宜制成丸剂服用，如安宫牛黄丸等。

（4）**片剂**　是将中药研磨成细粉或提炼后与辅料混合压制成的一种片状剂型。片剂用量准确、体积小，多用机械生产，是现代常用剂型。片剂分为普通片、包衣片、泡腾片、咀嚼片、含片等。

（5）膏剂　膏剂是将药物加热煎熬后除去药渣的剂型，有内服和外用两类。内服膏剂中的煎膏是美容保健滋补品中广泛应用的剂型，因其在制备过程中加入炼蜜或炼糖，口感香甜，故又称膏滋，如阿胶膏。外用可分为软膏和硬膏。软膏是指将药物细粉与适宜的基质制成的半固体剂型，具有一定的黏稠度，多用于疮疡疖肿、烧烫伤等；硬膏又称膏药，是将药物用植物油煎后去渣，煎至滴水成珠，加入黄丹而成。硬膏多外贴使用，可用于疮疡肿毒、腰痛、痹症等。

（6）酒剂　又称药酒，是用酒（一般用白酒或黄酒）将药物浸泡，或加温隔水炖煮、去渣取液而成。美容保健所用酒剂多系补益之品，既取药物的补益作用，又具有酒的通血脉、助长药效的作用。所以除补益剂以外，祛风通络也常用酒剂。

（7）锭剂　是将药物研成细粉之后，加入黏合剂，制成各种规定的形状，如圆柱形、条形等。锭剂可用于内服或外用。外用锭剂有紫金锭、万应锭等。

（8）露剂　又称药露，是将含有挥发性成分的药物用蒸馏法制备而成的水溶液。露剂多具有芳香气味，便于口服，一般作为饮料服用，如金银花露。

（9）冲剂　是在糖浆和汤剂的基础上发展而来的。制法是将药材提取物加适量赋形剂或部分药物细粉制成的干燥颗粒状或块状，可作内服用，使用时开水冲服。冲剂的优势是起效快、体积小、便于携带、服用方便等，如益母草冲剂、复方羚角冲剂等。

（二）外治法

外治法是通过熏洗、湿敷、涂搽、浸浴、贴敷、喷雾、电离子导入、超声波导入等方法进行体表给药，促进皮肤对药物的吸收，根据不同的治疗目的选择适宜的药物，辨证施治，达到疏通经络、行气活血、软坚散结、除皱增白、延衰养颜等治疗效果。通过充分利用药物的性能，起效迅速，直达病所。

1. 常用法则及药物

（1）止痒法　是指针对瘙痒的病因病机，选择具有祛风、燥湿、杀虫、养血等作用的药物，制成合适的剂型作用于患处，达到止痒目的的治法。常用的止痒药物有防风、荆芥、蝉蜕、薄荷、冰片、地肤子、白鲜皮、苦参、蛇床子、川椒、艾叶、当归、何首乌等。

（2）清热解毒法　是指将寒凉的药物制成各种外用剂型作用于体表患处或局部，达到清解热毒的目的的治法。临床常用于毒热证，如疮痈红肿等。常用的清热解毒药物有黄连、黄芩、黄柏、大黄、金银花、连翘、马齿苋、栀子、青黛、穿心莲、紫花地丁、大青叶等。

（3）养血润燥法　是用具有养血润燥功效的药物制成软膏、油剂、面膜等外用剂型，涂搽于体表局部以达到滋养皮肤、润燥止痒的目的。临床常用于治疗各种慢性瘙痒性、肥厚性皮肤病，如皮肤瘙痒症症、慢性湿疹等。常用的养血润燥药物有地黄、当归、蜂蜜、蜂蜡、松脂、杏仁、猪脂、羊脂、阿胶等。

（4）活血法　是用具有活血功效的药物制成各种软膏、油剂、面膜等外用剂型用于体表局部，以达到活血化瘀目的的治法。活血法包括理气活血和活血化瘀。临床上常用于治疗黄褐斑、油风、酒渣鼻等。常用的活血药物有川芎、赤芍、丹参、蒲黄、当归、红花、五灵脂、三棱、桃仁等。

（5）祛湿法　将具有化湿、淡渗、收敛作用的药物制成洗剂、散剂、膏药、软膏等外用剂型，外用于患处，以达到祛除湿邪的治疗目的。临床常用于治疗水疱、脓疱等。常用的祛湿药物有炉甘石、滑石、黄柏、赤石脂、煅龙骨、煅牡蛎、蛤蚧粉、五倍子、苍术等。

（6）褪黑祛斑法　是将具有增白祛斑功效的药物制成软膏、面膜等外用剂型，直接涂抹或外敷于皮肤局部，以达到消除色素沉着或美白皮肤的目的一种治法。临床常用于美容性治疗，针对色素沉着性疾病如黄褐斑、雀斑或皮肤晦暗等。常用的褪黑祛斑药物有当归、赤芍、川芎、桃仁、红花、白芷、珍珠、防风、柴胡、白茯苓、益母草、白芍等。

（7）腐蚀肌肤法　将具有腐蚀作用的药物制成软膏或糊剂，涂于体表患处，腐蚀痣疣或剥蚀表皮祛斑。此类药物多具有腐蚀性，临床应用时应注意保护患处周围皮肤，适应证有疣目、黑痣、蟹足肿、雀斑等，过敏者禁用。常用的腐蚀肌肤药物有鸦胆子、乌梅、木鳖子等。

2. 常用剂型

（1）粉剂　粉剂多来源于植物或矿物中药的药粉，少数来源于动物药，具有保护、干燥、止痒的作用，适用于无渗液性的急性或亚急性的皮炎类疾病。除少数干性皮肤不适合使用粉剂外，一般可用于各种皮肤类型的患者，应用范围较广，如滑石粉、止痒扑粉等。

（2）混悬剂　又称洗剂，作用基本与粉剂相同，有清凉、止痒、保护、干燥、杀菌等作用。使用前须将混悬剂振荡均匀，用纱布或毛刷蘸取药液涂于皮损位置。常用的洗剂有炉甘石洗剂、三黄洗剂等。

（3）溶液　溶液有外洗和湿敷两种用法，多用于急性皮肤病变、渗液较多脓液较多的皮损，有清洁、收敛、杀菌、消肿等作用。外洗的主要目的是清洁皮损。溶液用于湿敷是皮肤科常用的方法，如硼酸溶液、黄柏溶液等。制备溶液常用的药物有黄柏、苦参、生地黄、马齿苋等。

（4）软膏　软膏适用于慢性皮肤病，有皲裂、结痂、苔癣样变等皮损，具有润滑、去痂、杀菌、止痒等作用。外用软膏在美容保健中用途非常广泛，各类美白、驻颜、润肤的面脂、手脂均为软膏剂。

（5）硬膏剂　硬膏剂是我国剂型中极其传统的一种制剂，又称薄贴，多外贴使用，有软坚散结、搜风止痒、护肤防裂的作用，常用于治疗牛皮癣、角化性皮肤病、腰痛等。

（6）油剂　油剂为不饱和脂肪酸，其性缓和而无刺激性，安全性高，有保护、润燥、止痒等功效，常用的有氧化锌油、樟脑油等。

（7）乳剂 是指在乳化剂的作用下，油相和水相物质融合形成的乳液样制剂。乳剂有止痒、清热、消炎的功能。乳剂性质稳定且渗入皮肤的力量较强，如各类中药洗面奶。

（8）膜剂 将中药的有效成分加入成膜材料中，制成面膜，具有保湿、营养、美白、去皱、促进吸收和清洁的作用，在美容保健中有非常好的发展前景。

3. 给药方法

外用美容保健类药物的作用是通过药物有效成分释放、透入皮肤并到组织深部而实现的。常用的给药方法中最简单易行的就是局部外敷。除此之外，还有很多方法如中药药浴、超声药物透入、直流电药物离子导入等。

（1）中药药浴 是指将一定浓度药物的煎汤或浸液加入洗浴水中，或直接用中药的煎剂浸浴或熏洗，利用水的温热、压力按摩等物理作用及药物通过皮肤、黏膜、腧穴等发挥的治疗作用，从而达到美容保健目的的一种给药方法。药浴中的药物通过皮肤、黏膜的吸收、扩散途径等进入体内发挥作用。浸浴分为全身浸浴和局部浸浴，形式多样。局部浸浴不仅使药物直接作用于病变部位，而且提高了局部药物浓度，更有利于提高药效。药浴的温热效应能够扩张毛细血管、改善循环，从而达到防病治病、养生保健的目的。

（2）超声药物透入 是利用超声波将药物有效成分经过皮肤或黏膜导入体内，从而达到美容保健目的的一种方法，又称"声透疗法"。超声波的机械作用、热作用和由此产生的理化作用，可促进药效的发挥，增加细胞的活力，促进新陈代谢，改善微循环。对皮肤有较强刺激性的药物不适合超声透入法，以免对皮肤造成损伤或发生过敏反应。

（3）直流电药物离子导入 是指用直流电将药物离子通过皮肤导入人体内治疗疾病的方法，简称"药物离子导入"。药物离子导入的本质是药物的运转，它的原理是正负电极在人体外形成一个直流电场，在直流电场中加入带阴阳离子的药物，使药物中的阳离子从阳极、阴离子从阴极导入体内，从而发挥药物作用，达到防病治病的目的，适用于治疗骨质增生、周围神经炎等。治疗前须注意易引起过敏的药物，导入前须进行皮肤过敏试验。

第二节 西药美容保健

一、抗衰养颜药

衰老是随着年龄的增长，缓慢出现而且普遍发生的生物学过程。生理功能逐渐衰退，组织器官出现退行性改变，生理储备能力下降，衰老也随之显现。衰老的表现有皮肤皱褶、头发花白、记忆力减退、行动迟缓等。皮肤改变是衰老的直观外在表现。引起衰老的原因很多，目前人类已经发现与衰老相关的因素有自由基增多、抗氧化酶活性下降、单胺氧化酶活性增强、免疫功能下降等。抗衰老药物有自由基清除剂、单胺氧化酶抑制剂、维生素类、微量元素、抗衰老激素、免疫调节剂、大脑功能促进药等。

常见的自由基清除剂有酶类和非酶类。其中，酶类包括超氧化物歧化酶（SOD）、谷胱甘肽过氧化酶（GSH-Px）、过氧化氢酶（CAT）等，非酶类包括维生素 E、维生素 C、β-胡萝卜素等。这些药物除了通过清除自由基达到抗衰老目的之外，还通过其他机制发挥美容保健的作用。

透明质酸能够保持真皮结缔组织中的水分，其水解物能抑制酪氨酸酶活性和吸收紫外线而起到防光、保湿、增白的作用；随着年龄增长，皮肤胶原蛋白结构发生改变，胶原蛋白含量开始减少，皮肤逐渐出现皱纹、色斑等一系列改变。胶原蛋白具有美白、保湿、营养、修复、去皱等作用，注射型胶原蛋白可用于纠正面部软组织缺陷，对皮肤美容有重要意义。

二、防光药

防光药又称防晒剂，可分为物理防晒剂和化学防晒剂。虽然两者作用机制不同，但都能阻止紫外线直接照射皮肤。紫外线照射皮肤后激活酪氨酸酶活性，产生 5-羟色胺、内皮素等物质，导致皮肤色素沉着，发生炎性反应，进而诱发或加重色素性疾病。同时，长时间的紫外线照射可损伤细胞，破坏胶原蛋白，导致皮肤粗糙，产生皱纹。防晒剂的应用是为了减少紫外线照射对皮肤的伤害。

（一）化学性防晒剂

化学性防晒剂属于紫外线吸收剂，通过吸收有害的紫外线实现防晒的目的，具有光化学活性，在紫外线照射下发生光降解作用，能将紫外线吸收后再以一种较低的能量形式释放，从而避免紫外线对皮肤的直接损伤，故称为紫外线吸收剂。化学性防晒剂的不足之出在于对皮肤有一定的刺激。

常用的化学防晒剂主要有肉桂酸酯类、二苯甲酮类、水杨酸酯类、对氨基苯甲酸类、邻氨基苯甲酸酯类等。

（二）物理性防晒剂

物理性防晒剂主要由二氧化钛、氧化锌等组成。通过对紫外线的反射和散射作用来防止紫外线直接照射皮肤，具体作用机制是利用防晒品中的粒子阻挡、反射或散射出紫外线，从而减少直接照射皮肤的紫外线量。物理性防晒剂的优点是性质比较稳定、防晒时间长、安全性高、不会使皮肤产生依赖性。但物理防晒剂的缺点是涂抹皮肤后有特殊的颜色，且容易堵塞毛孔。

三、脱色药

黑素是决定皮肤颜色的主要因素。黑素细胞异常、黑素生成异常都会造成色素异常皮肤病，脱色剂主要应用于色素增加性皮肤病。

（一）氢醌

氢醌是酪氨酸－酪氨酸酶系统抑制剂，它可以抑制黑素合成，但是不破坏黑素细胞和已经形成的黑素，具有皮肤脱色的作用。氢醌可配成 2% ～ 3% 霜剂或者乳膏，用于黄褐斑、雀斑、老年斑、炎症后色素沉着等疾病。

（二）曲酸

曲酸为酪氨酸酶抑制剂，与酪氨酸酶中的铜离子螯合，使铜离子失去作用，酪氨酸酶失去活性，从而抑制黑素的形成。曲酸可调配成 1% ～ 3% 的霜剂、凝胶、乳膏等剂型，用于黄褐斑的治疗。

（三）壬二酸

壬二酸又名杜鹃花酸，高浓度无毒，在体外是酪氨酸酶的竞争抑制物，抑制多巴与酪氨酸酶起反应，从而对非正常的黑素细胞有直接抑制作用和细胞毒作用。此外，还有抗菌作用。壬二酸可调配成 10% ～ 20% 乳膏，外涂患处，使用时需注意此药的刺激性，用于治疗黄褐斑、寻常性痤疮、酒渣鼻、脂溢性皮炎等。

（四）熊果苷

熊果苷又名熊果甙，熊果苷脱色的机制是通过抑制酪氨酸酶活性，通过自身与酪氨酸酶的结合，减少黑素的形成，对黑素细胞无毒性、无刺激性。同时具有润肤、抗炎、减轻色素沉着的作用。熊果苷可配成 3% 乳膏或洗剂，外用治疗黄褐斑。

（五）维 A 酸类药

维 A 酸类药是一组与天然维生素 A 结构类似的化合物，对上皮细胞和其他细胞的生长和分化有调节作用，还可调节免疫和炎症过程。0.025% ～ 0.1% 维 A 酸能够影响黑色素细胞代谢，外用治疗黄褐斑、炎症后色素沉着、黑变病等。

四、减肥药

肥胖不仅影响美观，更严重威胁着健康。肥胖的形成原因有很多，所以应采取综合措施减肥，如适当控制饮食、调整日常饮食结构、坚持体育运动等。严重肥胖者需要减肥手术减小胃的容积，增加饱胀感。药物减肥也是治疗肥胖的方法之一，其通过抑制食欲、阻滞吸收、促进代谢等途径起到减轻体重的作用。但是，减肥药物安全性不高，具有一定的副作用，需在专业医生指导下选择使用。

（一）中枢性食欲抑制剂

该类药物作用部位在下丘脑，通过促进去甲肾上腺素和多巴胺的释放，同时阻断神经末梢对儿茶酚胺的再摄取而抑制食欲，促进人体代谢，增加肌肉和脂肪组织对葡萄糖的利用，从而达到减肥的目的。代表药物主要是苯丙胺类，这类药物的不良反应有中枢神经系统兴奋后的神经过敏，头痛、头晕、失眠、血压升高、恶心呕吐等，该药可产生精神依赖性，易成瘾，不宜长期大量使用。

（二）消化吸收阻滞剂

该类药物属于非中枢作用的减肥药物，通过减弱人体消化吸收的功能，从而达到减肥作用。

1. a- 淀粉酶抑制剂

a- 淀粉酶抑制剂降低淀粉酶活性，餐后血糖升高减慢、胰岛素分泌减少、脂肪合成降低，尤其适用于肥胖合并糖尿病的人群。

2. 瘦素

瘦素是一种由脂肪细胞分泌的蛋白质激素，需要与特异性受体结合后才能发挥生物学效应。肥胖的发生与瘦素及其受体功能异常有密切关系。瘦素的中枢作用通过下丘脑 - 神经肽通路实现，抑制食欲、减少能量摄取，增加能量消耗，参与能量代谢的调节。参与脂肪存储，抑制脂肪生成，进而使体重减轻。

3. 双胍类降血糖药

双胍类降血糖药适用于 2 型糖尿病、单用饮食治疗、运动治疗仍不能得到满意控制的患者，尤其适用于超重或肥胖的糖尿病患者。此类药物在治疗糖尿病时，促进外周组织摄取葡萄糖，抑制葡萄糖异生，降低肝糖原输出，延迟葡萄糖在肠道的吸收，以此达到起到降低血糖的目的。常引起患者厌食而致体重减轻。双胍类降血糖药不刺激胰岛 B 细胞，对正常人的血糖没有影响。

4. 代谢增强剂

代谢增强剂可促进新陈代谢，加速脂肪分解。常用的代谢增强剂有甲状腺片和三碘甲状腺原氨酸钠。

（三）代谢促进剂

代谢促进剂减肥的机制是促进组织氧化和产热，消耗能量，提高代谢率。代谢促进剂常用 β_3 肾上腺素受体激动剂，与 β_3 受体结合后，可刺激脂肪酸的氧化和磷酸化，产生热能，增加能量消耗，促使体重减轻，并能促进人体肌肉的合成代谢。

五、治痤疮药

痤疮是累及毛囊、皮脂腺的慢性炎症性皮肤病，各年龄段人群均可发病，尤其青少年更为常见，俗称"青春痘"，具有一定的损美性。发病原因与雄激素、皮脂分泌增多、痤疮丙酸杆菌感染、毛囊皮脂腺开口处过度角化、遗传、免疫等有关。治疗方面主要是减少皮脂腺油脂分泌、溶解角质、杀菌及调节激素水平，积极控制瘢痕形成。

（一）内用药

1. 抗生素

四环素口服可抑制痤疮丙酸杆菌和中性粒细胞趋化，1.0g/d，连用 4 周，然后减量至每晨服 0.5g，连用 8 周；也可选用米诺环素、多西环素等。

2. 抗雄激素药

雄性激素分泌增多是痤疮形成的重要原因之一，可引起皮脂分泌增多、皮脂、角质团块等淤积在毛囊口形成粉刺。抗雄激素药物有螺内酯、西咪替丁等。

3. 异维 A 酸

异维 A 酸可抑制皮脂腺功能，减少皮脂分泌，控制异常角化，抑制痤疮丙酸杆菌，从而减少粉刺形成。此类药物的副作用是口唇发干、血脂升高、脱屑等。使用时应监测血液学、肝功能、肾功能等的变化，本药还有致畸作用。

4. 糖皮质激素

暴发性痤疮和严重结节性痤疮、聚合性痤疮、囊肿性痤疮炎症期可选用小剂量糖皮质激素进行治疗。对于严重的痤疮结节、囊肿性痤疮可选用皮内注射糖皮质激素，但应注意避免长期使用。

（二）外用药

1. 抗生素

红霉素、氯霉素、克林霉素均可选用，1% 克林霉素磷酸酯适用于治疗皮肤干燥和敏感的痤疮患者。

2. 维 A 酸类

0.025% ～ 0.05% 维 A 酸可促使粉刺溶解和排出，使用时应从低浓度开始。0.1% 阿达帕林凝胶和 0.1% 他扎罗汀凝胶均可用于治疗轻、中度痤疮。

3. 过氧苯甲酰

可杀灭痤疮丙酸杆菌，溶解粉刺，应从低浓度开始使用。5% 过氧苯甲酰及 3% 红霉素凝胶可提高临床疗效。

4. 硫化硒

2.5% 的硫化硒洗剂可抑制真菌、寄生虫、细菌，抗皮脂溢出，降低皮肤游离脂肪酸含量。

复习思考题

1. 中药内治法的常用法则及药物有哪些？
2. 外用美容药物的给药方法有哪些？
3. 简述抗衰养颜药、治疗痤疮药的种类。

（于洪敏·）

第三章　经络美容保健

【学习要点】
　　1. 掌握美容腧穴的定位、作用、操作。
　　2. 熟悉针灸、推拿、拔罐、刮痧的操作方法。
　　3. 了解针灸、拔罐、刮痧的注意事项。

　　经络美容保健是在中医理论指导下，利用针灸、推拿、刮痧及火罐等方法，对经络、腧穴或全息穴区进行刺激，以疏经通络、调和阴阳、调整脏腑，达到美容养颜、防病保健的目的。

第一节　美容常用的经络腧穴

一、手太阴肺经

（一）经脉循行

　　起自中焦（腹部），向下联络大肠，回绕过来沿着胃的上口贯穿膈肌，入属肺脏，从肺系（气管、喉咙）横行出胸壁外上方，走向腋下，沿上臂内侧前缘，至肘中后再沿前臂内侧桡骨边缘下行至寸口（桡动脉搏动处），又沿手掌大鱼际外缘出拇指桡侧端；其支脉从腕后桡骨茎突上方分出，经手背虎口部至食指桡侧端，与手阳明大肠经相接。

（二）主治概要

　　本经腧穴主要治疗喉、胸、肺疾病，以及经脉循行部位的其他病证。

（三）常用美容腧穴

1. 尺泽（合穴）
定位：肘横纹中，肱二头肌腱桡侧凹陷处。
功用：清泄肺热，和胃理气，舒筋止痛。
应用：皮肤色素沉着、痤疮、酒渣鼻、过敏性皮炎、荨麻疹、上肢保健。
操作：直刺 0.8 ～ 1.2 寸，或点刺出血；可灸。

2. 孔最

定位：尺泽穴与太渊穴连线上，腕横纹上 7 寸处。

功用：清泄肺、胃、大肠热，凉血止血，舒筋止痛。

应用：痤疮，玫瑰痤疮，便秘，脂溢性皮炎，皮肤瘙痒症、脱发，咯血，咽喉肿痛，肘臂挛痛。

操作：直刺 0.5～1 寸；可灸。

3. 列缺（络穴，八脉交会穴——通于任脉）

定位：前臂桡侧缘，桡骨茎突的上方，腕横纹上 1.5 寸，肱桡肌与拇长展肌腱之间。

功用：宣肺理气，通经活络，利水通淋。

应用：皮肤瘙痒症症、荨麻疹、痤疮、酒渣鼻、面瘫、偏头痛、颈痛、水肿、上肢保健。

操作：向上斜刺 0.3～0.5 寸；可灸。

4. 太渊

定位：掌后腕横纹桡侧端，桡动脉的桡侧凹陷中。

功用：补肺气，祛痰止咳。

主治：皱纹、肥胖、咳嗽、无脉症。

操作：避开桡动脉，直刺 0.3～0.5 寸；可灸。

5. 鱼际

定位：约在第 1 掌骨中点桡侧赤白肉际处。

功用：清肺热。

主治：酒渣鼻、痤疮、乳痈、鼻渊、咯血、咽喉肿痛。

操作：直刺 0.5～0.8 寸；可灸。

二、手阳明大肠经

（一）经脉循行

从食指末端起始，沿食指桡侧缘出第 1、2 掌骨间，进入两筋（拇长伸肌腱和拇短伸肌腱）之间，沿前臂桡侧进入肘外侧，经上臂外侧前缘，上肩，出肩峰部前边，向上交会颈部，下入缺盆，散络肺，通过横膈，属于大肠；上行的一支，从锁骨上窝上行颈旁，通过面颊进入下齿龈，出来夹口旁，交会于人中部，左边的向右，右边的向左，上夹鼻孔旁，接足阳明胃经。

（二）主治概要

本经腧穴主要治疗头面、五官、咽喉病，胃肠疾病、热病及经脉循行部位的其他病证。

（三）常用美容腧穴

1. 合谷（原穴）

定位：在手背，第1、2掌骨间，第2掌骨桡侧的中点处。

功用：通经活络，清热解表，镇静止痛。

应用：面瘫、面肌痉挛、痤疮、酒渣鼻、黧黑斑、咽喉肿痛、口臭、荨麻疹、皮肤瘙痒症、皮肤过敏、腹泻、便秘、手部保健。

操作：直刺0.5～1寸，孕妇禁针；可灸。

2. 曲池（合穴）

定位：屈肘，肘横纹外侧端与肱骨外上髁连线中点。

功用：调和气血，清热解表。

应用：各种热证、痤疮、酒渣鼻、皮肤过敏、黧黑斑、皮脂溢出、口周皮炎、面瘫、肥胖、神经衰弱、心烦失眠、咽喉肿痛、手部保健。

操作：直刺1～1.5寸；可灸。

3. 肩髃

定位：肩部平举时，肩峰前下方凹陷处。

功用：祛风除湿，清热解表。

应用：荨麻疹、甲状腺肿大、颈淋巴结结核、腋臭、肩周炎、局部脂肪堆积、局部保健。

操作：直刺或向下斜刺0.8～1.5寸；可灸。

4. 迎香

定位：鼻翼外缘中点旁，鼻唇沟中。

功用：祛风通络，宣通鼻窍。

应用：黄褐斑、痤疮、酒渣鼻、皮肤过敏、皮脂溢出、口周皮炎、面瘫、面肌痉挛、面部美容。

操作：斜刺或平刺0.3～0.5寸；不宜灸。

三、足阳明胃经

（一）经脉循行

起于鼻翼旁，夹鼻上行，左右侧交会于鼻根部，旁行入目内眦，与足太阳经相交，向下沿鼻柱外侧，入上齿中，还出，夹口两旁，环绕嘴唇，在颏唇沟处左右相交，退回沿下颌骨后下缘沿下颌角上行过耳前，经过上关穴，沿发际，到额前；本经脉分支从大迎前方下行到人迎，沿喉咙向下后行至大椎，折向前行，入缺盆，下行穿过膈肌，属胃，络脾；直行向下的一支从缺盆出于体表，沿乳中线下行，夹脐两旁，下行至腹股沟；本经脉又一分支从胃下口幽门处分出，沿腹腔内下行到气街，与直行之脉会合，而后下行大腿前侧，至膝髌沿下肢胫骨前缘下行至足背，入足第2趾外侧端；本经脉另一分支从膝下3寸处分出，下行入中趾外侧端；又一分支从足背上分出，前行入足大趾内侧端，交于足太阴脾经。

（二）主治概要

本经腧穴主要治疗胃肠病、头面五官病、神志病、热病及经脉循行部位的其他病证。

（三）常用美容腧穴

1. 承泣

定位：瞳孔直下，眼球与眶下缘之间。

功用：疏经活络，美目养颜。

应用：面瘫、眼袋、黑眼圈、眼周皱纹、眼轮匝肌痉挛、面部美容保健。

操作：以左手拇指向上轻推眼球，右手紧靠眼眶下缘缓慢直刺 0.5 ～ 1.5 寸，不宜提插；不宜灸。

2. 四白

定位：瞳孔直下，眶下孔凹陷处。

功用：疏经活络，养颜明目。

应用：面瘫、面部色素沉着、眼袋、黑眼圈、眼周皱纹、眼轮匝肌痉挛、面部美容保健。

操作：直刺 0.2 ～ 0.3 寸，不可深刺；不宜灸。

3. 巨髎

定位：瞳孔直下，平鼻翼下缘，鼻唇沟外侧。

功用：疏经活络，养颜明目。

应用：皮肤松弛、面色无华、痤疮、黧黑斑、面瘫、面肌痉挛、面部美容保健。

操作：斜刺或平刺 0.3 ～ 0.6 寸；可灸。

4. 地仓

定位：瞳孔直下，平口角。

功用：除皱美颜，通经活络。

应用：口周皱纹、口唇皲裂、痤疮、面瘫、面肌痉挛、面部美容保健。

操作：直刺 0.2 寸，或向颊车方向平刺 0.5 ～ 0.8 寸；可灸。

5. 颊车

定位：在面颊部，下颌角前上方 1 横指凹陷中，当咀嚼时咬肌隆起最高点处。

功用：除皱，活络，止痛。

应用：面颊皱纹、黄褐斑、痤疮、面瘫，面肌痉挛、牙痛、三叉神经痛、面部美容保健。

操作：直刺 0.3 ～ 0.5 寸，平刺 0.5 ～ 1 寸，可向地仓穴透刺；可灸。

6. 下关

定位：耳前方，颧弓与下颌切迹所形成的凹陷中，闭口有孔，张口即闭。

功用：除皱，活络，止痛。

应用：面颊皱纹、黄褐斑、痤疮、面瘫，面肌痉挛、牙痛、三叉神经痛、面部美容保健。

操作：直刺 0.5 ～ 1 寸；可灸。

7. 头维

定位：额角发际上 0.5 寸，头正中线旁 4.5 寸。

功用：疏经通络，养发驻颜，明目。

应用：头痛、失眠、眩晕、脱发、颞部皱纹、神经衰弱、面瘫、眼轮匝肌痉挛、头面部美容保健。

操作：平刺 0.5 ～ 1 寸；不宜灸。

8. 膺窗

定位：锁骨中线上，平第 3 肋间隙。

功用：理气丰胸。

应用：女性乳房发育不良、乳痈、咳喘。

操作：斜刺或平刺 0.5 ～ 0.8 寸；可灸。

9. 乳根

定位：锁骨中线上，平第 5 肋间隙。

功用：健胸丰乳，理气止痛。

应用：女性乳房发育不良、乳腺增生症、产后乳汁少、乳痈、咳喘、胸痛。

操作：斜刺或平刺 0.5 ～ 0.8 寸；可灸。

10. 梁门

定位：在上腹部，脐中上 4 寸，距前正中线 2 寸。

功用：健脾和胃，瘦身美颜。

应用：肥胖、消瘦、食欲不振、面色无华、腹泻、便秘。

操作：直刺 0.8 ～ 1.2 寸；可灸。

11. 天枢（大肠募穴）

定位：在腹中部，平脐，距脐中 2 寸。

功用：理肠瘦身。

应用：肥胖、消瘦、食欲不振、面色无华、腹泻、便秘、月经不调、痛经。

操作：直刺 1 ～ 1.5 寸；可灸。

12. 水道

定位：在下腹部，脐中下 3 寸，距前正中线 2 寸。

功用：清热利湿，通调水道。

应用：肥胖、腹胀便秘、小便不利、月经病、带下病。

操作：直刺 1 ～ 1.5 寸；可灸。

13. 归来

定位：在下腹部，脐中下 4 寸，距前正中线 2 寸。

功用：行气活血，调补肝肾。

应用：肥胖、腹胀便秘、小便不利、月经病、带下病。

操作：直刺 1 ～ 1.5 寸；可灸。

14. 足三里（合穴）

定位：在小腿前外侧，犊鼻下 3 寸，距胫骨前缘 1 横指。

功用：健脾和胃，瘦身美颜。

应用：强壮保健要穴。长期脾胃功能失调所引起的肥胖、消瘦、皮肤干燥或油腻、体虚早衰、面色不华、脱发、皱纹、痤疮、鼍黑斑、睡眠不佳、神经衰弱、消化不良、腹胀便秘等。常灸之可以增强抵抗力，改善虚弱体质。

操作：直刺 1 ～ 2 寸；可灸。

15. 上巨虚（大肠下合穴）

定位：在小腿前外侧，犊鼻下 6 寸，距胫骨前缘一横指。

功用：理肠和胃。

应用：胃肠积热引起的便秘、痤疮、皮肤油腻红痒、口臭、肥胖。

操作：直刺 1 ～ 2 寸；可灸。

16. 下巨虚（小肠下合穴）

定位：在小腿前外侧，犊鼻下 9 寸，距胫骨前缘 1 横指。

功用：理肠和胃。

应用：大便干燥、小便短赤、失眠多梦、口舌生疮、粉刺、肥胖。

操作：直刺 1 ～ 1.5 寸；可灸。

17. 丰隆（络穴）

定位：在小腿前外侧，当外踝尖上 8 寸，距胫骨前缘 2 横指。

功用：健脾和胃，化痰瘦身。

应用：痰湿内盛引起的肥胖、腹胀、大便不爽，打鼾、嗜睡、痤疮、鼍黑斑、头痛、眩晕。

操作：直刺 1 ～ 1.5 寸；可灸。

18. 内庭（荥穴）

定位：在足背，第 2、3 趾间的缝纹头处。

功用：通经活络，泻热凉血。

应用：善清头面、上焦之热，用于齿痛、咽喉肿痛、面瘫、痤疮、酒渣鼻、荨麻疹、足部保健。

操作：直刺或斜刺 0.5 ～ 0.8 寸；可灸。

四、足太阴脾经

（一）经脉循行

起于足大趾内侧端，沿内侧赤白肉际上行过内踝的前缘，沿小腿内侧正中线上行，在内踝上 8 寸处，交出足厥阴肝经之前，上行沿大腿内侧前缘进入腹部，属脾，络胃，向上穿过膈肌，沿食道两旁，连舌本，散舌下；本经脉分支从胃别出，上行通过膈肌，注入心中，交于手少阴心经。

（二）主治概要

本经腧穴主要治疗脾胃、妇科、前阴病及经脉循行部位的其他病证。

（三）常用美容腧穴

1. 隐白（井穴）

定位：足大趾末节内侧，距趾甲角 0.1 寸。

功用：调血止痛。

应用：月经不调、崩漏、尿血、神经衰弱、足部保健。

操作：浅刺 0.1 寸，或点刺出血；可灸。

2. 公孙（络穴，八脉交会穴，通冲脉）

定位：在足内侧缘，第 1 跖骨基底的前下方。

功用：理脾和胃。

应用：肥胖症、胃热善饥、黄褐斑、痤疮、胃痛、呕吐、腹泻。

操作：直刺 0.5 ~ 0.8 寸；可灸。

3. 三阴交

定位：在小腿内侧，足内踝尖上 3 寸，胫骨内侧面后缘。

功用：活血化瘀，健脾美颜。

应用：美容保健要穴，调理肝、脾、肾三经，延缓衰老，调节内分泌，用于脾胃虚弱引起的面色少华、消化不良、腹泻、肥胖、消瘦、黑眼圈、粉刺、鼋黑斑、荨麻疹、白癜风、脱发、月经不调、赤白带下、阳痿遗精等。常灸之可以增强抵抗力，改善虚弱体质。

操作：直刺 1 ~ 1.5 寸，孕妇禁针；可灸。

4. 地机（郄穴）

定位：在小腿内侧，内踝尖与阴陵泉的连线上，阴陵泉下 3 寸。

功用：健脾胃，调经带。

应用：腹胀、食欲不振、肥胖、水肿、月经不调、痛经、鼋黑斑等。

操作：直刺 1 ~ 1.5 寸；可灸。

5. 阴陵泉（合穴）

定位：在小腿内侧，胫骨内侧髁下缘凹陷处。

功用：健脾利湿，美颜瘦身。

应用：脾虚湿盛引起的肥胖、带下、月经不调、小便不利、面部色素沉着、神经衰弱、膝关节炎。

操作：直刺 1 ~ 2 寸；可灸。

6. 血海

定位：屈膝，在大腿内侧，髌底内侧端上 2 寸，股四头肌内侧头的隆起处。

功用：活血调血，润肤养发。

应用：调血理血常用穴，用于月经不调、崩漏、湿疹、丹毒、痤疮、䵟黑斑、脱发、肥胖等。

操作：直刺 1 ～ 1.5 寸；可灸。

7. 大横

定位：腹部，脐旁开 4 寸。

功用：调理肠腑，减肥瘦身。

应用：肥胖、便秘、腹泻。

操作：直刺 1 ～ 2 寸；可灸。

五、手少阴心经

（一）经脉循行

起自心中，向下通过膈肌，联络小肠；其分支从心系向上夹食道连于目；其直行主干又从心系上肺，向下斜出于腋下，沿上肢内侧后边，至肘中，沿前臂内侧后边，到手掌后豌豆骨突起处进入掌内后边，沿小指桡侧到达其末端，由此与手太阳小肠经相连。

（二）主治概要

本经腧穴主治心病、胸部病、神志病及经脉循行部位的其他病证。

（三）常用美容腧穴

1. 少海（合穴）

定位：屈肘，肘横纹内侧端与肱骨内上髁连线的中点。

功用：清心泻热。

应用：心经有热引起的烦躁、心悸、齿痛、牙龈肿痛。

操作：直刺 0.5 ～ 1 寸；可灸。

2. 神门（输穴，原穴）

定位：在腕部，腕掌侧横纹尺侧端，尺侧腕屈肌腱桡侧凹陷中。

功用：清心，安神，助眠。

应用：心烦、心悸、健忘、失眠、手部保健。

操作：直刺 0.3 ～ 0.5 寸；可灸。

六、手太阳小肠经

（一）经脉循行

起于小指外侧端，沿手背、上肢外侧后缘过肘部到肩关节后面，绕肩胛部，交肩上前行入缺盆，络心，沿食道穿过膈肌到达胃部，下行，属小肠；本经脉分支是从缺盆出来，沿颈部上行到面颊，至目外眦后，退行进入耳中；另一分支是从面颊部分出，向上行于眼下，至目内眦交于足太阳膀胱经。

（二）主治概要

本经腧穴主治头项、耳、目、咽喉病，热病，神志病及经脉循行部位的其他病证。

（三）常用美容腧穴

1. 少泽（井穴）

定位：在小指末节尺侧，距指甲角 0.1 寸。

功用：清热解毒，通乳、丰乳。

应用：神经性头痛、咽喉肿痛、乳痈、乳汁少、手部保健。

操作：浅刺 0.1 寸，或点刺出血；可灸。

2. 后溪（输穴，八脉交会穴——通督脉）

定位：在手掌尺侧，微握拳，当小指本节后的远侧掌横纹头赤白肉际。

功用：镇静安神，清热解毒。

应用：落枕、头项强痛、咽喉肿痛、急性腰扭伤、面瘫、眼睑闭合不全、烦躁、荨麻疹、手部保健。

操作：直刺 0.5～1 寸；可灸。

3. 肩贞

定位：肩关节后下方，臂内收时，腋后纹头上 1 寸（指寸）。

功用：祛风除湿，清热聪耳。

应用：局部脂肪堆积、肩关节及上肢损容性疾病、颈淋巴结结核、耳鸣。

操作：向外斜刺 1～1.5 寸，或向前腋缝方向透刺；可灸。

4. 天宗

定位：肩胛部，当冈下窝中央凹陷处，与第 4 胸椎相平。

功用：舒筋活络，消肿化痰。

应用：局部脂肪堆积、肩胛疼痛、乳腺炎、气喘。

操作：直刺或向四周斜刺 0.5～0.8 寸；可灸。

5. 颧髎

定位：目外眦直下，颧骨下缘凹陷处。

功用：疏经活络，美颜祛皱。

应用：面瘫、面肌痉挛、齿痛、面部美容保健。

操作：直刺 0.3～0.5 寸，斜刺或平刺 0.5～1 寸；可灸。

6. 听宫

定位：耳屏前，下颌骨髁状突的后方，张口凹陷处。

功用：聪耳除皱。

应用：耳鸣、齿痛、面部美容保健。

操作：张口，直刺 1 ～ 1.5 寸；可灸。

七、足太阳膀胱经

（一）经脉循行

起于目内眦，上达额部，左右交会于头顶部；本经脉分支从头顶部分出，到耳上角部；直行经脉从头顶部分别向后行至枕骨处，进入颅腔，络脑，复出分别下行到项部，下行交会于大椎穴，再分左右沿肩胛内侧，脊柱两旁，到达腰部，进入脊柱两旁的肌肉，深入体腔，络肾，属膀胱；本经脉一分支从腰部分出，沿脊柱两旁下行，穿过臀部，从大腿后侧外缘下行至腘窝中；另一分支从项部分出下行，经肩胛内侧，侠脊下行，经大腿后侧至腘窝中与前一支脉会合，然后下行穿过腓肠肌，出走于足外踝后，沿足背外侧缘至小趾外侧端，交于足少阴肾经。

（二）主治概要

本经腧穴主治头面五官病、神志病、经脉循行部位的项、背、腰、下肢病证；背俞穴主治相关的脏腑、组织器官的病证。

（三）常用美容腧穴

1. 睛明
定位：目内眦稍上方凹陷处。
功用：明目消皱。
应用：面瘫、各种眼疾、眼部美容保健。
操作：患者闭目，医者左手轻推眼球向外侧固定，右手缓慢进针，紧靠眶缘直刺 0.3 ～ 0.5 寸，不提插捻转，出针后按压针孔，以防出血；禁灸。

2. 攒竹
定位：眉头凹陷中，眶上切迹处。
功用：疏经活络，明目除皱。
应用：各种眼疾、面瘫、面肌痉挛、头痛、眉棱骨痛、呃逆、眼部美容保健。
操作：平刺 0.5 ～ 0.8 寸；禁灸。

3. 风门（背俞穴）
定位：在背部，第 2 胸椎棘突下，旁开 1.5 寸。
功用：疏风清热，除疹润面。
应用：荨麻疹、痤疮、斑秃、皮肤过敏、背部痈肿、哮喘、头痛、项强、背痛。
操作：斜刺 0.5 ～ 0.8 寸（此穴及背部腧穴均不宜深刺，以免伤及内部重要脏器）；可灸。

4. 肺俞（背俞穴）
定位：在背部，第 3 胸椎棘突下，旁开 1.5 寸。
功用：润肤美颜，止咳平喘。

应用：皮肤过敏、瘙痒、干燥、痤疮、荨麻疹、皮肤美容保健。

操作：斜刺 0.5 ～ 0.8 寸；可灸。

5. 心俞（背俞穴）

定位：在背部，第 5 胸椎棘突下，旁开 1.5 寸。

功用：活血调血润肤。

应用：面色晦暗或苍白、痤疮、疖肿、皮肤瘙痒症症、荨麻疹、失眠、神经衰弱、心悸、心烦、健忘、失眠。

操作：斜刺 0.5 ～ 0.8 寸；可灸。

6. 膈俞（八会穴之血会）

定位：在背部，第 7 胸椎棘突下，旁开 1.5 寸。

功用：活血养血润肤。

应用：调血理血常用穴，用于面色萎黄、脱发、皮肤过敏、瘙痒、干燥、痤疮、荨麻疹、黧黑斑、心悸、健忘、营养不良、形体消瘦。

操作：斜刺 0.5 ～ 0.8 寸；可灸。

7. 肝俞（背俞穴）

定位：在背部，第 9 胸椎棘突下，旁开 1.5 寸。

功用：养血荣颜，明目美甲。

应用：肝气郁结引起的抑郁、月经不调、皮肤油腻、干燥、粉刺、黧黑斑；肝肾亏虚引起的早衰、失眠、健忘、腰膝酸软。

操作：斜刺 0.5 ～ 0.8 寸；可灸。

8. 胆俞（背俞穴）

定位：在背部，第 10 胸椎棘突下，旁开 1.5 寸。

功用：清热化湿，利胆止痛。

应用：面部色素沉着、睑腺炎、黄疸、神经衰弱、背痛。

操作：斜刺 0.5 ～ 0.8 寸，不宜深刺；可灸。

9. 脾俞（背俞穴）

定位：在背部，第 11 胸椎棘突下，旁开 1.5 寸。

功用：健脾利湿，美容美形。

应用：脾虚生化不足引起的食欲不振、大便稀溏、形体消瘦、面色不华、皮肤干枯、肌肉松弛、眼睑下垂、口唇色淡、早衰、厌食、呕吐等；脾虚痰湿内盛引起的肥胖、头昏、带下、舌苔厚腻。

操作：斜刺 0.5 ～ 0.8 寸；可灸。

10. 胃俞（背俞穴）

定位：在背部，第 12 胸椎棘突下，旁开 1.5 寸。

功用：健胃，美形美容。

应用：肥胖症、消瘦、消化不良、面色不华、胃脘痛、腹胀、呕吐、背痛。

操作：斜刺 0.5 ～ 0.8 寸，不宜深刺；可灸。

11. 肾俞（背俞穴）

定位：在腰部，第 2 腰椎棘突下，旁开 1.5 寸。

功用：补肾助阳，驻颜美容。

应用：肾阳虚引起的形寒肢冷、面色㿠白、腰膝冷痛、早衰、皮肤干枯、黑眼圈；肾阴虚引起的形体消瘦、心烦失眠、色斑、粉刺；肝肾亏虚引起的腰膝酸软、早衰、脱发；心肾不交引起的失眠。

操作：直刺 0.5 ～ 1 寸；可灸。

12. 大肠俞（背俞穴）

定位：在腰部，当第 4 腰椎棘突下，旁开 1.5 寸。

功用：疏调肠胃，理气化滞。

应用：面部色素沉着、痤疮、荨麻疹、湿疹、腹泻、便秘、痔疮、腰膝酸软、遗精、阳痿、月经不调、痛经。

操作：直刺 0.5 ～ 1 寸；可灸。

13. 委中（合穴，下合穴）

定位：在腘横纹中点，股二头肌腱与半腱肌肌腱的中间。

功用：祛风湿，利腰膝。

应用：腰膝疼痛，皮肤热毒引起的疔疮、湿疹、丹毒。

操作：直刺 1 ～ 1.5 寸，或用三棱针点刺腘静脉出血；可灸。

14. 膏肓俞（背俞穴）

定位：在背部，当第 4 胸椎棘突下，旁开 3 寸。

功用：益气补虚，保健强身；美容美形。

应用：体质虚弱、消瘦、神疲乏力、遗精，为保健美容要穴之一。

操作：斜刺 0.5 ～ 0.8 寸；多用灸法。

15. 承山

定位：在小腿后面正中，委中与昆仑之间，当伸直小腿或足跟上提时，腓肠肌肌腹下出现尖角凹陷处。

功用：舒筋活络，清热理肠，疗痔。

应用：肥胖症、便秘、痔疮、腓肠肌痉挛、湿疹、口臭。

操作：直刺 1 ～ 2 寸；可灸。

16. 昆仑（经穴）

定位：在足外踝后方，外踝尖与跟腱之间的凹陷处。

功用：通络化痰，舒筋健腰。

应用：头痛、目眩、耳鸣、腰背痛、粉刺、䵟黑斑、难产、足部保健。

操作：直刺 0.5 ～ 0.8 寸；可灸。孕妇禁针。

17. 至阴（井穴）

定位：足小趾末节外侧，距趾甲角 0.1 寸。

功用：祛风止痒，通络明目。

应用：神经性头痛、目痒痛、胎位不正、足部保健。

操作：浅刺 0.1 寸；胎位不正用灸法。

八、足少阴肾经

（一）经脉循行

起于足小趾下面，斜行于足心，出行于舟骨粗隆之下，沿内踝后缘分出进入足跟，向上沿小腿内侧后缘至腘内侧，上股内侧后缘入脊内，穿过脊柱，属肾，络膀胱。本经脉直行于腹腔内，从肾上行，穿过肝和膈肌进入肺，沿喉咙到舌根两旁；本经脉一分支从肺中分出，络心，注于胸中，交于手厥阴心包经。

（二）主治概要

本经主要治疗妇科、前阴、肾、肺、咽喉病证及经脉循行部位的病变。

（三）常用美容腧穴

1. 涌泉（井穴）

定位：在足底，约当第 2、3 趾缝纹头端与足跟连线的前 1/3 与后 2/3 交点上。

功用：滋补肝肾，平肝息风。

应用：虚火上炎所致的头痛头晕、失眠多梦、心烦、咽喉肿痛、足部保健。

操作：直刺 0.5～1 寸；可灸。

2. 太溪（输穴，原穴）

定位：足内踝后方，内踝尖与跟腱之间的凹陷处。

功用：益肾滋阴。

应用：滋阴补肾常用穴，用于形体消瘦、皮肤干燥、面色晦暗、心烦、失眠、腰膝酸软、脱发、月经不调、带下、足部保健。

操作：直刺 0.5～1 寸；可灸。

3. 肓俞

定位：腹中部，当脐旁 0.5 寸。

功用：益肾健脾，利尿通淋

应用：腹痛、腹胀、浮肿、便秘、月经不调、腰脊痛。

操作：斜刺 0.8～1 寸；可灸。

九、手厥阴心包经

（一）经脉循行

起于胸中，出属心包络，向下穿过膈肌，依次络于上、中、下三焦；它的支脉从胸中分出，沿胁肋到达腋下，沿上肢内侧中线入肘，过腕部，入掌中，沿中指桡侧，出于中指末端；另一分支从掌中分出，沿无名指出其尺侧端，交于手少阳三焦经。

（二）主治概要

本经腧穴主要治疗心、胸、胃病，神志病经脉循行部位的病变。

（三）常用美容腧穴

1. 曲泽（合穴）

定位：肘横纹中，肱二头肌腱的尺侧缘。

功用：清心泻热。

应用：心悸、烦躁、失眠、口舌生疮。

操作：直刺 1 ～ 1.5 寸，或者用三棱针点刺出血；可灸。

2. 内关（络穴，八脉交会穴——通阴维脉）

定位：在前臂掌侧，曲泽与大陵的连线上，腕横纹上 2 寸，桡侧腕屈肌腱与掌长肌腱之间。

功用：宁心和胃，润肤益颜。

应用：心悸、失眠、抑郁、呃逆、面色晦暗、手部保健。

操作：直刺 0.5 ～ 1 寸；可灸。

3. 大陵（输穴，原穴）

定位：在腕掌横纹的中点，掌长肌腱与桡侧腕屈肌腱之间。

功用：清心凉血。

应用：心悸、易悲、面色晦暗、咽喉肿痛、手部保健。

操作：直刺 0.3 ～ 0.5 寸；可灸。

4. 劳宫（荥穴）

定位：在掌心，第 2、3 掌骨之间偏于第 3 掌骨，握拳屈指的中指尖处。

功用：清心泻热。

应用：眩晕、心烦、失眠、口疮、口臭、鹅掌风、手掌多汗、手部皮肤皲裂、手部保健。

操作：直刺 0.3 ～ 0.5 寸；可灸。

十、手少阳三焦经

（一）经脉循行

起自无名指尺侧端，上出于 4、5 两指之间，沿手背至腕部，向上经尺、桡两骨之间通过肘尖部、沿上臂后到肩部，在大椎穴处与督脉相会；又从足少阳胆经后，前行进入锁骨上窝，分布在两乳之间，散布联络心包，向下贯穿膈肌，统属于上、中、下三焦；其分支从两乳之间处分出，向上浅出于锁骨上窝，经颈至耳后，上行出耳上角，然后屈曲向下至面颊及眼眶下部；另一支脉从耳后进入耳中，出行至耳前，在面颊部与前条支脉相交，到达外眼角，与足少阳胆经相接。

（二）主治概要

本经腧穴主治头、目、耳、颊、咽喉、胸胁病和热病，以及经脉循行经过部位的其他病证。

（三）常用美容腧穴

1. 中渚（输穴）

定位：手背部，当掌指关节后方，第 4、5 掌骨间凹陷。

功用：清热散风，舒筋活络。

应用：湿疹、疣、皮肤瘙痒症症、丹毒、目赤肿痛、面瘫、头痛、耳鸣、耳聋、手部冻疮、肘臂肩背疼痛。

操作：直刺 0.3 ～ 0.5 寸；可灸。

2. 外关（络穴，八脉交会穴——通阳维脉）

定位：在前臂背侧，阳池与肘尖的连线上，腕背横纹上 2 寸，尺骨与桡骨之间。

功用：疏风清热，明目止颤。

应用：落枕、偏头痛、荨麻疹、瘙痒症、手汗、手部保健。

操作：直刺 0.5 ～ 1 寸；可灸。

3. 支沟（经穴）

定位：在前臂背侧，阳池与肘尖的连线上，腕背横纹上 3 寸，尺骨与桡骨之间。

功用：理气通络，清热通便。

应用：带状疱疹、丹毒、湿疹、瘙痒、肥胖症、便秘、手部保健。

操作：直刺 0.5 ～ 1 寸；可灸。

4. 翳风

定位：在耳垂后方，乳突与下颌角之间的凹陷中。

功用：通窍聪耳，祛风泻热。

应用：偏头痛、面瘫、面肌痉挛、耳鸣、齿痛、脂溢性脱发、头面部美容保健。

操作：直刺 0.8 ～ 1.2 寸；可灸。

5. 耳门

定位：在面部，耳屏上切迹的前方，下颌骨髁状突后缘，张口凹陷处。

功用：疏散邪热，通利耳窍。

应用：面瘫、面肌痉挛、耳鸣、齿痛、面部美容保健。

操作：张口，直刺 0.5 ～ 1 寸；可灸。

6. 丝竹空

定位：在面部，当眉梢凹陷处。

功用：祛风明目，除皱美颜。

主治：偏头痛、面瘫、面肌痉挛、齿痛、目赤肿痛、面部美容保健。

操作：平刺 0.5～1 寸或透刺鱼腰、太阳穴；可灸。

十一、足少阳胆经

（一）经脉循行

起于目外眦，上至头角，下行到耳后，再折回上行，经额部至眉上，又向后沿颈下行至肩上，左右交会于大椎穴，前行入缺盆；本经脉一条分支从耳后进入耳中，出走于耳前，至目外眦后方；另一分支从目外眦分出，下行至大迎穴，同手少阳经分布于面颊部的支脉相合，行至目眶下，向下经过下颌角部下行至颈部，与前脉会合于缺盆后，穿过膈肌，络肝，属胆，沿胁里浅出气街，绕毛际，横向至环跳穴处；直行向下的经脉从缺盆下行至腋，沿胸侧，过季胁，下行至环跳穴处与前脉会合，再向下沿大腿外侧、膝关节外缘，行于腓骨前面，直下至腓骨下端，浅出外踝之前，沿足背行出于足第 4 趾外侧端；本经脉又一分支从足背分出，前行出足大趾外侧端，折回穿过爪甲，分布于足大趾爪甲后，交于足厥阴肝经。

（二）主治概要

本经腧穴主治侧头、目、耳、咽喉病，神志病，热病及经脉循行部位的其他病证。

（三）常用美容腧穴

1. 瞳子髎

定位：在面部，目外眦旁，眶外侧缘处。

功用：疏风散热，明目除皱。

应用：面瘫、面肌痉挛、眼部美容保健按摩。

操作：向后刺或平刺 0.3～0.5 寸，或点刺出血；不宜灸。

2. 听会

定位：在面部，耳屏间切迹的前方，下颌骨髁突的后缘，张口凹陷处。

功用：清热通络，开窍益聪。

应用：面瘫、耳鸣、齿痛、面部美容保健。

操作：张口直刺 0.5～1 寸；可灸。

3. 上关

定位：在耳前，下关直上，颧弓上缘凹陷处。

功用：清热通络，开窍益聪。

应用：面瘫、耳鸣、齿痛、面部美容保健。

操作：直刺 0.5～1 寸；可灸。

4. 阳白

定位：在前额，瞳孔直上，眉上 1 寸。

功用：祛风清热，益气明目。

应用：面瘫、面肌痉挛、眼睑下垂、面部美容保健。

操作：平刺 0.3 ～ 0.5 寸；可灸。

5. 头临泣

定位：头部，目正视时，当瞳孔直上入前发际 0.5 寸，神庭与头维连线的中点。

功用：清头明目，安神定志。

应用：面部皱纹、眼睑下垂、迎风流泪、头痛、眩晕。

操作：平刺 0.3 ～ 0.5 寸；可灸。

6. 风池

定位：在项部，枕骨之下，与风府相平，胸锁乳突肌与斜方肌上端之间的凹陷中。

功用：祛风通络，明目开窍。

应用：头痛、眩晕、颈项强痛、斑秃、脱发、面瘫、面肌痉挛、皮肤干燥、瘙痒、粉刺、荨麻疹、头部保健。

操作：针尖向鼻尖方向斜刺 0.8 ～ 1.2 寸，或平刺透风府穴；可灸。

7. 肩井

定位：肩上，当大椎与肩峰端连线的中点上。

功用：祛风通络，涤痰开窍

应用：局部损容性疾病、保健美容、头痛、眩晕、颈肩背痛、乳腺炎、难产。

操作：直刺 0.3 ～ 0.5 寸；切忌深刺、捣刺，孕妇禁用；可灸

8. 风市

定位：在大腿外侧部的中线上，腘横纹上 7 寸。或直立垂手时，中指尖处。

功用：祛风除湿通络。

应用：皮肤过敏、遍身瘙痒、荨麻疹、局部脂肪堆积、下肢痿痹。

操作：直刺 1 ～ 2 寸；可灸。

9. 阳陵泉（合穴，八会穴之筋会）

定位：在小腿外侧，腓骨小头前下方凹陷处。

功用：疏经活络，强健腰膝。

应用：疏肝理气、清泻肝胆的常用穴。肝气郁结、胆经郁热所致的损容性改变皆可用之。

操作：直刺或斜向下刺 1 ～ 1.5 寸；可灸。

10. 光明（络穴）

定位：在小腿外侧，当外踝尖上 5 寸，腓骨前缘。

功用：通络明目。

应用：各种眼疾、易怒、面色晦暗。

操作：直刺 1 ～ 1.5 寸；可灸。

11. 悬钟（八会穴之髓会）

定位：小腿外侧，外踝尖上 3 寸，腓骨前缘。

功用：通经活络，强筋健骨，局部美形。

应用：局部脂肪堆积、黄褐斑、皮肤瘙痒症症、湿疹、丹毒、颈淋巴结结核、足癣、斜颈、落枕、偏头痛、痔疮、便秘。

操作：直刺 1 ～ 1.2 寸；可灸。

十二、足厥阴肝经

（一）经脉循行

起于足大趾爪甲后的丛毛处，沿足背内侧向上，经过内踝前 1 寸处上行小腿内侧，至内踝上 8 寸处交出于足太阴脾经的后面，至膝内侧沿大腿内侧进入阴毛中，环绕过生殖器至小腹，侠于胃两旁，属肝，络胆，向上通过横膈，分布于胁肋部，沿喉咙之后向上进入鼻咽部，连接目系，向上经前额到达巅顶与督脉交会。它的一条支脉从"目系"向下经过面颊，环绕唇内；另一条支脉从肝分出，通过膈肌，向上流注于肺，与手太阴肺经相接。

（二）主治概要

本经联系的脏腑器官主要有肝、胆、肺、胃、脑等。本经腧穴主要治疗肝病，妇科病、前阴病以及经脉循行部位的其他病证。

（三）常用美容腧穴

1. 行间（荥穴）

定位：在足背侧，第 1、2 趾间，趾蹼缘后方赤白肉际处。

功用：清肝泻火。

主治：急躁易怒、头痛、失眠、痛经、崩漏、面色晦暗、痤疮、黧黑斑、狐臭、足部保健。

操作：直刺 0.5 ～ 0.8 寸；可灸。

2. 太冲（输穴，原穴）

定位：在足背侧，第 1、2 跖骨结合部前方凹陷中。

功用：清肝明目，祛斑。

应用：黄褐斑、慢性湿疹、各种眼疾、前阴瘙痒疼痛、头痛、眩晕、月经不调、胸胁胀痛、心烦失眠、足部保健。

操作：直刺 0.5 ～ 0.8 寸；可灸。

3. 章门（脾的募穴、八会穴之脏会）

定位：侧腹部，当第 11 肋游离端的下方。

功用：疏肝理气。

应用：黄褐斑、消瘦、肥胖症、黄疸、胸胁胀满、腹胀、呃逆、胃神经官能症。

操作：直刺 0.8 ～ 1 寸；可灸。

4. 期门（肝的募穴）

定位：胸部，当乳头直下，第 6 肋间隙，前正中线旁开 4 寸。

功用：疏肝理气，丰胸。

应用：黄褐斑、消瘦、女性胸部扁平、胸胁胀满、呃逆、胃神经官能症、乳腺炎。

操作：斜刺 0.5 ～ 0.8 寸；可灸。

十三、督脉

（一）经脉循行

督脉起于小腹内胞宫，下出会阴部，向后行于腰背正中至尾骶部，沿脊柱上行，经颈项后部进入脑内，沿头部正中线，上行至巅顶，经前额下行至鼻尖，过人中，至上齿正中。

（二）主治概要

本经腧穴主要治疗神志病、热病、腰骶、脊背、头项等局部病证及相应的内脏病证。

（三）常用美容腧穴

1. 腰阳关

定位：腰部，当后正中线上，第 4 腰椎棘突下凹陷中。

功用：补益阳气，强壮腰肾。

应用：局部脂肪堆积、肾虚引起的损容性疾病、月经不调、阳痿、遗精、腰背及下肢痛。

操作：直刺 0.5 ～ 1 寸；可灸。

2. 命门

定位：后正中线上，第 2 腰椎棘突下凹陷中。

功用：固精壮阳，培元补肾。

应用：肾阳虚衰引起的腰膝酸软、夜尿频多、精神不振、阳痿早泄、畏寒肢冷、面色㿠白、毛发稀疏、月经不调、白带多。

操作：直刺 0.5 ～ 1 寸；可灸。

3. 大椎

定位：后正中线上，第 7 颈椎棘突下凹陷中。

功用：清热解毒，温经通阳。

应用：颈肩综合征、头项强痛、痤疮、脂溢性皮炎、荨麻疹、头部保健。

操作：斜刺 0.5 ～ 1 寸，或刺络拔罐；可灸。

4. 风府

定位：后发际正中直上 1 寸，枕外隆凸直下，两侧斜方肌之间的凹陷处（图

3-26）。

功用：祛风清热。

应用：头项部神经肌肉痛、烦躁不安、咽喉肿痛、失音、头部保健按摩。

操作：伏坐位，头微前倾，朝下颌方向缓慢刺入 0.5 ～ 1 寸，针尖不可向上，以免刺入枕骨大孔，误伤延髓；不灸。

5. 百会

定位：在头部，前发际正中直上 5 寸，或两耳尖连线中点处。

功用：升阳固脱，开窍安神。

应用：清阳不升、中气下陷引起的面色不华、形体消瘦、皮肤干燥、眩晕健忘、久泄久痢、内脏下垂，头部保健按摩。

操作：平刺 0.5 ～ 0.8 寸；可灸。

6. 神庭

定位：在头部，前发际正中直上 0.5 寸。

功用：安神定志，宁心通窍。

应用：头痛、眩晕、失眠、记忆力减退、神经衰弱、头部保健按摩。

操作：平刺 0.5 ～ 0.8 寸；可灸。

7. 素髎

定位：面部，当鼻尖的正中央。

功用：泄热开窍，回阳救逆。

应用：酒渣鼻、休克、低血压、心动过缓。

操作：向上斜刺 0.3 ～ 0.5 寸，或点刺出血；一般不灸。

8. 水沟

定位：在面部，人中沟上 1/3 与中 1/3 交点处。

功用：清热通窍，通经活络。

应用：面瘫、面肌痉挛、口臭、牙痛、口周皱纹、虚脱、面部美容保健。

操作：向上斜刺 0.3 ～ 0.5 寸，或用指掐；不灸。

十四、任脉

（一）经脉循行

起于小腹内胞宫，下出会阴毛部，经阴阜，沿腹部正中线向上，到达咽喉部，再上行到达下唇内，左右分行，环绕口唇，交会于督脉，再分别通过鼻翼两旁，上至眼眶下，交于足阳明经。

（二）主治概要

本经腧穴主要治疗腹、胸、颈、头面的局部病证及相应的内脏器官疾病，少数腧穴有强壮作用或可治疗神志病。

（三）常用美容腧穴

1. 中极（膀胱的募穴）

定位：下腹部，前正中线上，当脐下 4 寸。

功用：活血除湿。

应用：保健美容要穴之一，用于肥胖症、阴囊湿疹、外阴瘙痒、遗精、遗尿、月经不调、功能性子宫出血、痛经、带下。

操作：直刺 0.5～1 寸，需在排尿后进行针刺，孕妇禁针；可灸。

2. 关元（小肠的募穴）

定位：在下腹部，前正中线上，当脐中下 3 寸。

功用：培元固本，养颜防衰。

应用：强壮保健要穴，用于身体虚弱、面色无华、色斑、皮肤干燥、失眠、神经衰弱、月经不调、带下。

操作：直刺 0.5～1 寸，排尿后进针；宜灸。

3. 气海

定位：在下腹部，前正中线上，当脐下 1.5 寸。

功用：升阳益气，调气润肤。

应用：强壮保健要穴，用于身体虚弱、面色无华、色斑、皮肤干燥、脱发、肥胖、失眠、神经衰弱、月经不调、带下。

操作：直刺 0.8～1.2 寸；可灸。孕妇慎用。

4. 神阙

定位：在前正中线上，脐中。

功用：温阳健脾，祛疹润面。

应用：保健美容要穴之一，用于肥胖、消瘦、面色无华、早衰、黄褐斑、脱肛、心烦、失眠、腹泻、便秘。

操作：禁针；宜灸。

5. 中脘（胃募穴，八会穴之腑会）

定位：在上腹部，前正中线上，脐中上 4 寸。

功用：调理脾胃。

应用：保健美容要穴之一，用于各种胃肠疾病、肥胖、消瘦、心烦、失眠、腹泻、便秘。

操作：直刺 0.5～1 寸；可灸。

6. 膻中（心包募穴，八会穴之气会）

定位：胸部，前正中线上，平第 4 肋间隙。

功用：调气益气，通络健乳。

应用：保健美容要穴之一，用于黄褐斑、乳腺炎、产后乳汁少、呃逆、哮喘、心悸、咽部异物感、健胸丰乳。

操作：平刺 0.3 ～ 0.5 寸；可灸。

7. 承浆

定位：在面部，颏唇沟正中凹陷处。

功用：祛风通络美颜。

应用：口舌生疮、面瘫、齿痛、面部美容保健按摩。

操作：斜刺 0.3 ～ 0.5 寸；可灸。

（黄昕红）

第二节　针灸美容保健

　　针灸美容，是从中医学的整体观念出发，运用针刺、艾灸或拔罐等方法，通过对经络腧穴的刺激，调和气血、消肿散结、调整脏腑，从而达到防病强身、美容养颜、延缓衰老的一种方法。它是中医美容的重要组成部分，具有操作简单、应用方便、疗效显著、经济安全、适应证广等优点，为人们所普遍接受，已经成为中医美容保健重要手段之一。

一、针刺美容

（一）针刺美容作用原理

1. 疏通经络

　　各种致病因素均可致经气运行失常，以及脏腑功能失调，从而引发多种病证。针刺则可以激发经气，加强气血运行，使痹阻壅滞的经络疏通，达到防病保健的目的。

2. 扶正祛邪

　　扶正，即扶助正气，提高人体抗病能力；祛邪，即消除病邪，消除致病因素的影响。疾病的发生与体内正气及致病邪气的盛衰有密切的关系，是正气与邪气相互斗争的过程。正能胜邪，则邪退病愈；正不敌邪，则疾病趋于恶化。针刺能激发并振奋人体的调节能力和防御能力。针用补法，可使功能低下的经络、脏腑组织振奋；针用泻法，能使外邪得以驱除。

3. 调和阴阳

　　阴阳失调是一切疾病发生的根本原因。根据证候的表、里、寒、热、虚、实属性，配伍适当的腧穴，使用恰当的针刺补泻手法，可调节阴阳的偏盛偏衰，使人体恢复至阴平阳秘的状态。

（二）操作方法

1. 毫针法

　　毫针刺法在保健美容中使用最为广泛。常用毫针多为 28 ～ 30 号（0.38 ～ 0.32mm）的 1 ～ 3 寸（25 ～ 75mm）针。面部多选用 32 ～ 36 号（0.28 ～ 0.20mm），0.5 ～ 1.5

寸（15～40mm）毫针。

（1）行针手法

1）提插法：将针刺入腧穴一定深度后，行上提下插纵向运动的手法，将针反复由浅层插入深层，再由深层提至浅层。

2）捻转法：将针刺入腧穴一定深度后，行向前向后来回旋转的手法。注意不能单向捻转，避免肌纤维缠绕引起局部疼痛及滞针。

（2）行针辅助手法　是除行针的基本手法即提插法和捻转法之外，促使针后得气和加强针感的操作手法，美容常用弹法和刮法。

1）弹法：是用手指轻弹针柄或针尾，以增强针感。

2）刮法：是用食指或中指的指甲，自下而上刮动针柄，以促使得气。

（3）注意事项　①患者应采取舒适自然的体位，进针后不可随便变动体位，避免弯针、滞针及针身折断。②过饥、过劳、情绪激动者及皮肤感染、溃疡或肿瘤部位均不宜针刺。③若遇晕针，应迅速拔针，使患者取头低脚高位，服温水或糖盐水，严重者掐人中，灸气海、关元。④妇女于孕期和经期不宜针刺腹部、腰骶部腧穴及三阴交、合谷、至阴、昆仑等通经活血的穴位。

2. 三棱针法

三棱针法是用三棱针刺破患者身体上的一定穴位或浅表血络，放出少量血液，以防治疾病的方法。此法具有开窍泻热、活血消肿的作用。

（1）针具　三棱针是用于点刺放血的针具，一般由不锈钢制成，针长约6cm，针柄较粗，呈圆柱形，针身呈三棱形，尖端三面有刃，针尖锋利。

（2）针刺方法　三棱针刺法一般分为点刺法、散刺法、刺络法三种。

1）点刺法：左手拇食中三指捏紧被刺部位或穴位，用右手拇指食指捏住针柄，中指指腹紧靠于针身的下端，针尖露出3～5mm，对准针刺的穴位或者部位，刺入1～2mm，立即将针迅速退出，轻轻挤压针孔周围，使其出血少许后，再用消毒棉球按压针孔。此法多用于指趾末端穴位，如十宣、十二井穴或头面部的太阳、耳尖等。

2）散刺法：是对病变局部及四周进行点刺的一种方法，根据病变部位的大小不同，可刺10～20针，由病变外缘环形向中心点刺，以促使瘀血或水肿得以排除，达到去瘀生新、通经活络的目的。此法多用于局部瘀血、血肿或水肿、顽癣等。

3）刺络法：先用橡皮管或带子结扎在针刺部位上端（近心端），而后迅速消毒。针刺时，左手拇指压在被刺部位下端，右手持三棱针，对准被刺部位的静脉，刺入脉中0.5～1mm，并将针迅速退出，使其流出少量血液，然后解开橡皮管。出血停止后，再用消毒棉球按压针孔。此法多用于腘肘窝处静脉放血，如尺泽、委中等。

（3）注意事项　①无菌操作，以防感染。②点刺、散刺时，手法宜轻、快、浅。③泻血法出血一般不宜过多，注意切勿伤及深部大动脉。④虚证、妇女产后、有自发性出血倾向者，均不宜使用本法。

3. 皮肤针法

皮肤针法是用多支短针来叩刺人体一定部位或穴位，以疏通经络、调和气血，从而防治疾病、保健美容的一种针刺方法。

（1）针具　皮肤针是针头呈小锤形的一种针具，一般针柄长 15 ～ 19cm，一端附有莲蓬状的针盘，下边散在镶嵌着不锈钢短针。根据所用针具数目多少的不同，又分别称之为梅花针（五支针）、七星针（七支针）、罗汉针（十八支针）。

（2）针刺方法　右手握针柄，用无名指、小指将针柄末端固定于小鱼际，针柄末端露出手掌后 2 ～ 5cm，以拇指与中指夹持针柄，食指置于针柄中段上方。

（3）注意事项　①注意检查针具，当发现针尖有倒钩或缺损、针锋参差不齐者，须及时修理，或弃之不用。②针具和针刺局部皮肤均应消毒。③局部皮肤有创伤和溃疡者，不宜使用本法。

二、灸法美容

灸法是指用艾绒制成的艾炷或艾条于穴位上熏灼，借助温热的刺激作用以防治疾病，美容保健的方法。

（一）灸法美容作用

灸法具有温经通络、祛风散寒、行气活血、温中补气、防病保健的作用，多用于防治虚寒性损容性疾病及美容养生保健。

（二）操作方法

1. 艾炷直接灸

将艾炷放在皮肤上直接施灸的方法，称为直接灸。根据灸后有无化脓，其分为化脓灸和非化脓灸。在进行美容保健时，一般采用非化脓灸法。

操作时，首先在施灸的穴位处涂以少量的凡士林或葱、蒜汁，以增强黏附和刺激作用。再将艾炷放上点燃，当艾炷燃烧剩下 1/3 或患者感到灼痛时，即用镊子将艾炷夹去，更换艾炷再灸，一般连续灸 3 ～ 7 壮，以局部皮肤出现潮红充血为度。本法适用于虚寒性病证。

2. 艾炷间接灸

艾炷间接灸是指在艾炷下垫一层间隔物，放在穴位上施灸的方法，称为间接灸。根据隔物的不同，可分为隔姜灸、隔蒜灸、隔盐灸与隔附子饼灸等。其火力温和，又具有艾灸和药物的双重作用，适用于慢性疾病、疮疡、阳虚证等。

3. 艾条灸

艾条灸分为温和灸、回旋灸和雀啄灸。

（1）温和灸　将艾条的一端点燃，对准应灸的部位，距皮肤 2 ～ 3cm，进行熏灸，使局部有温热感而无灼痛为宜，一般每穴灸 10 ～ 15 分钟，至皮肤红晕为度。

（2）雀啄灸　施灸时，艾条像鸟雀啄食一样，一上一下地移动。

（3）回旋灸　施灸时，艾条均匀地向上下左右或反复旋转移动施灸。

4. 温针灸

温针灸是将针刺与艾灸相结合的一种方法。适用于既需要留针又适宜用艾灸的情况。操作时，首先将针刺入腧穴使其得气，再给予适当补泻手法而留针，然后将纯净细软的艾绒捏在针尾上，也可用一段长约 2cm 的艾条插在针柄上，点燃施灸。待艾绒或艾条燃烧完毕后除去灰烬，将针取出。

（三）注意事项

灸法虽可温阳但亦能伤阴，临床上凡属阴虚阳亢、热毒炽盛及邪实内闭等证，应慎用灸法；颜面五官及大血管分布部位不宜直接灸；妊娠期妇女的腹部及腰骶部不宜施灸；注意安全，避免烫伤皮肤，烧损衣物。

三、拔罐美容

拔罐法，是一种以罐为工具，采用各种方法排去罐内的空气产生负压，使其吸附于皮肤上造成局部瘀血，以防治疾病的一种疗法。

（一）拔罐美容作用原理

拔罐疗法是传统中医常用的一种治疗疾病的方法，这种疗法可以逐寒祛湿、疏通经络、祛除瘀滞、行气活血、消肿止痛、拔毒泻热，具有调整人体的阴阳平衡、解除疲劳、增强体质的功能，从而达到扶正祛邪、防治疾病的目的。

（二）操作方法

1. 罐的种类
常用的有竹罐、陶罐、玻璃罐和抽气罐。

2. 吸拔的方法
常用的吸拔方法有闪火法与抽气法。

（1）闪火法　利用燃烧时火焰的热力，排除空气，使罐内形成负压，令其吸附在皮肤上，临床较为常用。操作时，用镊子夹起 95% 酒精棉球，点燃后往罐底一闪，迅速撤出，立即将火罐扣在应拔的部位上，此时罐内已成负压即可吸住。其优点在于，当闪动酒精棉球时，火焰已离开火罐，罐内无火，可避免烫伤。

（2）抽气法　用抽气筒套在塑料罐的活塞上，将空气抽出，即能吸拔；也可采用可调式磁疗拔罐器，只用旋转罐外的旋罩，便可形成负压，而且还可以根据具体情况调节负压大小。

3. 拔罐法的运用
（1）闪罐　罐拔上后，立即取下，反复吸拔多次，至皮肤潮红为度。闪罐适用于局部皮肤麻木或者功能减退的虚证。

（2）留罐　拔罐后，一般留置 5～15 分钟，当施术部位局部充血时，将罐取下。若罐口大，吸拔的力量强，则应适当减少留罐时间。若在夏季及肌肤浅薄处，留罐的时间也不宜过长，以防损伤皮肤。

（3）**走罐**　又称推罐，一般用于腰背、大腿等面积较大，肌肉丰富的部位，选用口径较大、罐口平滑的玻璃罐，先在施术部位皮肤上涂上凡士林等润滑剂，罐吸上之后，以手握住罐底稍向后倾斜，慢慢向前推动，这样在皮肤表面上下或左右来回推拉移动数次，至皮肤潮红为度。

（4）**留针拔罐法**　先在腧穴上进行针刺，得气后，将针留在原处，再以针刺处为中心，拔上火罐。若与药罐结合，称为"针药罐"，多用于风湿证。

（5）**刺血拔罐法**　又称为刺络拔罐法，操作时，首先按病变部位的大小和出血要求，用三棱针或皮肤针点刺出血，然后拔以火罐，可以增强刺血法的效果。刺血拔罐法适用于各种急慢性软组织损伤、皮肤瘙痒症、丹毒、神经性皮炎、神经衰弱等。

4. 起罐方法

左手轻按罐子，向左侧倾斜，右手按在罐口的肌肉处，使罐内进入空气，吸力消失，火罐会自然脱落。切忌施用暴力硬拔，造成皮肤、肌肉的损伤或疼痛。

5. 注意事项

（1）空腹、饱腹均不宜操作；高热、抽搐、痉挛等，皮肤过敏或溃疡破损处，肌肉瘦削或骨骼凹凸不平及毛发多的部位不宜应用；孕妇腰骶部及腹部均须慎用。

（2）如果起罐后出现小泡，消毒后用针刺破排出液体，碘伏消毒，以免感染。

（3）拔罐过程中，若感到头晕、心悸、脉搏变弱，应迅速取下火罐，饮一些温水，一般能够缓解。

第三节　推拿美容保健

推拿美容保健，是美容保健最常用的一种方法。它以经络理论为指导，将推拿手法作用于体表的经络与腧穴，以协调阴阳、调畅气血、调整脏腑、改善局部血液循环、促进新陈代谢，最终达到防病保健目的。推拿美容保健手法主要包括美容推拿基本手法和脏腑保健常规手法两大类。

一、美容推拿的基本手法

（一）㨰法

操作：以小指掌指关节背侧吸附于体表施术部位，以肘关节为支点，前臂主动做旋转运动，带动腕关节做屈伸运动，使小鱼际和手背尺侧在施术部位上进行连续不断地㨰动。

应用：温经通络，舒筋活血，滑利关节，解痉止痛。㨰法适用于身体肌肉较丰厚的部位，如颈部、肩背部、腰骶部、臀部、四肢部等，主要用于风湿疼痛、关节不利、肢体麻木、瘫痪及软组织损伤引起的运动功能障碍疾病。㨰法是常用的保健推拿手法之一。

（二）一指禅推法

操作：用拇指螺纹面或指端或拇指桡侧偏峰着力，其余四指自然屈曲呈半握拳状，沉肩、垂肘、悬腕、指实、掌虚，前臂主运动，带动腕关节有节律的左右摆动，使拇指产生的力轻重交替、持续不断地作用于治疗部位或穴位上。操作时要求肩部自然放松，不要耸肩，不要外展；肘关节自然下垂，不可高于腕关节；腕关节自然屈曲。

应用：理气活血，通经止痛，祛瘀消肿。一指禅推法适用于全身各部位，尤其是经络和腧穴。一指禅推法主要用于头痛、胃脘痛、风湿痹痛、筋肉拘急等。

（三）揉法

操作：用指腹或手掌着力于体表施术部位或穴位上，以肘关节为支点，前臂做主动运动，通过腕关节使手指螺纹面做轻柔和缓的节律性环旋运动，并带动皮肤深层组织运动。操作时腕部放松，揉动时需要蓄力于指或掌，吸定操作部位。

应用：温经理气，缓急止痛。揉法适用范围较广，头面、胸胁部位皆可应用，主要用于头痛、脘腹痛及软组织损伤等。

（四）摩法

操作：用手指螺纹面或手掌贴附于体表施术部位作有节律的环形或直线往返摩动。操作时肘微屈，腕部放松，以肘关节为支点，前臂主运动，使指面随同腕关节来完成，动作宜轻缓柔和。

应用：理气消积，温经散寒。摩法适用于胸腹及胁肋部，主要治疗胃脘痛、胸胁胀满、消化不良、腹泻、便秘等。

（五）擦法

操作：擦法是用手掌、大鱼际或小鱼际着力于体表施术部位，进行直线往返快速擦动，或上下，或左右，不可歪斜。动作稍快，用力要均匀。操作应产生温热渗透感。

应用：运用擦法能使局部产生温热感。擦法具有舒筋活络、理气止痛、消瘀退肿、健脾和胃、祛风散寒等作用，主要用于胃脘痛、消化不良、腰背酸痛、肢体麻木及软组织损伤等。

（六）推法

操作：用指腹、指端、单掌、双掌或肘尖部紧贴患者皮肤向前直推，也可顺着筋肉结构形态而推之。

应用：活血通络，散瘀消肿，解痉止痛。指推法多用于头面、颈项及肢体远端；掌推法适用于胸腹、腰背及四肢等；肘推法的刺激性较强，用于肌肉丰厚、形体肥胖或感觉迟钝的患者。

（七）搓法

操作：用双手掌面对称性地夹住肢体的一定部位，以肘关节和肩关节为支点，前臂与上臂主动施力，做相反方向快速搓动，同时上下往返移动。操作时搓动要快，移动要慢，用力均匀，不得停顿。

应用：本法具有疏肝理气、开郁散结、舒筋活络、消除疲劳、调和气血的作用，主要用于臂痛、腰背痛及胸胁痛等。

（八）抹法

操作：抹法是用拇指指腹贴附于皮肤，轻柔和缓地作上下或左右移动，操作时不要带动深部组织。

应用：抹法有醒脑明目、镇静开窍等作用，适用于头面和颈项保健及头痛、头晕、失眠、面瘫等。

（九）按法

操作：用拇指指端或指腹按压体表，为指按法。用单掌或双掌，亦可用双掌重叠按压体表，称为掌按法。按法操作时用力要由轻到重，不要使用暴力猛然按压。

应用：按法常与揉法结合应用，组成复合手法"按揉法"。指按法适用于全身各部穴位；掌按法多用于腰背和腹部。本法具有放松肌肉、开通闭塞、活血止痛之功效。

（十）点法

操作：拇指点是用拇指指端点压体表。屈指点可以屈拇指，用拇指指间关节桡侧点压体表，也可以屈食指，用食指近端指间关节点压体表。

应用：本法刺激很强，使用时要视患者的具体情况和操作部位酌情用力。点法多用于肌肉较薄的骨缝处，具有开通闭塞、活血止痛、调整脏腑的作用。

（十一）拿法

操作：以拇指和其余手指的指面相对用力，对肢体或肌肉进行轻重交替、连续不断有节奏的提捏，并施以揉动。操作时，用力应当由轻而重，不可突然用力，动作要和缓而有连贯性。

应用：常用于头项、肩颈及四肢等部位。拿法具有祛风散寒、开窍止痛、舒筋通络、消除疲劳等作用。

（十二）拍法

操作：用虚掌拍打体表，称为拍法。操作时手指自然并拢，掌指关节微屈，拍打患部，平稳而有节奏。

应用：拍法适用于肩背、腰臀及下肢部。对风湿酸痛、局部感觉迟钝或肌肉痉挛等症常用本法配合其他手法治疗，具有舒筋通络，行气活血的作用。

（十三）击法

操作：用拳背、掌根、掌侧小鱼际、指尖或桑枝棒叩击体表。

应用：本法具有舒筋活络、调气和血、缓解痉挛的作用，主要用于颈腰椎疾患引起的肢体麻木酸痛、风湿痹痛、肌肉萎缩等。

二、脏腑保健的常规手法

（一）旋摩百会法

操作：用掌根部以顺时针方向摩百会 3 分钟。

应用：眩晕、头痛、失眠、内脏下垂、脱肛等。

（二）推脾运胃法

操作：医者以左手掌指于上腹部自鸠尾始，经过巨阙、幽门，至期门推而运之，称为推脾。然后交至右手，右手掌循胃脘部呈钩形运而抹之，称为运胃。本法操作时用力要均匀和缓、持续连贯，推而不滞、运而不浮。

应用：脾胃虚弱、消化不良、脘腹胀满疼痛等。

（三）掌摩上腹法

操作：术者以一手掌面置于上腹部，顺时针方向环形摩动 3 ～ 5 分钟。

应用：脾胃虚弱、消化不良、脘腹胀满疼痛等。

（四）推侧腹法

操作：术者以两手拇指掌侧对置于腹部左或右的腹哀、京门穴处，其余两手四指分置于两侧，缓慢着力下推，经大横、天枢、腹结、外陵，至归来穴处止，反复推动 3 ～ 5 分钟。

应用：腹胀腹痛、头胀头痛、泄泻便秘等。

（五）擦脾法

操作：仰卧位，左手掌指于上腹部自鸠尾始，经过巨阙、幽门，至期门做擦法。

应用：消化不良，脘腹胀满疼痛。

（六）摩全腹法

操作：术者以一手或两手掌面，顺时针方向先于脐部轻摩 1 ～ 3 分钟，然后以脐为中心，范围逐渐扩大，直至摩遍全腹，至结束时再逐渐缩小摩动范围，最后归于脐部，操作时间 5 ～ 7 分钟。

应用：腹胀腹痛、头昏重疼痛、胁肋胀痛、便秘、腹泻等。

（七）推结肠法

操作：术者双手食、中、无名、小指并拢，交替依次沿升结肠、横结肠、降结肠方向推动 10 ～ 20 次。

应用：腹胀腹痛、便秘等。

（八）一指禅推三脘法

操作：术者以一手拇指端置于上腹部的上脘穴处，以一指禅推法，从上脘经中脘至下脘穴止，反复操作 5 ～ 7 分钟。

应用：胃脘痛、上腹部胀满、食少纳呆等脾胃虚弱之症。

（九）旋揉神阙法

操作：以单手拇指螺纹面或掌心着力于神阙穴，顺时针旋而揉之，持续操作 3 ～ 5 分钟。

应用：食积、腹泻、脱肛、脐周腹痛、腹冷痛、腹胀、久泻久痢等。

（十）叠掌运颤法

操作：术者双掌交叉重叠置于腹部，运用内劲使双掌运而颤之，可连续操作 5 分钟。本法操作过程中，患者自觉治疗部位有温热渗透感，常可闻及肠鸣声。

应用：消化不良、腹胀腹痛、便秘等。

（十一）掌压胁肋法

操作：两手掌分别置于腋下的渊腋、大包穴处，随患者呼吸做颤动按压，即于呼气时双手掌下按并施以颤动，吸气时双掌放松，反复操作 2 ～ 5 分钟。

应用：胸中憋闷、呃逆、头昏目眩等。

（十二）按揉下腹法

操作：以一手的掌根部置于脐下，由上至下按揉任脉和肾经，至曲骨穴为止，大约 3 分钟。

应用：小腹疼痛、腰骶部疼痛、月经不调等。

（十三）掌振小腹法

操作：用手掌掌面着力于脐下小腹部，前臂和手部静止性用力，持续振动 1 ～ 2 分钟，以产生温热感和疏松感为佳。

应用：肠痉挛、痛经、月经不调等。

（十四）揉腰眼法

操作：腰眼在腰两旁微陷处。俯卧，于第 4 腰椎棘突下旁开 3.5 寸之凹陷中取穴。用拳面关节突起部或掌根部持续揉腰眼 3～5 分钟。

应用：腰冷痛、腰肌劳损、月经不调等。

（十五）横擦腰骶法

操作：单掌或双掌交叉重叠，横擦命门 2 分钟；再横擦八髎 2 分钟。

应用：：肾阳虚、腰冷痛、腰肌劳损、月经不调等。

第四节　刮痧美容保健

一、刮痧的定义

刮痧疗法是在中医理论指导下，以经络学说为基础，利用边缘光滑的刮板在人体体表特定部位（皮部、经络、腧穴）施以各种刮拭手法，使皮肤出现局部发热或鲜红、暗红、紫红及青黑色斑点或斑片，以疏通经络、调畅气血、调理脏腑的一种简便易行的外治方法。

二、刮痧美容的作用及适用范围

（一）刮痧美容作用

刮痧施术的部位主要是经络、腧穴、经筋和皮部。刮痧主要有两方面的作用。

1. 局部作用

通过调畅局部气血，改善微循环，促进皮肤新陈代谢，起到调整肤色、舒缓皱纹、淡化色斑、保健美肤的作用。

2. 整体作用

通过疏通经络，调理脏腑，以内养外，标本兼治，达到延衰驻颜、防病保健的作用。

（二）适用范围

一是亚健康状态的调理；二是正常皮肤的维护；三是问题性皮肤的调养，如黑眼圈、眼袋、皱纹、皮肤干燥、毛孔粗大和黄褐斑等。

三、刮痧的器具

（一）刮痧板

刮痧板是刮痧的主要工具，目前常用的刮痧板有水牛角制品，也有玉制品。

水牛角具有清热、解毒、化瘀、消肿的作用。经过加工制作成刮痧板后，光滑坚韧，皮肤感觉舒适，是刮痧操作最为理想而实用的工具。玉石具有镇惊、安神、润肤的特性，多用于面部刮痧、夏季刮痧或在浴室中进行刮痧。水牛角及玉质刮痧板都有助于行气活血，疏经通络，无毒副作用。

刮痧板一般为长方形，边缘光滑，四角钝圆。刮痧板的两个长边，一边略厚，一边略薄。凹陷的厚面适合于按摩保健刮痧，薄面用于人体平坦部位的治疗刮痧，刮痧板的角则适合于人体小部位或凹陷部位刮拭。

刮拭完毕后，可用肥皂水洗净擦干刮痧板或以酒精擦拭消毒。最好专人专板使用，以避免交叉感染。若水牛角刮板长时间暴露在干燥的空气中，或长时间置于潮湿之地，或浸泡在水中，都可能发生裂纹，影响使用寿命。所以，刮痧板洗净后应当立即擦干，最好放在塑料袋或皮套内保存。在保存时玉板，要避免磕碰。

（二）介质

在刮痧过程中，需要选用介质作为润滑剂，以保护皮肤，便于操作，增强疗效。临床上，常用的刮痧介质有如下。

1. 固体类
固体类刮痧介质主要有凡士林、滋润乳霜、滑石粉等。

2. 液体类
液体类刮痧介质主要有清水、乳液、芳香精油、植物油等，此外还有由药物如红花、当归、川芎、乳香、没药等制成的专门用于治疗的刮痧油。

四、操作方法

（一）持板方法

用手握住刮板，刮板的底边横靠在掌心，拇指与其余四指均弯曲，分别放在刮板的两侧。

（二）刮拭方法

1. 面刮法
面刮法是以刮痧板的长边或短边接触皮肤，使刮拭具有一定面积的刮拭方法。它是刮痧中最常用、最基本的刮拭方法。操作时刮痧板向刮拭的方向倾斜30°～60°，以45°为宜，刮拭的方向应自上而下或从内到外，向同一方向刮拭，不要来回刮。面刮法适用于身体比较平坦的部位，如躯干、四肢、面颊等。

2. 角刮法
角刮法包括单角刮法和双角刮法两种。单角刮法是用刮痧板的一个角部进行刮拭的方法，操作时自上而下刮拭，刮痧板向刮拭的方向倾斜45°，适用于全身所有穴位；双角刮法是用刮痧板凹槽处的两角部进行刮拭的方法，操作时刮痧板向下倾斜45°，以刮痧板凹槽部位对准人体凸起部位，自上而下刮拭。角刮法适用于身体凸起部位，如脊椎棘突、鼻梁等。

3. 点按法

点按法是用刮痧板的单角部进行点按的一种方法。刮痧板角部与穴位呈 90°，向下按压，由轻到重，逐渐加力，片刻后迅速抬起，使肌肉复原，多次重复，手法连贯。点按法适用于无骨骼的软组织处和骨骼缝隙、凹陷部位，如人中穴、膝眼穴。

4. 厉刮法

厉刮法是以刮痧板角部做短距离（约 1 寸长）前后或左右摩擦刮拭的方法。操作时刮痧板不离开皮肤，与施术部位呈 90°。厉刮法适用于全身所有穴位。

5. 按揉法

按揉法包括平面按揉法和垂直按揉法两种。平面按揉法是指用刮痧板角部的平面做柔和、缓慢的旋转运动的方法。操作时刮痧板角部的平面小于 20° 按压在穴位上，始终不离开所接触的皮肤，适用于对脏腑有强壮作用的穴位，如合谷、足三里、内关等。垂直按揉法是以刮痧板角部垂直按压在皮肤上做柔和慢速按揉的刮拭方法。操作时刮痧板不离开所接触的皮肤，并且与皮肤呈 90°。按揉法适用于全身所有穴位。

6. 拍打法

拍打法是以刮板一端的平面拍打体表经穴的方法。多用于四肢，特别是肘窝和腘窝。拍打法适用于四肢疼痛、麻木及心肺疾病。

五、注意事项

（一）刮痧的顺序与方向

一般情况下，刮痧的顺序要遵循先上后下，先背腰后胸腹，先躯干后四肢的顺序。可先刮拭头面部、颈项部，再刮拭肩部、背部，然后是胸部、腹部，最后刮拭四肢。急症可根据病情决定刮拭顺序。

刮拭的方向一般是背部和四肢从上向下刮，面部、胸部从内向外刮。

（二）刮痧步骤

1. 选择工具

选择工具时要注意刮痧板是否厚薄适中，边缘是否光滑钝圆。仔细检查其边缘有否裂纹及粗糙处，以免刮伤皮肤。

2. 解释说明

首次刮痧时，应先向患者介绍刮痧的一般常识，对精神紧张或疼痛敏感者更应做好安抚解释工作，以取得患者的积极配合。

3. 选择体位

选择既能充分暴露所刮部位，又能使患者感到舒适、可以持久配合的体位。采取坐位时，最好选择有靠背的椅子。刮拭背、腰部，应面向椅背骑坐或侧坐，使身体有所依靠；刮拭胸、腹、上肢及下肢前侧，取仰卧位或正坐位；刮拭下肢后侧，取双手扶椅背的站姿或俯卧位；病情重或体弱的虚证患者，可根据所刮部位的需要，选择仰卧、俯卧或侧卧位。

4. 涂刮痧介质

充分暴露所刮拭的部位，在刮拭的经络腧穴处涂抹刮痧润滑剂。如使用固体状润滑剂，可涂抹于被刮拭部位，用刮板涂匀即可。如使用液体状润滑剂则将瓶口朝下，使液体从小孔中自行缓慢滴出，注意避免其顺皮肤流下弄脏衣服。

5. 刮拭

手持刮痧板，先用刮痧板边缘将皮肤上的刮痧油从下向上涂匀，再用刮痧板的边缘，自上而下或由内而外多次向同一方向刮拭。根据体质和病情掌握刮拭的时间和选择合适的手法。刮拭完毕用清洁的纸巾按压在所刮之处，边擦拭残留油渍，边进行按揉，利于毛孔迅速回缩复原。

6. 整理物品

皮肤残留油渍擦干净后，迅速盖好衣被，或将衣服穿好，注意保暖。刮痧治疗结束后，整理物品，清洁环境。

（三）刮痧的时间与疗程

1. 治疗刮痧时间

治疗时间一般在 25 分钟以内，以有利于扶正祛邪，或祛邪而不损正气，每次适宜治疗一种病证。若采用强刺激手法超过 25 分钟时，正气耗伤过多，会出现疲劳反应。刮痧应在饭后 30 分钟以后进行。第一次治疗刮痧完毕，应当等到出痧部位的痧消退后，才能进行第二次治疗。痧消退的时间与患者的体质、病情、出痧部位及刮痧次数直接关系，一般 5 ～ 7 天。为了促进痧的消退，在两次治疗刮痧之间可进行保健刮痧。如需连续治疗，可选其他部位的经络穴位进行刮拭。

2. 保健刮痧时间

保健刮痧不需要出痧，因此力度要轻，时间为 20 ～ 30 分钟。如果不出痧，每天都可以进行。

3. 刮痧的疗程

刮痧疗法属于自然疗法。虽然刮痧板和润滑剂有一定的药用作用，但两者只接触皮肤表面，主要起保护滋润皮肤、疏通经络的作用，实际进入体内的药量微乎其微。因此，刮痧没有严格的疗程。在治疗刮痧时，为便于观察治疗反应及疗效，根据病情的轻重缓急，一般急性病每 2 次治疗为 1 个疗程，慢性病每 4 次治疗为 1 个疗程。

（四）刮痧的反应和处理

1. 正常反应

刮痧后，皮肤毛孔张开，肌肤有发热的感觉。有的治疗部位出现鲜红、暗红、紫红或青黑色散在、密集的斑片状痧，重者皮肤深层可触及大小不一的包块状痧。无论出痧与否，均自觉周身轻松，原有症状减轻。

刮痧治疗半小时左右皮肤表面的痧逐渐融合成片。深部包块样痧慢慢消散，并逐渐由深部向体表扩散。在 12 小时左右，包块样痧表面皮肤逐渐呈青紫色或暗青色。刮痧后 24～48 小时内，出痧的肌肤在触摸时有轻微疼痛感，出痧严重者局部皮肤仍有微微发热感。

痧一般在 5～7 天慢慢消退，快者 2～3 天，慢者可延迟至两周左右。胸背及上肢的痧、浅颜色的痧及皮肤表面的痧消退较快；下肢及腹部的痧、深颜色的痧及皮下深部的痧消退较慢。阴经痧消退慢，阳经痧消退快。免疫功能强者痧消退快，免疫功能弱者痧消退慢。初次刮痧者，痧消退慢，多次刮痧后，痧消退快。

2. 异常反应及处理

（1）疲劳　少数体质虚弱者如刮痧时间过长，24 小时内有疲劳反应。一般不需处理，休息后即可很快恢复正常。体质极虚弱者如刮痧时间过长，刮痧后又不注意避风、保暖，偶尔会出现感冒。

（2）晕刮　是在刮痧过程中出现的晕厥现象。轻者精神疲倦、头晕目眩、面色苍白、恶心欲吐、出冷汗、心慌、四肢发凉；重者血压下降，出现短时间晕厥。晕刮的产生原因主要是被刮者对刮痧缺乏了解，精神过度紧张或对疼痛特别敏感；空腹、熬夜或过度疲劳；刮拭手法较重，时间过长，损伤正气。发生晕刮后，应立即停止原来的刮痧治疗；抚慰被刮者勿紧张，帮助其平卧，注意保暖，饮温开水或糖水；用刮痧板角部点按人中、百会、涌泉、内关、足三里等穴。采取以上措施后，晕刮一般会得到缓解。

（五）刮痧的注意事项

1. 注意避风和保暖

治疗刮痧时应当避风，并注意保暖。室温较低时，应该尽量减少暴露部位；夏季高温时，不要在电扇处或通风口处刮痧。因为刮痧时皮肤毛孔开泄，若遇风寒之邪，邪气可以通过开泄的毛孔直接入里，不仅影响刮痧的疗效，还可能因感受风寒引发新的疾病。

2. 刮痧后饮热水

治疗刮痧使毛孔开泄，邪气外排，也会消耗体内部分津液。故刮痧后饮热水一杯，不仅可以补充消耗的津液，还能加速新陈代谢，促进代谢产物的排出。

3. 刮痧后洗浴的时间

治疗刮痧后，为了避免风寒之邪侵袭人体，须待皮肤毛孔闭合恢复原状后，方可洗浴，通常为刮痧后 3 小时左右。

4. 不必强求出痧

出痧的多少受病情、体质、虚实寒热及室内的温度等多方面因素的影响，一般来说，瘀证者出痧较多，虚证出痧较少；实证、热证比虚证、寒证更容易出痧；肥胖之人或肌肉丰满者不易出痧；与阳经比较，阴经不易出痧；室温较低时，不易出痧。由此可见，出痧的多少与治疗效果不完全成正比，对于不易出痧的病证和部位只要刮拭的方法正确，就能产生疗效，不必强求出痧。

复习思考题

1. 简述腧穴的分类。
2. 简述毫针法的注意事项。
3. 简述艾条灸的分类和操作方法。
4. 一指禅推法的操作要领是什么？
5. 简述刮痧的顺序和方向。
6. 刮痧的基本手法有哪些？

（汤滴微）

第四章　膳食美容保健

【学习要点】

1. 掌握合理膳食的定义、要求及构成。

2. 熟悉食物的性能、配伍及膳食美容保健的原则。

3. 了解各种营养素对美容的影响。

　　膳食可视为含有多种营养素的多种食物的混合体。膳食供给人体各类营养物质，是维持人体生命活动的必要条件。膳食美容保健是以中医理论为指导，采用食物或药食两用的中药，通过日常饮食而达到防病治病、美容保健目的的一种方法。

第一节　食物的性能与配伍

一、食物的一般性能

　　食物的性能，简称食性、食气、食味等，是指食物的性质和功能。中医学早就有"药食同源"之说，许多食物本身也是药物，它们之间并无绝对的分界线，故和药物性能一样，食物的性能也包括性、味、升降浮沉、归经等内容，是认识和使用食物的重要依据，是合理膳食的基础。

（一）食物的性

　　食性是指食物具有寒、热、温、凉、平五种性质。凉性和寒性、温性和热性，作用相似，只是在作用大小方面稍有差别。以常见三百多种食物统计数字来看，平性食物居多，是人们日常生活中普遍适宜的。温热性次之，寒凉性更次之。

　　食物的"性"是从食物作用于人体所发生的反应中概括出来的，一般而言，凡是能够治疗热证的食物，大多数属于寒性或凉性，具有清热泻火、凉血解毒、平肝安神、通利二便等作用，适用于热性病证，但也有损伤人体阳气的副作用；凡是能够治疗寒证的食物，大多数属于温性或热性，有温中散寒、助阳益气、通经活血等作用，适用于寒性病证，但也有助热生火的副作用；若其寒热性质不明显，性质平和，则称为平性，具有平补气血、健脾和胃等功效，无论寒证、热证均可使用，也可供脾胃虚弱者保健之用。从生长的地理位置来看，背阴朝北的食物吸收的湿气重，很少见到阳光，故而性偏寒，如蘑菇、木耳等；而一些生长在高空中的食物或东南方向的食物，如向日葵、栗子等，由于接受光热比较充足，故而性偏热。

（二）食物的味

食物的"五味"就是食物的辛、甘、酸、苦、咸五种味道，另外还有淡味和涩味，但一般习惯把淡味附于甘味，把涩味附于酸味。"五味"即是食物的具体口感味觉，也是食物性质的抽象概念。食物五味的作用与药物五味的作用基本一致，为酸收、苦降、甘补、辛散、咸软等。以常见三百多种食物统计数字来看，甘味食物最多，咸味与酸味次之，辛味更次之，苦味较少。每种食物所具有的味可以是一种，也可以兼有几种。这表明了食物作用的多样性。不同味的食物，其功效各异。

酸、涩味：入肝，有敛汗、止泻、涩精等作用。此类食物可以增加胃液酸度，抑制病原体的繁殖，有利于促进食欲、消化食物和防止消化道感染，有收湿敛疮之效，常用于皮肤湿疮、烧烫伤等，如梅子、醋、柑橘、石榴等。

甘、淡味：入脾，有补益、和中、缓急止痛的作用。此类食物善于补益气血、滋阴润燥，可使皮肤光滑、鲜嫩、洁白细腻，以达到延缓衰老的目的，常用于血虚脱发、皮肤干裂、面皮皱纹、老年斑等，如甜杏仁、栗子、大枣、饴糖等。淡味附于甘味，常甘淡并称，有利尿除湿作用，常用来治疗肥胖等疾患，如赤小豆、薏苡仁、冬瓜、黄瓜等。

苦味：入心，有清热、泻火、止咳平喘、燥湿的作用。此类食物能消炎、抗菌，钙、镁含量较高，多用于头疮、疥癣等外表疾病，如苦瓜、青果、蒲公英等。

辛味：入肺，包括芳香、辛辣味，有发汗解表、行气、活血、化湿、开胃等作用。此类食物主要适用于头面、五官、肌肤等上焦或体表之证，如生姜、葱、蒜等。

咸味：入肾，有软坚、散结、泻下、滋阴的作用。此类食物中的钾、钠氧化物、溴化物及碘化物含量较高，常用来治疗结节性疾患，如结节性痤疮，如海带、昆布、鸭肉等。

五味不同，对人体五脏作用也不同，五味和谐，饮食调配恰当，则有助于身体消化吸收，使脏腑、筋脉气血得到滋养，从而有利健康；相反，如果食味过偏，则五脏失调，有损健康。如过量食用酸味，则会引起筋脉挛缩；过量食用甘味，则会出现窒塞、滞气、满闷不适；过量食用苦味，则损伤脾胃阳气，导致滑泻；辛味食物大多发散，过量食用则散气耗津；过量食用咸味则气血凝滞。五脏有病时，饮食更应该克制，如"肝病禁辛、心病禁咸、脾病禁酸、胃病禁甘、肺病禁苦"等。

（三）食物的归经

"归经"是指食物对人体某部分的选择作用，是食物性能的一个主要方面。"归经"把食物的作用范围与人体脏腑经络联系起来，以明确指出其主要是对某经或某脏腑发生明显作用，而对其他经或脏腑作用较小，甚至不发挥作用。因此，食物的归经理论在指导合理饮食、养生和治病中有重要作用。

食物的这种归经理论早在《黄帝内经》中就有论述，如《素问·至真要大论》曰：

"五味入胃，各归所喜，故酸先入肝，苦先入心，甘先入脾，辛先入肺，咸先入肾。久而增气，物化之常也。"这是按五行五脏五味的关联，确定食物的归经。除此之外，还存在五色与五脏的关联，即白色食物入肺经、青色食物入肝经、黑色食物入肾经、黄色食物入脾经、赤色食物入心经等。但食物的色和味往往不统一，色白者未必味辛，如山药色白，但味甘入脾；莲心色青，而味苦入心。因而色和味只能是确定食物归经的一个方面。食物的归经主要还是在长期的实践中，根据食用效果概括确立起来的。

（四）食物的升降浮沉

指食物所具有的升、降、浮、沉四种作用趋向。升降浮沉的作用并不是所有的食物都具有的。此外，还有少数食物具有双向作用，如生姜既能发汗解表，又能降逆止呕。

食物的升降沉浮与其本身的性味和阴阳属性有密切的联系。一般来说，质地轻薄、食性温热、食味辛甘淡的食物，其属性为阳，多具有升浮的作用趋向，如香菜、薄荷能解表而治疗感冒，菊花、绿茶能清利头目而治疗头痛；反之，质地沉实、食性寒凉、食味酸苦咸的食物，其属性为阴，多具有沉降的作用趋向，如西瓜清热而治热病烦渴、冬瓜利尿而治小便不通、乌梅收敛而止泻痢等。在日常食物中，有沉降作用的食物多于有升浮作用的食物。

此外，食物升降浮沉的作用趋向还与食物之间的配伍和烹调有关，如酒炒则升、姜汁炒则散、醋炒则收敛、盐多则下行等。这说明食物升降浮沉的作用在一定的条件下是可以转变的。

二、食物的配伍

食物的配伍是在中医学理论指导下，根据食物的性味归经，在清楚认识人体状态前提下，将两种以上的食物配合运用，以达到增强食物效用和可食性的一种搭配方式。

（一）配伍关系

食物的配伍关系可分为协同和拮抗两方面，协同配伍关系包括"相须"和"相使"，拮抗配伍关系包括"相畏""相杀""相恶"和"相反"。

1. 相须相使

相须，指同类食物相互配伍使用，起到相互加强功效的作用。如菠菜猪肝汤中，菠菜与猪肝均能养肝明目，相互配伍可增强补肝明目之功效；百合炖秋梨，百合与梨共奏清肺热、养肺阴之功效。相使，指以一类食物为主，另一类食物为辅，使主要食物功效得以加强。如治疗类风湿性关节炎的桑枝桑椹酒中，辛散活血通经的酒，加强了桑枝的祛风湿作用；治风寒感冒的姜糖饮中，温中和胃的红糖，增强了生姜温中散寒的功效。

2. 相畏相杀

相畏相杀，即当两种食物同用时，一种食物的毒性或副作用能被另一种食物减轻或消除。在这种相互作用的关系中，前者对后者来说是相畏，而后者对前者来说是相杀。如大蒜可防蘑菇中毒；橄榄可解河豚、鱼、蟹的轻微中毒；蜂蜜、绿豆可解乌头、附子之毒等。

3. 相恶相反

相恶，指一种食物能减弱另一种食物的功效。产生这种配伍关系的食物其性能基本上是相反的，如水产动物多属寒性，烹调时需加葱、姜以解其寒性；食银耳、百合、梨之类养阴生津润燥的食物，同时又食辣椒、生姜、胡椒等，则前者的功能会被减弱；食羊肉、牛肉、狗肉等温补气血的食物，同时又食绿豆、鲜萝卜、西瓜等，前者的温补功能也会减弱。

相反，即两种食物同用时，能产生毒性反应或明显的副作用。如柿子忌茶、白薯忌鸡蛋、蜂蜜忌生葱等。但对食物禁忌目前尚缺少科学论证，有待进一步研究证实。从人们长期饮食经验来看，食物相反的配伍关系极为少见。

总之，在多数情况下，食物通过配伍后，不仅可以增强原有的功效，而且还可能产生新的功效。因此，配伍使用食物较单一的食物有更大的食疗价值。另外，食物配伍还可改善食物的色、香、味、形，增强可食性，提高食欲。这是食物配伍的优越性，也是食物应用的较高形式。

（二）配伍形式

1. 升降并举

指升浮性质食物和沉降性质食物并用，以防止升降过偏之弊。如葱豉汤中多加食盐，以防止葱、豉过于辛温发散之性。

2. 散收同用

补益类食物常调以发散性食物，以防止滋腻之性。如芫爆里脊中的芫荽，可防止猪肉滋腻碍胃之性。

3. 寒热并调

即寒凉性质食物和温热性质食物并用，以防止寒、热过偏之弊。如炒苦瓜佐以少量辛热的辣椒，可防止苦瓜的苦寒过偏之性。

4. 攻补兼施

即泻实祛邪性质食物和补虚扶正性质食物并用，以防止攻邪而伤正之偏。如薏苡粥中添加红枣，即可防止薏苡仁清热利湿过偏之性。

（三）配伍原则

食疗配方不是几种食物简单的相加，而是在中医理论指导下，将两种或两种以上的食物按照一定的原则组合而成的。它与方剂的配方规律相一致，并与烹饪学中的配菜相联系，即必须遵循君、臣、佐、使的配方原则，使配菜中含有主料、辅助料和佐助料。

主料是根据食疗的需要而起主要作用的食物，可由一种或两种以上的食物所组成。如治疗老年性慢性支气管炎的猪肺粥中，猪肺益肺气，薏米健脾气，两者共同发挥补脾益肺之功，均为主料。

辅助料是辅助主料以加强食物的功效或治疗兼症的食物。如治疗肺结核的白木耳鸡蛋羹中，重用白木耳养阴润肺止咳为主料，配用鸡蛋养阴润燥，以增强白木耳的功效，为辅助料。

佐助料是消除主料的毒性或副作用，或调味增色，或引导主、辅料归入人体某脏腑经络的食物。如各种菜肴中常用的姜、葱、黄酒等，能够去膻解腥，是为佐助料。

第二节　食物的营养素与美容的关系

营养素是食物中含有的人体必需的营养物质，包括蛋白质、脂肪、碳水化合物、无机盐、维生素、水及膳食纤维七大类。食物的营养素通过消化道黏膜进入血液而传输于人体各组织器官当中，从而达到美容保健的目的。

一、蛋白质与美容

蛋白质是构成人体细胞的主要成分，是人体不可缺少的物质。它能促进人体生长发育，供给能量，补充代谢的消耗，维持毛细血管正常渗透力，维护皮肤的弹性和韧性，还是人体激素、酶和抗体的重要成分。在正常人体内蛋白质占体重的 16% ～ 19%，含量仅次于水。植物性蛋白质主要来源于各种豆类、杂粮及米、面等；动物性蛋白质主要来源于猪肉、牛肉、鸡肉、鸡蛋及水产品等。

蛋白质缺乏时可致生长发育迟缓、抵抗力降低、消瘦、浮肿、毛发稀疏、干枯易断、皮肤失去弹性与光泽，并易脱屑、起疱等。若蛋白质摄入过多则会增加消化系统负担，其代谢出的酸性物质对皮肤刺激较强，易引起过敏性皮炎及皮肤早衰。

二、脂类与美容

脂类包括油脂和类脂。油脂即日常食用的植物油如花生油、豆油、菜籽油及动物油（猪油、鸡油、鱼油）等；类脂包括磷脂、固醇等与油脂类似的化合物。脂类可供给人体热能和必需脂肪酸，促进脂溶性维生素的吸收。必需脂肪酸在损伤组织的修复过程及新生组织的生长中起重要作用，并对 X 射线、紫外线等引起的一些皮肤损伤有保护作用。

人体储存适量脂肪可以保持体形健美，使皮肤丰润、富有弹性和光泽，延缓皱纹生成。若脂类摄入不足则会引起发育迟缓、免疫力下降、内分泌异常等，并使皮肤粗糙、失去弹性。当必需脂肪酸缺乏时，会影响人体代谢，表现为上皮细胞功能异常、湿疹样皮炎、皮肤角化不全和创伤愈合不良等。若脂类摄入过多，过量脂肪会从皮脂腺孔排出，易导致痤疮、毛囊炎等损容性疾病，皮脂溢出增加还会加速皮肤衰老。

三、碳水化合物与美容

碳水化合物也称糖类，是构成人体的一种重要物质，是人体热能的主要来源，人体活动的热能 70% 是由糖来供应的。碳水化合物为皮肤的代谢提供能量，糖类摄入不足，会使蛋白质作为热源被消耗，引起消瘦憔悴，皮肤弹性减退产生皱纹，头发干枯脱落，人体发育缓慢；若摄入过多则可致肥胖及动脉硬化，皮肤油腻而长暗疮。

四、维生素与美容

维生素是人体生长和健康不可缺少的物质。大部分维生素不能在人体内合成，需从食物中摄取。维生素包括脂溶性维生素和水溶性维生素两大类。

(一) 脂溶性维生素

脂溶性维生素主要包括维生素 A、维生素 D 和维生素 E。

1. 维生素 A

维生素 A 又称为抗干眼病维生素，为上皮组织所必需，可促进各种腺体的分泌。维生素 A 可润泽、强健皮肤，防止皮肤干燥老化。当维生素 A 缺乏时，除患夜盲症和眼干燥症外，还会出现皮肤干燥、粗糙、角化和形成棘状毛囊化丘疹，有的甚至头发枯槁脱落，指（趾）甲变脆。维生素 A 具有抗氧化功能，不仅能治疗因晒伤而出现的红肿，还可以预防肌肤衰老，调节表皮层的细胞分化，促进细胞的新陈代谢，所以对于粉刺、斑点、暗疮或瘢痕，维生素 A 是良好的皮肤修复剂。而维生素 A 还可以促进骨胶原及弹性蛋白的生长，从而令皮肤的弹性增强。富含维生素 A 的食物有肝脏，蛋黄，乳类，有色蔬菜如胡萝卜、菠菜、红心甘薯等，水果中的柿子、杏等也含有丰富的维生素 A。但需要注意的是，过量摄取维生素 A 可能会引起中毒，孕妇亦不宜多用含维生素 A 的护肤品。

2. 维生素 D

维生素 D 又称抗佝偻病维生素，在鱼肝油和蛋黄中含量丰富。维生素 D 可改善皮肤血液循环和新陈代谢，使皮肤血管反应正常化；可提高皮肤的吸氧水平和生长速度，增强汗液和皮脂分泌，对毛发生长及皮肤水含量正常化有良好作用，可增强对湿疹、疥疮的抵抗力，还能促进人体对钙、磷的吸收。缺乏维生素 D 时，皮肤对日光敏感，在日晒部发生皮炎，干燥脱屑，口唇和舌也会发炎。

3. 维生素 E

维生素 E 又称生育酚，俗称"抗老素"。对必需脂肪酸有抗氧化作用，减少脂褐质形成；能改善末梢血液循环，参与肾上腺皮质激素的分泌，有助于维持人体的正常功能；对生殖功能有促进作用。由此可见，维生素 E 可以提高皮肤弹性，延缓皱纹的出现，使面部保持光滑、洁白、富有弹性，同时可以防止毛发干燥、暗淡或脱落。当其缺乏时可导致生殖能力降低，过早衰老。因此，维生素 E 在预防衰老中的作用日益受到重视。

(二) 水溶性维生素

水溶性维生素主要包括 B 族维生素、维生素 C 等。

1.B 族维生素

B 族维生素包括维生素 B_1、B_2、B_6 等。

（1）维生素 B_1　可以增进食欲，促进消化，润泽皮肤，防止皮肤老化。维生素 B_1

参与糖代谢，维持神经、心脏、消化系统正常功能。当维生素 B_1 不足时，糖代谢发生障碍，代谢的中间产物丙酮酸和乳酸在神经组织中堆积，能量不能充分供给神经系统，出现健忘、不安、易怒、忧郁及面容憔悴无光泽等症状；影响心脏功能和水代谢，导致皮肤颜色发黄、暗淡、敏感性增强，易发生皮炎、脱发等。

（2）维生素 B_2　参与体内许多氧化还原过程，促进皮肤的新陈代谢，有益于保持皮肤、黏膜、毛发和指甲的正常状态，防止皮肤干燥，口、唇和眼干裂，故有"美容维生素"之称。缺乏维生素 B_2 时，易患脂溢性皮炎、皮肤粗糙、皱纹增多、嘴唇干裂、红肿、出血、溃疡等。

（3）维生素 B_6　有促进人体的氧化还原反应和新陈代谢的作用，又可防止皮肤对日光过敏，使面部皮肤亮泽和富有弹性。维生素 B_6 参与正铁血红素的合成，故缺乏时可产生低色素性红细胞贫血而出现面色苍白；另外维生素 B_6 参与氨基酸代谢、脂肪代谢，缺乏时导致毛发生长不良而发生弥漫性脱发、毛发变灰及早生白发等。

2. 维生素 C

维生素 C 是皮肤不可缺少的营养素，是极佳的抗氧化剂，可以有效控制细胞内的氧化还原，促进细胞组织再生，增加血管弹性，保护及抵抗紫外线的伤害，增强抵抗力，从而预防皮肤老化，减缓色素沉着，使皮肤白嫩光洁。维生素 C 还能促进真皮层骨胶原的合成，使皮肤恢复弹性，延缓皱纹出现。维生素 C 不仅可以预防黑斑及雀斑，还能将多余的色素排出体外，改善肤色，令皮肤白皙亮泽。

五、无机盐与美容

（一）钙和磷

因为钙和磷是构成骨骼和牙齿的主要成分，充足的钙和磷能使身体挺拔、牙齿洁白坚固。儿童钙磷缺乏会影响骨骼的生长，引起生长迟缓、软骨症和骨骼发育异常等，影响形体和牙齿美。钙的主要食物来源是牛奶及奶制品、虾皮、鱼、芝麻酱等，磷在瘦肉、禽肉、蛤蜊、坚果、粗粮等含量较高。

（二）钾和钠

钾和钠在人体内被氧化后生成碱性物质，中和体内分泌的酸性物质，有利于皮肤健美。钾和钠还能减少外界对皮肤表层的侵蚀，从而使皮肤洁白柔润、光滑细腻而富有弹性，并能延续皮肤衰老，从而达到美肤目的。老年人皮肤干燥、皱缩与钠、钾等微量元素缺乏所导致的组织脱水有关。含钾较高的食物有糙米、燕麦、马铃薯、葡萄、西葫芦、香蕉、甜橙、柚子等。

（三）铁

铁可促进红细胞生成，使指甲健康，肤色红润，头发乌黑光亮。铁是碱性物质，可以中和体内产生的酸性物质，保持体液的酸碱平衡，保持皮肤健美，延缓皮肤衰老。铁的食物来源主要是动物肝脏、动物全血、鱼类等。

（四）锌

锌可促进皮肤新陈代谢和皮肤组织的修复，调整皮肤角化过程，使皮肤保持光泽和富有弹性；防止毛发脱落、脆甲和斑点甲；有益于胶原形成，防止皱纹的出现。缺锌会出现皮肤粗糙、上皮角化、头皮屑增多、创伤和皮肤病愈合迟缓等。锌离子参与黑素的形成，若缺乏可使动物毛发变白。婴幼儿缺锌时易发生畸形或生长停滞。锌的食物来源主要为贝壳类海产品、红肉类及动物肝脏，如牡蛎、鲱鱼、瘦肉等。

（五）硒

硒元素有抗脂质过氧化作用，清除体内自由基，使皮肤免受脂质过氧化损伤，有助于保持皮肤柔软、光润和弹性，延缓衰老。硒可从海产品、动物内脏、谷类、香菇、木耳、芝麻等食物中获得。

（六）碘

碘缺乏如果发生在脑发育的关键时期（怀孕 6 个月至出生后 1 年），主要影响智力发育，并有身体发育及性发育障碍等；若发生于儿童及成人，即可发生甲状腺肿。含碘量高的食物主要为海产品，如海带、紫菜、海参、海鱼、海虾等。

六、水与美容

水是构成人体的主要成分，也是维持人体正常生理活动的重要物质。正常情况下，水占人体重量的 70%，而皮肤内水分占总水分的 18% ～ 20%。水在人体内起溶剂的作用，参与体内新陈代谢，能运输养料、排泄废物；水还能调节体温和起润滑作用。此外，水具有比热大、蒸发快的特性，可以散发体内储存的大量热能，并能加速人体排泄废物，减少油脂的积累，所以人体内有足够的水分对延缓衰老，防止肥胖有非常重要的作用。

皮肤内大部分水分贮存在真皮层，因此皮肤水分充足才会有红润光泽、细嫩柔软而富有弹性。正常人每天饮水量应为 1500 ～ 2000mL，或每千克体重 30 ～ 40mL。如果人体缺乏水分，皮肤会干燥，失去弹性，易产生皱纹，大肠内缺水则会引起便秘，影响美容和健康。

皮肤获得水主要有两个途径，第一途径是饮水，以白开水、茶水、矿泉水为最好，各种饮料虽口感佳，并含有丰富的维生素和矿物质，但因其含糖量较高，不宜长期服用；第二途径是通过洗面、浸浴及蒸气焗面等方法从外部补充水分，使皮肤柔软细腻，并能够减少和延缓皱纹的出现。

七、膳食纤维与美容

膳食纤维具有持水性，食后增加饱腹感，降低对其他营养素的吸收，从而可减少热能的摄入量，有利于控制体重。由于膳食纤维吸水，可增加粪便体积和重量，促进排便，能及时清除体内毒素，有利于人体健康及皮肤美。此外膳食纤维还能降低血脂和血胆固醇浓度，预防脂溢性皮炎、脂质沉积等损美性皮肤病。膳食纤维主要来源于植物性食物，如粮谷类、柑橘、苹果、豌豆、洋白菜等。

第三节　膳食美容保健

中医膳食美容是以中医理论和营养学理论为基础，根据食物的性能及配伍原则，利用食物中的各种营养素，针对不同体质的人群，进行辨质施膳，以调整脏腑功能，纠正阴阳失衡，改善人体的营养结构，达到美容保健的目的。

一、膳食美容的原则

（一）平衡膳食原则

平衡膳食的基本要求包括两个方面，一是要满足人体的热能和营养需要；二是摄取的食物应保证营养素之间的平衡。自然界中除母乳以外，没有任何一种天然食物能提供人体所需的全部营养素，因此膳食应搭配合理，保证各营养素比例适宜，才能更有效地发挥其营养作用。

中医学早在两千多年前就有关于平衡膳食的论述，如《素问·脏气法时论》曰："五谷为养，五果为助，五畜为益，五菜为充。气味合而服之，以补精益气。"这里不仅指出平衡膳食中所应包括的种类，还阐明各类食物在平衡膳食中所占的地位。这种理论与现代提倡的平衡膳食宝塔非常相近。

（二）辨质施膳原则

食物与药物一样，有各自的性味。人的体质也有阴阳、寒热、虚实、燥湿之不同。辨质施膳即根据个人不同的体质类型选择不同的膳食。如阳虚体质者多食羊肉、狗肉、鸡肉等温阳食物；阴虚体质者多食芝麻、番茄等补阴食物；痰湿体质者多食赤小豆、扁豆、薏苡仁等健脾利湿化痰食物。以食物的性味纠正体质的偏颇，达到平衡阴阳、延衰驻颜之目的。

（三）饮食有节原则

饮食有节，即饮食要有节制，主要控制进食的时间、速度和量。

1.定时

定时是指进食宜有固定的时间。有规律的定时进餐可以保证消化、吸收功能有节奏地进行，脾胃协调配合，有张有弛，使饮食物在人体内有条不紊地被消化、吸收，并输布全身；若食无定时，或零食不断，或忍饥不食，破坏胃肠消化的正常规律，就会使脾胃失调，食欲逐渐减退，有损健康。合理的进食时间一般为早餐 6：00～7：00，午餐

11：30～12：30，晚餐 17：30～18：30。

2. 减速

进食速度过快，会影响唾液淀粉酶的初步消化，加重胃肠负担，久而久之，会引发各种胃肠道疾病；另外，未充分咀嚼的食物与胃壁之间的空隙较大，难以造成胃的充盈感，导致与进食有关的迷走神经仍处于兴奋状态，不能使人产生饱腹感而形成下丘脑对食欲的反馈性抑制，久而久之，容易因进食过多而肥胖。

3. 定量

定量是指每餐的进食量宜固定，且饥饱适中。定量则脾胃足以承受，消化、吸收功能运转正常，人体可及时得到营养供应，以保证各种生理活动的正常进行。相反，过饥过饱都对人体健康不利。过分饥饿，则人体营养来源不足，无以保证营养供给，使人体逐渐衰弱；饮食过量，脾胃功能也会受到损伤。《素问·痹论》曰："饮食自倍，脾胃乃伤。"《备急千金要方·养性序》曰："不欲极饥而食，食不可过饱；不欲极渴而饮，饮不可过多。饱食过多，则结积聚，渴饮过多，则成痰癖。"

（四）饮食卫生原则

1. 饮食新鲜清洁

只有新鲜、清洁的食物，才能充分补充人体所需的营养，且营养成分容易被消化、吸收，同时还可避免细菌或毒素进入人体而发病。

2. 以熟食为主

大部分食品不宜生吃，需要经过加工后方可食用，其目的在于使食物更容易被吸收，同时得到清洁消毒，除掉致病物质。肉类尤须煮烂，如《备急千金要方·养性序》说："勿食生肉，伤胃。"

3. 避食毒性食物

在人类长期的实践过程中，人们逐渐认识到，有些动植物对人体有害，食入后会发生食物中毒，如河豚、发芽的土豆等，误食会影响健康，危及生命。

二、合理膳食

健康四大基石包括合理膳食、适量运动、戒烟戒酒、心理平衡。合理膳食是其中第一基石。合理膳食就是平衡膳食，指能提供给人体种类齐全、数量充足、比例合适的能量和各种营养素的膳食。

（一）合理膳食的要求

1. 热量及热量营养素构成平衡

碳水化合物、脂肪、蛋白质均能为人体提供热量，称为热量营养素。脂肪产生的热量为其他两种营养素的两倍之多。当热量营养素提供的总热量与人体消耗的能量平衡时，能够发挥各自的特殊作用并互相起到促进和保护作用。这种总热量平衡、热量营养素摄入量的比例也平衡的情况称为热量营养素构成平衡。若要达到热量平衡，蛋白质、脂肪与碳水化合物三种营养成分比例要适当,能量比分别是蛋白质 10% ~ 15%、脂肪 20% ~ 25%、碳水化合物 60% ~ 70%。

三种热量营养素是相互影响的,总热量平衡,比例不平衡,也会影响健康。碳水化合物摄入量过多,会增加消化系统和肾脏负担,减少摄入其他营养素的机会。蛋白质热量提供过多时,则影响蛋白质正常功能发挥,造成蛋白质消耗,影响体内氨平衡。当碳水化合物和脂肪热量供给不足时,就会削弱对蛋白质的保护作用。要达到正常生活工作的热量需求,通常一日三餐热量分配应为早餐占 30%、午餐占 40%、晚餐占 30%,以保证一天的热量平衡。

2. 氨基酸平衡

食物中蛋白质的营养价值,基本上取决于食物中所含有的 8 种必须氨基酸的数量和比例。只有食物中所提供的 8 种氨基酸的比例,与人体所需要的比例接近时才能有效地合成人体的组织蛋白。比例越接近,生理价值越高,生理价值接近 100 时,即 100% 被吸收,称为氨基酸平衡食品。除人奶和鸡蛋之外,多数食品都是氨基酸不平衡食品。而 8 种必需氨基酸,在肉、蛋、奶等动物性食品和豆类食品中含量充足,故肉、蛋、奶和豆类食品营养价值较高;粮谷等植物性食品中常有几种氨基酸缺乏,故其营养价值较低。因此做好动、植物食品的合理搭配,达到各种氨基酸比值平衡,可提高食物蛋白质的利用率和营养价值。

3. 脂肪酸平衡

脂肪由甘油和脂肪酸组成。脂肪酸又分为饱和脂肪酸、不饱和脂肪酸。饱和脂肪酸在动物性油脂中含量较高,过多摄入可致高血脂、动脉粥样硬化,故应少食。不饱和脂肪酸在植物油中含量较高,其中亚油酸在人体不能合成,必须由食物提供,因此应适当增加植物油摄入而减少动物油的摄入量。但也不是植物油越多越好,因为不饱和脂肪酸在体内易产生过氧化物,具有促衰老作用,所以植物油也应适量控制。一般以食用油脂加上其他食物脂肪不超过总热能的 25% 为宜,在这个前提下多采用植物油,用量一般应占全日用油量的一半以上。

4. 酸碱平衡

正常情况下,人血液偏碱性,在 pH7.3 ~ 7.4 保持平衡。食物分为酸性食物和碱性食物两大类,一般粮食类、肉类、禽类、水产类、蛋类、花生、核桃、糖类、用谷物酿制的酒等,含有较多的磷、硫、氯等元素,属于酸性食物;而蔬菜、水果、奶类、豆类等,含金属元素钾、钙、钠、镁等较多,为碱性食物。酸性食物进入人体后,经过新陈代谢,变成酸性物质,由皮肤排出体外,对皮肤是一种不良的刺激,会使皮肤变得油腻、粗糙;碱性食物进入人体后,变成碱性物质,向外排泄时,便和皮肤上的酸性物质中和,使皮肤变得丰润光滑。所以,在日常生活中,应当食用适量的酸性食品和碱性食品,以维持体液的酸碱平衡。

5. 维生素平衡

脂溶性维生素摄入过多,在体内易造成蓄积,引起中毒,这在食用强化食品及鱼肝油等制剂时应加以注意。在我国膳食结构中,维生素 A、E 膳食来源不足,应注意多摄入动物肝脏。水溶性维生素如维生素 B_1、维生素 B_2、烟酸、维生素 C 等，体内储备少，且在烹调过程中容易损失破坏，应注意膳食补充。

6. 无机盐平衡

膳食中磷酸盐过多可与食物中的钙结合，使其溶解度降低，影响钙的吸收。膳食纤维过多或脂肪过高或蛋白质缺乏也会影响钙的吸收。食物中含草酸、植酸较高时能与某些元素结合生成难溶物质，可影响钙、铁、锌等的吸收。钙可明显抑制铁的吸收，同时高钙膳食可明显降低锌的生物利用率。

（二）合理膳食的构成

1. 构成合理膳食的营养素指标

（1）蛋白质　成人推荐摄入量为每人每日每公斤体重供给 1 ～ 1.5g 为宜。按能量计算，占膳食总热量的 10%～ 12%。

（2）脂肪　成人推荐摄入量为每人每日每公斤体重供给 1 ～ 1.2g 为宜，占总热量的 20%～ 30%。

（3）碳水化合物　成人推荐摄入量为每人每日 500 ～ 600g，占总热量的 60%～ 70% 为宜。

（4）维生素　成人推荐摄入量维生素 A 为 700（女性）～ 800（男性）μg/d，维生素 D 为 5μg/d，维生素 B_1 为 1.3mg/d（女性）～ 1.4mg/d（男性），维生素 B_2 为 1.2mg/d（女性）～ 1.4mg/d（男性），维生素 B_6 为 1.2mg/d，维生素 C 为 100mg/d。

（5）无机盐　成人推荐供给量为钙 800mg/d，碘 100 ～ 150μg/d，锌 11.5mg/d（女性）～ 15mg/d（男性），铁 15mg/d（男性）～ 20mg/d（女性），磷 700mg/d，镁 350mg/d。

2. 构成合理膳食的食物种类

（1）谷薯类　谷类包括米、面、杂粮等。薯类包括马铃薯、甘薯、木薯等。主要提供碳水化合物、蛋白质、矿物质、膳食纤维及 B 族维生素，是热能的主要来源。每天的进食量与热能需求、生活、劳动强度有关，也受副食供给量的影响。建议每人每日摄入谷薯类食物 300 ～ 500g。

（2）动物性食物　包括肉、禽、鱼、奶、蛋等，主要提供蛋白质、脂肪、矿物质、维生素 A 和 B 族维生素。建议每人每日摄入畜禽类 50 ～ 100g，鱼虾类 50g，蛋类 25 ～ 50g，奶及奶制品 100g。

（3）豆类及其制品　包括大豆及其他干豆类，主要提供蛋白质、脂肪、膳食纤维、矿物质和 B 族维生素。其中所含蛋白质为优质蛋白，含丰富的赖氨酸；所含脂肪中必需氨基酸最丰富，含丰富的磷脂，不含胆固醇，是老少皆宜的食物之一。建议每人每日摄入量为 50g。

（4）蔬菜水果类　包括鲜豆、根茎、叶菜、茄果等，主要提供膳食纤维、矿物质、维生素 C 和胡萝卜素等。对维持体内的酸碱平衡起重要作用。在平衡膳食里，蔬菜是必不可少的，否则就不能满足身体对某些维生素、无机盐和膳食纤维的需要。建议每人每日摄入量 400 ～ 500g。

（5）纯热能食物　包括动植物油、淀粉、食用糖和酒类等，主要提供能量，植物油还能提供维生素 E 和必需脂肪酸，并促进脂溶性维生素的吸收。建议每人每日油脂类摄入量 25g。

复习思考题

1. 膳食美容保健的原则有哪些？
2. 简述合理膳食的定义和要求。
3. 举例说明食物的配伍形式。
4. 论述各类食物营养素对美容的影响？

（张晶晶）

第五章 音乐美容保健

【学习要点】

1. 掌握音乐的阴阳五行属性及五行音乐对脏腑的影响。

2. 熟悉传统音乐疗法的应用、音乐的基本要素及其对人体的影响。

3. 了解现代音乐疗法的分类、应用及音乐对人体的作用。

随着社会文化水平的提高和生活节奏的加快,音乐由单纯欣赏逐渐扩大了应用范围,越来越多的人接受音乐可以养生、康复及治疗多种疾病的理念。专家认为,当音乐振动与人体内的生理振动如心率、心律、呼吸、血压、脉搏等相吻合时,就会产生生理共振与共鸣,这就是"音乐疗疾"的基础。

一、音乐对人体的作用

目前音乐治疗的作用主要体现在调节情绪、缓解焦虑、改善睡眠、减轻疼痛、增强脑功能、提高智力等方面。

(一) 音乐的生理作用

1. 调整生理节律

人体是具有节奏的生物体,节奏是人类与生俱有的特质。人体可以接受乐声的调控,在音乐与脏腑的谐振频率一致时就可以产生相应的振动。如果音乐的节拍与人心脏搏动速度相似,会对心脏产生共振效应,使心肌收缩力加强,循环血量增加;而节奏过慢或过快的乐曲,都不会产生这样的效果。研究表明,乐声能够改变人的血压、心脏收缩频率、呼吸深度及节律。

2. 协调脏腑功能

适当的欣赏音乐可以促进细胞正常功能的发挥,使循环、呼吸、内分泌、消化、神经系统都得到良好的调整。从临床研究来看,音乐具有明显的镇痛、镇静、降血压等作用,这主要是通过调节神经体液因素而发挥作用的。

3. 健脑益智抗衰老

音乐欣赏会使大脑的传输和处理信息的能力加强,神经元的活动旺盛,同时也刺激大脑细胞的增生能力,使突触的数目增加,对大脑的思维能力产生明显的促进作用。若经常参与主动性音乐活动,如唱歌、演奏乐器等,则对大脑中枢的影响会成倍地增加。

研究证明，听音乐能够影响大脑中化学物质的释放，调节情绪，减少攻击性并提高睡眠质量。

（二）音乐的心理作用

1. 音乐能表达情感

音乐始终处于运动状态之中，呈现着高低、强弱及长短等有规律的变化。而人的情绪、情感也是一种具有协调、平衡和统一的韵律活动，节奏本来就是人的固有个性。所以从本质上来说，音乐最适宜表达感情，音乐和情感都具有一定的运动形式和在一定时间里发生、发展的趋势。人能主观地感受到音乐有规律的节奏，使人产生不同的情绪。

2. 音乐能产生通感

各种感觉之间的相互联系和沟通，称通感，也叫联觉。声音描绘形象的手段多种多样，对固定音高的声音直接模仿，如鸟鸣、车笛等均属于此；对没有固定音高的事物可以进行近似模仿，如春雷轰鸣、江河流水等。没有声响的事物，如云彩、山峦、草原、鲜花、柔和的仲夏之夜、银装的隆冬雪景等，这些全凭眼睛看到的现象，我们在音乐中也能"听到"，这是因为音乐在大脑中枢里引起了"通感"。虽然没有像绘画那样可见性的音乐，但音乐照样可以使人看到自然界的万千风光。

3. 音乐能激发想象

音乐可以给人留下广阔的想象天地，欣赏者完全结合自己的理解和彼时彼地的心情，在想象中构成形象，任自己的感情随着音乐自由飞翔。音乐可以表现非现实的、超脱的、梦境般的精神世界，以满足人们丰富的想象力和创造力的需要。音乐不仅可以激发人对看不到的色彩和形象的意向，还可以让人产生不可言语的幻想和内心体验。

4. 音乐能产生道德感化

音乐深刻强烈地作用于人的意识，产生爱与诚的情感。爱是道德的基础，是音乐的底蕴。优秀的音乐是道德的升华。音乐的社会功能也是以这种潜移默化的方式通过欣赏者的心理活动而发挥出来的。音乐蕴含了天地之灵气，映射着人性之光辉。崇高净美的音乐语言，唤起并充实人的爱心，爱己、爱人、爱自然、爱社会、爱国家、爱正义……这种爱，成为推动人们从事有益于人和社会的一切活动的内在动力。音乐是心灵真诚的表达，"诚"是音乐的基本因素，古人说："唯乐不可以为伪。"音乐真实自然地将内心之真情乐化于外。

二、传统音乐美容保健

（一）古代乐律

古人将音乐称作五音六律，五音指的是音阶，六律指的是音乐的律制。

1. 五音

五音又称五声，是最古的音阶，仅有五个音，即宫、商、角、徵、羽。五音相当于现代音阶的"1、2、3、5、6"。五音的调式有五种，以宫为主音的是宫调式，以商为主音的是商调式，以角为主音的是角调式，以徵为主音的是徵调式，以羽为主音的是羽调式。不同调式的音乐，具有不同的感染力，会产生不同的音乐效果。

2. 六律

律，在古代指的是律管，后来作为测量音高的方法。古人将音乐的一个八度划分为十二部分，称作十二律。而我们常说六律，是因为奇数的律被称为"阳律"，偶数的律被称为"阴吕"，简而称之为"六律"，分别是黄钟、大吕、太簇、夹钟、姑洗、中吕、蕤宾、林钟、夷则、南吕、亡射、应钟。五音只是表示乐音的相对音高，十二律则是乐音的绝对音高。五种音阶的五个调式，用十二律式来定音，可行六十调。

（二）音乐的阴阳五行属性

1. 音乐的阴阳属性

音乐的规律可以用阴阳学说加以解释。音质的清与浊，音量的强与弱，音效的柔或刚，层次的疏与密，结构的繁与简，都符合阴阳变化的规律，阴阳的消长变化是音乐的根本所在。按照阴阳的属性，传统音乐可分为文曲和武曲两大类：

（1）文曲　属于阴柔之曲，主要用于写景抒情，以相对动静的差异，快慢的速度来表现沉寂的山林、空旷的原野、幽静的月夜、清新的凌晨，程度不同地勾勒出多重意境。著名的古典文曲主要有琴曲《流水》《梅花三弄》《广陵散》《平沙落雁》《胡笳十八拍》《幽兰》《潇湘水云》《春江花月夜》、二胡曲《汉宫秋月》、筝曲《渔舟唱晚》《醉渔唱晚》、丝竹乐《满庭芳》《出水莲》《寒江残雪》、琵琶曲《月儿高》、琴歌《阳关三叠》《霓裳羽衣》等。

（2）武曲　属于阳刚之曲，可以用激越、雄浑、奔放来形容其风格特点，传统音乐中，武曲写实叙事较多，常与历史上重大事件相联系，慷慨激昂，声动天地。武曲中的传世之作如《十面埋伏》《将军令》，逼真地描摹出拼杀、搏斗的激战场面，鼓号、呐喊如临其境，生动感人。著名的武曲还有琵琶曲《十面埋伏》《霸王卸甲》、福建南曲《八骏马》、吹打乐《将军令》《将军得胜令》等，此外在音乐情绪上具有热烈欢快、豪放雄壮、刚健嘹亮风格的琵琶曲《龙船》、二胡曲《光明行》《听松》、浙江吹打乐《九连环》、唢呐曲《百鸟朝凤》也归于此类。

2. 音乐的五行属性

古代将五音形成的不同意象与五行相匹配，形象地描述了徵音燥急动悸像火的特性，羽音悠远像水的特性，宫音浑厚温和像土的特性，商音凄切悲怆像金的特性，角音清脆激扬像木的特性。五行又分属于五脏，五音与五脏之间就通过五行联系起来。五音分别与五脏相通，即宫通脾、商通肺、角通肝、徵通心、羽通肾。五音和五脏的这种特定联系，对人体的生理、病理有十分重要的作用。不同调式的音乐分别对人体脏腑有相应的影响。下面就是配属五行的五音调式音乐对相应脏腑的影响。

（1）土乐　以宫调为基本调式，乐曲的风格主要是悠扬沉静、温厚庄重，给人以浓重厚实的感觉。宫音入脾，对脾胃的作用比较明显，可促进消化吸收，滋补气血，旺盛食欲，还能安定情绪，稳定神经。代表曲目是《十面埋伏》，脾气需要温和，这首曲子运用了比较频促的徵音和宫音，能够很好地刺激脾胃，使之在乐曲的刺激下，有节奏地对食物进行消化、吸收。

（2）金乐　以商调为基本调式，乐曲的风格主要是铿锵有力，高亢悲壮，肃劲嘹亮。商调式音乐能增强机体抗病能力，即"卫外功能"，尤其是加强呼吸系统的功能。商音入于肺，对于改善卫气不足，形寒畏冷的效果较好。代表曲目是《阳春白雪》，肺气需要滋润，这首曲子曲调高昂，包括属于土的宫音和属于火的徵音，一个助长肺气，一个平衡肺气。

（3）水乐　以羽调为基本调式，水乐清悠，柔和，哀婉，犹如水之微澜。羽声入肾，故可以增强肾之功能，滋补肾精，尤宜于阴虚火旺，肾精亏虚，心火亢盛而出现的各种症状，如耳鸣、失眠多梦等。肾精有补骨生髓之功，故而羽调式的水乐具有益智健脑的作用。代表曲目是《梅花三弄》，肾气需要蕴藏，这首曲子中舒缓合宜的五音搭配，运用了五行互生的原理，将产生的能量输送到肾中。

（4）木乐　以角调为基本调式，乐曲悠扬，生机勃勃，象征春天万木皆绿，生长勃发的景象。角音舒畅调达，入肝，故而对肝的作用尤佳，善治胁肋疼痛、胸闷、脘腹不适等症。代表曲目是《胡笳十八拍》，这首曲子中属于金的商音元素稍重，可以克制体内过多的木气，同时曲中婉转地配上了属于水的羽音，水又可以很好地滋养木气，使之柔软、顺畅。

（5）火乐　以徵调为基本调式，乐曲的风格是欢快、轻松、活泼，像火的形象一样，有升腾的特性。火乐入于心，对心血管系统的功能有促进作用。代表曲目是《紫竹调》，心气需要平和，这首曲子中，运用属于火的徵音和属于水的羽音配合，补肾水可以抑制心火，利于心脏的功能运转。

（三）传统音乐疗法的应用

中医传统音乐疗法最典型的就是辨证用乐法，是在中医辨证施治理论指导下，根据个体的体质、性格特征及疾病属性，选择适当的乐曲进行身体调理的方法。辨证用乐强调在辨清体质、证候的基础上选乐，针对性强，疗效较好。

1. 平和体质的音乐保健

对一个身体健康，阴阳平衡，气血调和的人来说，音乐养生的最好方式就是选用自己喜爱的并能让自己感到愉快的乐曲作为养生音乐。各人的爱好情趣有所不同，喜爱的乐曲也各有所异。传统音乐讲究阴阳调和，使人的各种功能与自然规律协调一致。音乐的调理可以使人精神松弛，呼吸平稳，脉动富有节奏，肌肉力量增强，只要长期坚持，使用得当，便可以达到良好的养生保健效果。

2. 阴虚阳盛体质的音乐保健

阴虚阳盛体质者大多有偏热、多动的特性，选择音乐时要选择"阴柔"类乐曲，即和缓宁静、平缓柔和、清幽淡雅、婉约细腻的风格为好，旋律流畅，乐句悠长，音色柔和，节奏舒缓为宜。欣赏者能够感受到随着音乐形象的逐步展示，自己的注意力和感情能完全投入到音乐中去，感到心中的柔情和爱意被唤醒，体会到人类温柔和善良的本性，有助于呼吸平稳，心律和缓、血压下降，使精神松弛，情绪放松，消除烦躁焦虑。

3. 阳虚阴盛体质的音乐保健

阳虚阴盛体质者常有寒、虚、静的特点，选曲时应注意多选择一些"阳刚"特性的乐曲，以节奏欢快、豪放雄壮、刚健嘹亮、情绪激烈的风格为宜，在音乐的表现上，常以向上行的旋律线为主，有连续的进级或大跳，节奏有力，速度较快。欣赏者感到一种心理上的振颤，形成一定情绪激动度，爆发出一股特殊的力量，使肌肉强壮有力，起到振奋情绪、鼓舞心志的作用。

4. 脏腑功能失调的音乐保健

脏腑功能失调时也要进行辨证用乐，如脾弱质宜选用音乐呈上行趋势的，节奏比较明显、情绪较为活泼的音乐（宫调）；肝旺质宜选用旋律优美、大体呈下行趋势的乐曲，速度稍缓、节奏不太强烈的音乐（角调）；肾虚质宜选用明朗、宁静的音乐（羽调）；肺虚质宜选用气息宽广、刚健有力的音乐（商调）；心虚质宜选用欢快、轻松、有升腾特性的音乐（徵调）等。

三、现代音乐美容保健

（一）音乐的要素及对人的影响

构成音乐的基本要素主要包括节奏、节拍、速度与力度、旋律与音色等。

1. 节奏

在音乐中，节奏是音符运动速度的时间单位形式，是音乐在时间中有规律的流动。节奏逐渐压缩，密度不断增大，内含紧张，具有一种冲击力量；反之，节奏的密度较小，则内含放松，具有缓冲的力量。节奏的这些特点与旋律线及速度结合在一起，音乐就更加丰富多彩。

节奏对人的影响十分明显。音乐中柔和、缓慢的节奏给人以平静、安全的感觉；节奏明朗而坚定会鼓舞身心；节奏太强烈，缺乏呼吸间隔，就会给人带来烦躁和焦虑不安的感觉；节奏不断重复加强，且不受常规的限制，则会激发人的原始本能，导致不易控制的发泄性破坏行为。

2. 节拍

乐曲中周期性出现的节奏序列称为节拍。节拍要求重拍周期性地出现，有强弱配置规律的格式。均匀的节拍表现感情的平稳流畅；不均匀的节拍有向前冲击的倾向，表现出激动、活跃的情绪。音乐节拍也有轻重组合，二拍的特点是一强一弱，与人的呼吸、心跳节奏一致，使人感到协调自然，是音乐中最简单、最根本的节奏；三拍的特点是强、弱、弱，对人的生理节奏有舒张、延展作用，能让人体会到轻歌曼舞、柔情婉约的意味。

3. 速度与力度

速度的准确和力度的恰如其分，对于音乐表达的情感内容至关重要。

速度指音乐进行的快慢，与人的生理感觉密切相关。中速多表达平稳、安和的情绪；快速表达欢快的情绪；慢速则显示沉重和忧伤。人的心跳每分钟 60 ～ 80 次，如果音乐也是每分钟 60 ～ 80 拍，人就会感觉很舒适。

力度的强弱在音乐中产生洪亮或柔和，高亢或低沉的效果。力度能造成简单的情绪波动，柔和的声音让人感到亲切友好；速度稍慢、力度逐渐增加会引起听者心情紧张；力度渐弱会使情绪、心境趋于平静。

4. 旋律

节奏组织起来的一系列乐音，在高低方面呈现出有秩序的起伏呼应，就形成了旋律，也就是曲调。曲调是音乐的各种形态侧面中最重要的，被誉为音乐的灵魂。曲调有不同的类型，一类是吟诵性的，一类是歌唱性的，还有一类是器乐化的。旋律进行的方向主要有上行和下行。上行时常会有一种紧张度，表示一种向上的情绪，下行时则显得自然放松。传统音乐的旋律具有自由引申、自由舒展的特点，有时甚至是随性而至，句段环环紧扣，首尾相连，如行云流水，一气呵成，浑然一体，给人以巨大的美感享受。

5. 音色

音色是指不同人声、乐器音及它们之间相互组合的音响特色，也就是音的色彩。音色是音乐形态中直接作用于人类听觉器官的、最为感性的要素。人歌唱中的音色，是最为丰富多彩的。除了男高音、女高音、男低音、女低音等不同的声型分类外，每一个歌唱家的发声都具有各自不同的音色特质。在乐器领域，每一种乐器，都具有各自不同的音色，都给人类带来不同的美好和纯净的音色感受。

（二）现代音乐疗法

随着音乐疗法的不断发展，音乐治疗师在临床实践中将音乐与心理治疗方法结合起来，不断创造出各种名目繁多的音乐治疗方法技术，常用的有以下方法。

1. 聆听法

聆听法又称"接受式音乐治疗"，即通过聆听特定的音乐调整身心，以达到祛病健身的目的。聆听不是随意听，而是用心听，是一种积极的行为，它能过滤声音，将声音选择性集中，形成记忆和反应的能力。听者若能感受到音乐表达的感情色彩，生理和心理效应会同时产生，而心理状态的优化与情感变化适度，可反馈性地调节相应脏腑气机和功能。聆听法应用非常普遍，各国由于各自的文化传统不同和音乐治疗处于不同的发展阶段，所以有不同的聆听技术。

（1）超觉静坐法 是印度音乐家玛哈礼什创造的。该法的核心是静坐聆听印度的甘达瓦音乐产生超觉体验，以达到天人合一，以强健身心，消除疾病。甘达瓦音乐被认为是包含了自然发来的脉冲的基本振动，所以是顺应自然的音乐。

（2）音乐处方法 是由音乐治疗师根据病人的具体情况，"辨证用乐"，开出"音乐处方"，给患者聆听来进行治疗。治疗前后进行血压、心电图、白细胞及免疫球蛋白等各项生理指标和其他心理指标的测定，以对照治疗效果。

（3）音乐冥想法 "冥想"指深沉的思索和想象，是按照音乐的功能，选择特定的乐曲进行聆听和冥想，达到思想意识深度放松的方法。编制的乐曲主要是西欧古典音乐或现代音乐，也有专门制作的音乐。乐曲可用于情绪调节的各个方面，如"焦虑不安时的音乐""怒气不息时的音乐""悲伤时的音乐"；用于治疗疾病的"血压升高时的音乐""肠胃不适时的音乐"等。实施音乐冥想时有一定的程序，如"进入冥想""退出冥想"，聆听时也有规定的姿势。

（4）聆听讨论法　这是美国最常用的方法之一，包括歌曲讨论和编制个人"音乐小传"。在小组治疗中，由治疗师或患者选择歌曲，在聆听后按治疗师的指导进行讨论；更进一步的聆听讨论，可由每人选择自己人生各个阶段中特别有意义的歌曲或乐曲，聆听这些音乐时回忆当时的情景，引起强烈的情绪反应。小组中每位成员的聆听、回忆与讨论都能促进个人心理成长，治疗师也能迅速地了解病人的情感历史。这种方法常用于集体治疗。

（5）音乐投射法　其形式是听音乐编故事。音乐治疗师事先制作一些短小的音乐片段，给患者听后要求写出短小故事，故事中要有时间、地点、人物、场景和情节。治疗师通过分析患者所写的故事中提供的信息，了解患者的人格特征，还可能发现患者的一些心理问题。通过这种测试所得材料常比一般心理测查了解得更深入，因为聆听音乐得到的印象是模糊的，编出的故事会将患者的人格投射到故事中的人物身上。

（6）音乐想象　是由音乐治疗师诱导患者进入放松状态，在特别编制的音乐背景下产生想象，想象中要出现视觉图像，这些图像具有象征意义，常与患者潜意识中的矛盾有关。治疗师引导诉说产生的想象，音乐结束后与患者讨论想象内容的意义。这种疗法在 20 世纪 70 年代还形成了一套完整的系统技术，称为"引导意象和音乐"。

（7）音乐共乘法　即音乐与情绪同步。人们常以为对某种不良情绪选用相反情绪功能的音乐来聆听有治疗作用。实际上人的情绪产生障碍时，首先需要疏泄，然后再逐渐引导和调整。如当人处于强烈悲痛情绪时，不能立即选用欢快的乐曲聆听，而要用与情绪相似的乐曲，以求宣泄悲痛之情，使心中郁结的悲哀得以化解，逐渐感受到轻松后，再聆听平静舒缓的音乐。经过一段时间调整，情绪有了转换后，才能逐步引入较欢快的乐曲。这需要有经验的治疗师对聆听的乐曲作精心编排。

2. 主动参与法

主动参与法，又称"参与式音乐治疗"，即积极参与演奏、歌唱等活动，可直接影响生活观念，培养生活情趣，促进视听协调，提升进取精神，恢复健康自信。

（1）乐器演奏　音乐演奏对人的视、听、触、运动觉等感知能力的训练是综合性的。手指的触觉、运动觉的反应要与视觉及乐谱上各种符号的把握相一致，而听觉则起着检验这三者如何准确的配合的作用。弹拨乐器能刺激手指穴位，使气血流通，阴阳调和；左手运用突出，能促进分管左肢运动的右脑神经，增强右脑的音乐、运动及形象思维等功能；双手的运动对提高整个大脑皮质的兴奋性有帮助，同时还可以调节两个大脑半球的活动节奏，使其更协调地运动。吹奏乐器能把音乐、心理和身体锻炼有机地结合起来，从而增强抵抗力，提高肺部功能，防治呼吸系统疾病。

（2）歌唱疗法　歌唱能改善呼吸功能，增加肺活量，提高肺通气功能，缓解呼吸系统疾病症状，增强抗病能力；歌唱会通过腹式呼吸锻炼腹肌，促进胃肠蠕动，缓解腹胀、便秘症状，改善消化吸收功能；歌唱可以锻炼面部肌肉，防止肌肉松弛，延缓衰老；歌唱使人消除压力，身心愉悦，精神振奋。

3. 其他方法

（1）音乐电疗　　是将音乐与电疗和针灸治疗相结合的疗法。在一般的理疗中，单纯的电疗采用单调的或周期重复的脉冲波，人体接受部位易产生不同程度的适应而影响疗效，但将音乐信号转换成电信号就能增强治疗效果。因为音乐是千变万化的，由音乐转换成的电脉冲作用于人体时每时每刻都是一种新刺激，可提高疗效。用毫针代替电极板并结合人体经络穴位形成的音乐电针疗法广泛地应用于肌肉扭伤、坐骨神经痛、面神经麻痹、神经衰弱、高血压、脑中风后遗症等。

（2）音乐色光疗法　　五行理论中，与五音相对应的还有五色，五色也与人的五脏相联系。音乐色光疗法将音乐与五色结合起来的方法。如用宫调音乐配合黄色光或黄色的听乐环境能达到健脾养胃的目的。

（3）特殊领域的音乐治疗法　　音乐治疗的发展引起了国内外各个领域专业人员的兴趣，出现了多种音乐专项治疗方法，如德国赫勒森体育医院用音乐减轻疼痛，做了上万例手术，令注射麻醉药物的剂量比通常减少一半；国外牙科医生用音乐加白噪声、紫噪声降低患者对牙科手术的恐惧；音乐还用于孕妇胎教和帮助产妇分娩。

复习思考题

1. 简述音乐的阴阳五行属性。
2. 简述五行音乐对脏腑功能的影响。
3. 论述现代音乐美容保健方法及应用。
4. 简述音乐的基本要素及对人的影响。

（陈景华）

第六章 运动美容保健

【学习要点】

1.掌握运动的原则、步骤及有氧运动的原理和特点。

2.熟悉传统运动保健功法及现代运动保健项目的种类和运用。

3.了解运动的作用。

第一节 运动保健概述

一、运动保健的作用

人体通过运动，可以有效改善各系统器官的功能，提高身体素质和基本活动能力，促进智力发展，培养良好的道德品质，提高心理素质及社会适应能力等。

(一) 影响各器官系统的功能

1. 对运动系统的影响

人体长期坚持体育运动，可以增强新陈代谢，提高骨的血液供给，改善骨的生长发育、形态结构和功能，如骨质坚固，关节软骨增厚，肌腱和韧带增粗、伸展性增加，关节的活动范围增大，减少伤害事故的发生。

2. 对心血管系统的影响

运动可以使心肌中的毛细血管大量新生，冠状动脉口径增粗，供血量增加；心肌纤维变粗，心壁增厚，搏动有力，从而减少心血管疾病的发生。

3. 对呼吸系统的影响

运动能使呼吸肌的收缩能力增强，胸廓扩展与内收的幅度变大，膈肌的收缩与放松能力提高，呼吸加深，肺活量明显增大，使呼吸用力省，效率高；提高对缺氧的耐受力，在缺氧环境中反应轻、适应快。

4. 对消化系统的影响

运动时膈肌和腹肌的大幅度运动，能使胃肠道的蠕动加强，血液循环得到改善，并对胃肠起到按摩的作用，使消化功能得以改善。

5. 对神经系统的影响

运动可以提高神经传导速度，加快条件反射的速度与灵活性，完成各种动作快而准；可以提高神经传导过程的强度，使大脑皮层兴奋性高，注意力集中。

6. 对内分泌、泌尿及生殖系统的影响

身体运动层次越高，肾上腺皮质的体积越大，功能越强，特别是对冷热的适应能力和抵御外邪能力强于一般人；青少年参加体育运动可促使脑垂体分泌生长激素，促进身体生长发育；提高输尿管、膀胱和尿道等器官肌肉弹性和排泄功能；可促进生殖器官肌肉的弹性与力量；促进排出精子与卵子的功能；提高分娩能力。

（二）促进心理功能发展

1. 培养民族自尊心和社会情感

体育属于一种社会文化现象，能提高民族自尊、民族气节和社会情感，在很大的程度上消除各种消极心理，继而产生积极的工作与生活态度。

2. 培养良好的意志品质

运动是不断克服困难、磨炼意志品质的过程。体育锻炼和竞赛中形成的拼搏精神，可以渗透到学习、工作与生活等各个领域，从而造就现代人的积极心理品质。

3. 培养正确的行为规范

身体锻炼和竞赛要依照一定的原则和规则进行，要求参加运动者的行为举止要规范，使人善于控制自我、增强法制观念，最终对个人和社会都有益处。

4. 发展注意品质

运动是在身体活动、技术操作和大脑思维等密切配合下才能进行的，对人体注意品质要求很高。经常参加者，对事物的反应更迅速、更准确、更清晰，抗干扰能力增强。

5. 改善人际交往

体育活动的场所提供了人际交往的环境。人们可以相互切磋技艺和交流体会，消除彼此的陌生感，培养沟通、交往能力，增加亲和力，感受人生的快乐。

二、运动保健的原则

运动保健之所以能健身、治病、益寿延年，是因为它有一套较为系统的理论、原则和方法，注重和强调人体内外的协调统一，和谐适度。从锻炼角度归纳起来，有以下几个原则。

（一）循序渐进，持之以恒原则

循序渐进原则是指在身体运动过程中，运动负荷由小到大，运动形式、内容、方法要由简到繁、由易到难。人体从静止状态进入激烈的运动状态，必须要有一个逐步适应的过程，否则很容易在运动中造成伤病。

持之以恒原则是指根据身体运动的近期和远期目标，有计划、系统、持续不断地参加身体运动。人的身体各器官系统的结构与功能的变化是一个逐步提高和完善的过程，只有坚持经常身体运动，体质才能增强，功能才能提高。如肌肉力量练习，每周练习一次只能保持原有力量，每周练习两次可以增长力量，如果停止一周或两周练习一次，肌肉力量会相对减弱。由此可见，身体运动必须持之以恒，才能获得良好的健身效果。

（二）动静结合，合理负荷原则

运动时，一切顺其自然，进行自然调息、调心，神态从容，摒弃杂念，神形兼顾，内外俱练，动于外而静于内，动主练形，静主养神，动静结合，静中触动。我们应合理安排运动量，运动量过小，达不到锻炼的目的，不用动员内脏器官的潜力就可以轻而易举地担负下来，达不到提高内脏器官功能的目的，因而锻炼的效果甚微；相反，运动量过大，会超过人体生理负荷的极限，不仅达不到增强体质的目的，还会危害健康，对学习或工作造成影响。

为了使人控制在最适宜的运动负荷下进行身体运动，必须经常对锻炼者的运动负荷进行科学的评估。最简便易行的评估方法是一般感觉评估法。运动后精神饱满，心情愉快，全身无不适感觉，能坚持长时间的工作与学习，并且效率高，说明运动负荷很合适，为感觉良好；运动后身体功能和精神状况没有产生明显的变化，说明运动负荷还没有达到最适宜的状态，为感觉一般；运动后出现精神萎靡不振、四肢无力、心情烦躁，严重者有头昏头痛、食欲不振、恶心呕吐、心慌气喘、失眠多梦等，说明运动负荷过大，必须尽快调整。另外，还应以运动者的呼吸、心率、脉搏、氧气消耗量等指标进行客观评估。

（三）三因制宜原则

运动保健要遵循因人、因时、因地制宜的原则，不可一概而论。因人而异是指根据不同的年龄、性别、身体条件、生活水平、学习与工作特点及原有的运动基础等，在选择运动时间、内容、方法和运动负荷等方面进行区别对待。人与人之间在形态、结构和功能上是存在差别的，必须根据自己的实际情况，制定自己的锻炼计划，并且在运动中不断地改进和变化。

因时而异是指根据不同的季节、时辰等，在选择运动时间、内容、方法和运动负荷等方面进行区别对待。运动保健的最佳时间是晚饭后1小时，此时热量消耗量最大，运动效果最好。如在饭前锻炼，至少要休息30分钟才能用餐。为了避免锻炼后过度兴奋而影响入睡，应该在临睡前2小时左右结束锻炼。从四季的锻炼时间选择来看，春、夏、秋三季可以早起锻炼，而冬季不要早起锻炼，可在太阳出来后锻炼，也可改为下午16:00～17:00时锻炼。

因地而异是指就运动场地的选择，运动保健只要环境清净、干扰较少即可，并不需要特定的场所，选则公园、广场、空地、走廊均可，当然室外林木繁茂、空气新鲜的地方更为理想。

（四）多样化原则

多样化原则是指通过多种运动形式、内容、方法和手段，对人体各组织、器官、系统和心理产生全面的良性影响，使人得到全面协调的发展，消除薄弱环节。人体是一个有机的整体，各组织、器官、系统之间相互联系、相互制约，身体运动的主要目的是促进整体的和谐发展，提高整体的健康水平，如果只考虑局部的身体发展，则会造成畸形发展。因此，锻炼身体时，必须多种运动形式、内容、手段和方法相结合，全面锻炼。

三、运动保健的步骤

（一）热身运动

在开始运动前要先做一段轻松的活动以增加肌肉血液循环、提高心率，达到热身的目的。正确的热身运动可以防止或减少肌肉紧张、酸痛和拉伤；同时使身体和肌肉温度升高，伸展柔韧性较强的骨胶质组织，提高运动中的体能。热身运动所需时间应因人而异，并且随着年龄的增加而增加。一般需要做 6 ～ 10 分钟。热身运动完成之后与其他运动开始之前的间隔时间不应超过 10 分钟。

（二）伸展运动

伸展运动一般要做 4 ～ 7 分钟。随着年龄增大，时间应该逐渐延长。伸展运动可以增加身体的柔韧性。柔韧性是衡量身体强壮水平的一个重要指标。良好的柔韧性可以使关节大范围的运动，防止韧带和其他骨胶质紧张和撕裂。

正确的伸展运动方法应是放松，伸展，持续静止，力量集中于肌肉。每一个伸展动作尽量保持 10 ～ 16 秒，这就是静态伸展。它可以使某个关节在某一点保持不动，局部肌肉和组织最大可能的拉长。如果经常进行静态伸展运动，可以降低受伤风险。

（三）主运动

应用"REPS 原则"制定主运动方案，"REPS 原则"由四个因素构成：重复性（R），即每周锻炼次数；运动量（E），即每次运动的密度和强度；持续时间（P），即每次锻炼的时间；运动项目（S），即选择适合自己的运动项目。

（四）放松运动

与锻炼前所做的热身运动一样，每次锻炼后也必须做放松运动。放松运动可以使身体循环和其他功能恢复到运动前的水平，有助于防止向身体末梢注入过剩的血液，减轻肌肉酸痛，促进人体迅速排泄新陈代谢的废物。健身自行车或放松式慢步是最好的放松运动，直到呼吸恢复正常，心率降至 100 次 / 分以下。

四、运动保健的注意事项

1. 认识自身体能和健康状况

这有助于选择适合自己的运动项目和运动方法，进行科学而合理的锻炼，否则，体育锻炼不仅无益，还可能危害身体健康。

2. 设置合适的锻炼目标

设置锻炼目标的关键在于以下几方面：①设置可以达到的目标。②设置短期和长期目标。③设置目标应该是可测量的。④设置达到目标的具体日期。⑤写下锻炼目标，并且放在每天可以看到的地方。⑥实现一个目标之后，要设置另一个可达到的目标。⑦完成每一个目标之后应奖赏自己。

3. 选择合适的锻炼项目

正确选择能实现锻炼目标的活动项目也有助于强化锻炼的动机。如果要增强耐力，则应该选择慢跑或游泳等项目；如果要减轻体重，就要选择能消耗热量的活动等。另外，尽量选择适合自己兴趣和风格的锻炼项目，从而更容易坚持到底。

4. 培养科学的运动卫生习惯

运动前1小时内不应进食，因为运动引起交感神经高度兴奋，不但妨碍消化，而且会造成肠胃负担太重，不利于运动能力的发挥。过度饥饿、睡眠不足或情绪低落时应该暂停运动，或只做轻微的体育锻炼。运动中不宜大量饮水，因为水分过多渗入血液，不仅会增加心脏和肾脏的负担，还会使胃部膨胀妨碍膈肌活动而影响呼吸。如果天气过热，排汗太多，可临时用湿毛巾擦汗降温，并补充少许淡盐水。在寒冷的天气跑步，应尽量采用鼻呼吸，以避免冷空气直接刺激咽喉，或使尘埃进入呼吸道。运动后同样不应大量饮水，特别在排汗较多、体内盐分浓度降低的情况下，如果立即大量饮水，会因继续排汗使盐分损失，乃至产生脱水和头晕目眩等不良反应。

五、有氧运动

（一）有氧运动的作用原理

有氧运动是指不超过有氧代谢域值，为增进最大吸氧量，提高氧运输功能而采取的锻炼方法。由于这种锻炼呼吸效应能完全满足运动对氧气的需要，在消耗大量氧气的同时又不负氧债，因而可以通过加强新陈代谢，提高心肺器官的适应能力，以及增强肌肉的血液供应和氧消耗量，最终达到促进健康与体力的目的。

人体运动是需要能量的，如果能量来自细胞内的有氧代谢（氧化反应），就是有氧运动；但若能量来自无氧酵解，就是无氧运动。有氧运动时，葡萄糖代谢后生成水和二氧化碳，可以通过呼吸被排出体外，对人体无害。然而在无氧酵解时，葡萄糖代谢后产生的大量丙酮酸、乳酸等中间代谢产物，不能通过呼吸排除。这些酸性产物堆积在细胞和血液中，就成了"疲劳毒素"，会使人感到疲乏无力、肌肉酸痛，还会出现呼吸、心跳加快和心律失常，严重时会出现酸中毒和增加肝肾负担。所以无氧运动后，人总会疲惫不堪，肌肉疼痛要持续几天才能消失。

人体预存的三磷酸腺苷（ATP）能量只能维持 15 秒，跑完 100m 后就全部用完。跑 200m 或 400m，是利用血糖无氧分解提供能量，故运动后肌肉里累积大量乳酸。这类运动所需的血糖由淀粉提供，不用分解脂肪，因此对减肥无益。

血糖无氧分解所提供的能量，只能维持 40 秒，跑完 400m 后就全部用完。跑 800m 时，后面的 400m，必须由血糖、血脂肪酸和血氨基酸在有氧状态下，合成新的 ATP 来提供能量，而血糖由淀粉分解后供应，血脂肪酸由脂肪分解后供应，血氨基酸由蛋白质分解后供应，这后段的运动就是有氧运动，运动持续越久，分解脂肪就越多。

有氧运动还是一种有助于增强心肺功能、改善人体代谢、调节情绪、增强抗病能力的运动。在当今信息时代，非体力劳动者数量日益增多，随之而来的是缺乏体力劳动或运动的有关疾病的日益增多，目前这类疾病称为现代文明病或运动不足综合征，如肥胖、高血压、高血脂、糖尿病、骨质疏松症等，而有氧运动能有效预防这类疾病。

（二）有氧运动负荷

有氧运动负荷一般由以下 3 个因素决定。

1. 运动强度

运动强度一般是以最高心率的 60% ～ 70% 作为运动中的目标心率，达到这个心率范围，心搏出量可以达到最大值，对锻炼心脏最好。

2. 运动时间

运动时间可以从 10 分钟开始，逐步延长至 30 ～ 40 分钟，这样可以显著提高心肺功能和改善体内代谢。

运动强度和运动时间要互相配合，即运动强度较大，则持续时间较短；运动强度较低，则运动持续时间要长些。

3. 运动次数

一般每周锻炼 3 ～ 5 次，但不能少于 3 次，因为 1 周少于 3 次的运动锻炼方法对最大吸氧量的提高作用不明显。如果身体条件好，坚持每天锻炼 1 次效果更好。

第二节 常用运动保健项目

一、传统运动保健功法

传统运动养生功法种类繁多，其流派纷呈、特色各异，现择其精要，简单介绍几种代表性功法，以及近年来在社会上流传较广、影响较大、健身效果较好的养生功法。

（一）八段锦

八段锦是从宋代流传至今，已有上千年历史的一种以肢体运动为主的导引术。

1. 功法特点

（1）脏腑分纲，经络协调　八段锦依据中医藏象理论及经络理论，以脏腑经络的生理、病理特点安排导引动作。在八组动作中，每一组既有其明确的侧重点，又注重每组间功能效应相互协调，从而全面调整脏腑功能及人体的整体生命活动状态。

（2）神为主宰，形气神合　八段锦通过动作导引，注重意识对形体的调控，将意识贯注到形体动作之中，使神与形相合；由于意识的调控和形体的导引，促使真气在体内的运行，达到神注形中、气随形动的境界。

（3）对称和谐，动静相兼　八段锦每式动作及动作之间，表现出对称和谐的特点，形体动作在意识的导引下，轻灵活泼，节节相贯，舒适自然，体现出内实精神、外示安逸、虚实相生、刚柔相济的神韵。

2. 练功要领

（1）动静自然，形息相随　八段锦的锻炼，一方面要求精神形体放松，心平方能气和，形松意充则气机畅达；另一方面要求形体、呼吸、意念要自然协调。形体自然，动作和于法度；呼吸自然，形息相随，要勿忘勿助，不强吸硬呼；意念自然，要似守非守，绵绵若存，形气神和谐一体。

（2）动作准确，圆活连贯　八段锦动作安排和谐有序，在锻炼过程中首先要对动作的线路、姿势、虚实、松紧等分辨清楚，做到姿势端正、方法准确。力求动作准确熟练、连贯，动作的虚实变化和姿势的转换衔接如行云流水，连绵不断。逐步做到动作、呼吸、意念的有机结合，使意息相随，达到形、气、神三位一体的境界和状态。

（二）易筋经

易筋经是我国传统的养生保健功法之一，相传为印度达摩和尚所创，宋元以前仅流传于少林寺僧众之中，自明清以来流行于民间，且演变为数个流派。

1. 功法特点

（1）抻筋拔骨，形气并练　古本《易筋经》中记载："筋，人身之筋络也，骨节之外，肌肉之内，四肢百骸，无处非筋，无处非络，联络周身，通行血脉，而为精神之外辅……是故练筋必须练膜，练膜必须练气。"因此，易筋经功法从练形入手，以神为主宰，形气并练，通过形体动作的牵引伸展、抻筋拔骨来锻炼筋骨、筋膜，以畅通十二经络与奇经八脉之气机，进而调节脏腑机能。

（2）疏通夹脊，刺激背俞　本功法有较多的身体俯仰、侧弯及旋转动作，可通过脊柱的旋转屈伸运动以刺激背部的腧穴，和畅任督脉，调节脏腑，达到健身防病、益寿延年之目的。

（3）舒展大方，协调美观　本功法的动作，不论是上下肢，还是躯干，其动作的屈伸、外旋内收、扭转身体等都要求舒展大方，上下肢与躯体之间，肢体与肢体之间的左右上下，以及肢体左右的对称协调，彼此相随，密切配合，呈现出动作舒展连贯、柔畅协调。整套动作速度均匀和缓，动作刚柔相济，用力轻盈圆柔，不使蛮力，不僵硬。其目的就是通过"抻筋拔骨"，牵动经筋、经络，进而调节脏腑功能，畅通气血，达到强身健体的目的。

2. 练功要领

（1）神注桩中，形神合一　本功法的习练要求精神放松，意识平和。通过动作变化引导气的运行，做到神注庄重，意气相随。运用意念时，不刻意意守某一部位，而是要求将意识贯注到动作之中，并注意用意要轻，似有似无，切忌刻意、执着。

（2）自然呼吸，动息相随　习练本功法时，要注意把握动作和呼吸始终保持柔和协调，不刻意执着于呼吸的深绵细长。练功呼吸时，要求自然流畅，不喘不滞，这样更有利于身心放松、心气平和。

（3）虚实相间，刚柔相济　习练本功法时，要注意动作的刚与柔、虚与实相配合。因为用力过"刚"，会出现拙力、僵力，以至于影响气血的流通和运行；动作过"柔"，则会出现松懈、空乏，不能起到引动气机、抻筋拔骨的作用。

（三）太极拳

太极拳是最具特色的传统运动养生功法之一，是中华传统文化的形体语言，其历史源远流长。

1. 功法特点

（1）势正招圆，阴阳相济　太极拳的形体动作以圆为本，一招一式均由各种圆弧动作组成。拳路的一招一式又构成了太极图形，并且其势端正，不散漫，不蜷缩，不歪斜。故从其外形上看，太极拳动作圆满舒展，不拘不僵，招招相连，连绵不断，整套动作一气呵成。

（2）神注桩中，意随桩动　太极拳的锻炼要求手、眼、身、法、步动作协调。注重心静意导，形神兼备。其拳形为"太极"，拳意亦在"太极"，以太极之动而生阳，静而生阴，激发人体自身的阴阳气血，以意领气，运于周身，如环无端，周而复始。

（3）呼吸均匀，舒展柔和　太极拳要求呼吸匀、细、长、缓，并以呼吸配合动作，导引气机的开合出入。一般而言，吸气时动作为引、蓄、化、合，呼气时动作为开、发、拿、打。而动作宜平稳舒展，柔和不僵。待拳势动作娴熟后，逐渐过渡到拳势呼吸，即逆腹式呼吸；吸气时横膈肌收缩，下腹部因腹肌收缩而被拉向腰椎，同时上腹部因横膈肌收缩下挤以及肋间肌和腹肌上部的放松而隆出，肛门、会阴部微收；呼气时，横膈肌松弛，腹肌上段收缩、下段松弛，下腹部隆出，肛门、会阴部紧缩上顶，待呼气尽再行咽津，并使全身放松。

2. 练功要领

（1）心静神宁，神形相合　太极拳的练习，首先要排除各种思想杂念，保持心神的宁静，将意识关注到练功活动当中。神为主帅，身为驱使，刻刻留意，一动无有不动，一静无有不静，身动于外，气行于内，以意行气，以气运身，意到气到，周身节节贯串。

（2）松静圆润，呼吸自然　太极拳的身法要求全身自然放松，虚灵顶劲，气沉丹田，含胸拔背，沉肩坠肘。练习太极拳要求肌肤骨节，处处开张，不先不后，迎送相当，前后左右，上下四旁，转接灵敏，缓急相将，逐渐达到行气如九曲珠无处不到，运劲如百炼钢何坚不摧。初学者要求呼吸自然，待动作娴熟后逐步采用逆腹式呼吸。

（3）以腰为轴，全身协调　腰是各种动作的中轴，太极拳要求的立身中正，上下相随，前后相需，左右相顾，上欲动而下随之，下欲动而上领之，中部动而上下应之等必须以腰部为轴，方能带动全身，上下前后左右协调一致，浑然一体，这是练好太极拳的关键所在。

（4）步法灵活，虚实分明　练习太极拳要注意动作圆融，步法灵活，运动如抽丝，蓄劲如张弓，迈步如猫行。运动时要分清虚实，随着重心的转移，两足要交替支撑重心，以保持全身的平衡。

（四）五禽戏

五禽戏是古代传统导引养生功法的代表之一，具有悠久的历史。它是通过模仿五种动物（虎、鹿、熊、猿、鸟）的动作而编创成的导引功法。

1. 功法特点

（1）模仿五禽，形神兼备　五禽戏模仿动物的形态动作，以动为主，通过形体动作的导引，引动气机的升降开合。外在动作既要模仿虎之威猛、鹿之安适、熊之沉稳、鸟之轻捷、猿之灵巧，还要求内在的神意兼具"五禽"之神韵，意气相随，内外合一。如"熊运"，外在形体动作为两手在腹部划弧，腰、腹部同步摇晃，以其单纯憨态，意守形气，使丹田内气也随之运使，而使形神兼备。

（2）活动全面，大小兼顾　五禽戏动作体现了身体躯干的全方位运动，包括前俯、后仰、侧屈、拧转、开合、缩放等不同的姿势，能对颈椎、胸椎、腰椎等部位进行有效的锻炼，并且牵拉了背部督脉及膀胱经，刺激了背部腧穴。同时功法还特别注重手指、脚趾等小关节的运动，通过活动十二经络的末端，以畅通经络气血。

（3）动静结合，练养相兼　五禽戏虽以动功为主，舒展形体、活动筋骨、畅通经络，但同时在功法的起势和收势，以及每一戏结束后，配以短暂的静功站桩，以诱导练功者进入相对平稳的状态和"五禽"的意境当中，以此来调整气息、宁静心神。

2. 练功要领

（1）动作到位，气息相随　练习五禽戏要根据动作的名称和含义，做出与之相适应的动作造型，并尽量使动作到位，合乎规位，努力做到"演虎像虎""学熊像熊"。练习者尤其要注意动作的起落、高低、轻重、缓急，做到动作灵活柔和、连贯流畅；并且注意呼吸和动作的协调配合，遵循起吸落呼、开吸合呼、先吸后呼、蓄吸发呼的原则。

（2）以理作意，展现神韵　练习五禽戏时，要注意揣摩虎、鹿、熊、猿、鸟的习性和神态，通过以理作意，即意想"五禽"之神态，进入"五禽"的意境之中。如练习虎戏时，意想自己是深山中的猛虎，伸展肢体，抓捕食物，有威猛之气势；练鹿戏时，要意想自己是原野上的梅花鹿，众鹿抵戏，伸足迈步，轻捷舒展；练熊戏时，要意想自己是山林中的黑熊，转腰运腹，步履沉稳，憨态可掬；练猿戏时，要意想自己置身于山野灵猴之中，轻松活泼，机灵敏捷；练鸟戏时，要意想自己是湖边仙鹤，轻盈潇洒，展翅翱翔。

二、现代运动保健项目

（一）健身走

走步与健身有着密切关系。从现代科学的角度来看，走步时脚底反射区不断与地面机械接触而刺激相应穴位，使相应脏腑器官代谢加快，从而起到健身的作用。常见的健身走方式如下。

1. 散步

散步是一种最为流行的健身方法，它的特点是轻快自然、随心所欲、运动量的大小可以通过步速进行调节。路程要因人而异，体力、身体状况、习惯等都是应考虑的因素。如果具有一定的锻炼基础，可以计算目标心率，对运动强度加以监控。

2. 赤脚走

光脚走路锻炼，使足底筋膜、韧带、穴位及神经末梢与地面上的砂土、草地及不平整的大小鹅卵石铺成的路面接触，足底敏感区域不断受到刺激，这些刺激信号传入相应的内脏器官及大脑皮层，将会调节身体各部分的功能，达到强身、保健、防病和辅助治疗的效果。

3. 快步走

快步走是一种步幅适中、步频较快、运动量稍大的走法，通常每分钟走 150～200m，它适合于有一定锻炼基础的人。

4. 倒步走

倒步走即倒退着走路。研究表明，倒步走比正步走的耗氧量高 31%，心率快 15%，而且可增强大腿后肌群和腰背部肌群的力量，有利于提高人体灵活性和协调性等。

以上仅是健身走的几种常见方法，具体如何选择，要根据自身情况及周边环境而定，总的原则是因人、因时、因地制宜，并要坚持不懈。

（二）健身跑

研究表明，经常进行健身跑锻炼，可以有效地增强心血管系统、呼吸系统、消化系统、神经系统的功能，可以抵御疾病或延缓衰老，使人延年益寿。所以，健身跑是大众最为喜爱的运动项目。常见的健身跑的方式如下。

1. 小步跑

小步跑可以提高关节灵活性、柔韧性和动作的频率，对改进跑的速度和技术有很大的帮助。

2. 侧向交叉步跑

侧向交叉步跑既可解除其他跑步方式的疲劳，又可增加跑步的趣味性，还可以使全身肌肉关节得到很好的锻炼，增加人体的灵活性、敏捷性、协调性及平衡能力。

3. 高抬腿跑

高抬腿跑可以增强腿部肌群的力量，提高关节的灵活性、柔韧性和动作的频率，对提高跑步成绩有很大帮助。

4. 变速跑

变速跑不仅对一般耐力发展有好处，而且也能提高人体的速度耐力素质，对提高人体功能大有益处。

（三）游泳

21世纪，游泳是深受人们喜爱的体育健身项目之一。游泳能够充分地利用自然条件，即日光、空气和水进行"三浴"锻炼，促进身体全面发展，并且运动量可大可小，无论男女老少、体力强弱者，甚至某些慢性疾病患者都适宜参加这项体育活动，从中得到锻炼或治疗。

游泳时，所有的肌肉群和内脏器官都协调而有节奏地参与活动，能有效地促进身体全面、均匀、协调地发展，并能使肌肉发达、富有弹性；呼吸肌在游泳过程中要不断地克服水的压力，长期锻炼就会增强呼吸器官的功能，加大肺活量；水温的刺激和压力对心血管系统也提出了更高的要求，长期游泳的人心肌发达、心脏收缩能力强，大大提高了心脏的工作效率；游泳运动比陆上运动消耗的热量大得多，所以，它还是减肥效果最佳的运动；游泳时，皮肤血管的收缩扩张能力和中枢神经系统对体温的调节功能会大大增强，从而提高人体对气温骤变的适应性。

（四）广场舞

广场舞是舞蹈艺术中规模最庞大的一种，因多在广场聚集而得名，融自娱性与表演性为一体，以集体舞为主要表演形式，以娱乐身心为主要目的，如快乐舞步、坝坝舞、水兵舞等。广场舞是居民自发地以健身为目的在广场、院坝等开敞空间上进行的富有韵律的舞蹈，通常伴有高分贝、节奏感强的音乐伴奏。广场舞在公共场所由群众自发组织，参与者多为中老年人，其中又以女性居多。广场舞是人民群众创造的舞蹈，因为民族、地域、群体的不同而有多种不同的形式，是人们普遍参与的健身舞，舞蹈元素多种多样，包括民族舞、现代舞、街舞、拉丁舞等。

（五）健身器械

全民健身路径是国家体育总局实施"全民健身工程"的具体举措，属于公益性质。目前，很多公共场所都修建了健身路径，无须花费就可就近进行趣味性的健身锻炼，呼吸着户外清新的空气，享受着运动带来的快乐，从而使心情愉悦、视野宽阔，交往更加广泛。全民健身路径具有科学合理、简单易学、趣味多样、安全实用的特点。

1. 单杠

（1）单杠翻身上 从直臂悬垂开始，然后屈臂引体，同时收腹举腿，接着两腿向后上方用力伸，翻上成支撑。年轻人一般可做5～10次。单杠翻身上主要增强上肢及腰腹肌力量。

（2）引体向上　锻炼者双手正握单杠，握距略比肩宽，身体自然悬垂。两臂用力屈肘带动身体上引，一直到下颚高于单杠上缘为止，然后还原成下垂姿势，如此反复多次。若身材较高可屈小腿，以使身体离地；拉起时尽可能下肢不要摆荡。每组可做10次左右，做2～3组。引体向上主要增强上肢力量。

（3）悬垂举腿　两手握单杠成悬垂，收腹举腿。年轻人一般可做10～25次。悬垂举腿主要增强腰腹肌力量。

2. 双杠

（1）支撑前进　跳上成双手支撑，两臂依次前进，到杠端之后跳下。年轻人一般可做2～8趟。支撑前进主要发展上肢的支撑力量。

（2）臂屈伸　由支撑开始，两臂同时弯曲，再伸直。年轻人一般可做8～12次。臂屈伸主要发展上肢力量。

（3）支撑前摆越杠下　支撑前摆到身体高于杠面，推手向一侧跳下。年轻人一般可做3～8次。支撑前摆越杠下主要发展上肢力量和协调性。

3. 压腿架

锻炼者站立在器械前，将一腿放在架上，以踝关节支撑，分为正、侧、后压腿。支撑腿脚尖向前，称为正压腿，以伸展人体后群的肌肉和韧带为主；支撑腿脚尖横向，称为侧压腿，以伸展人体侧面的肌肉和韧带为主；如果背对压腿架，一脚反扣在压腿架上，一脚支撑，手叉腰下蹲，称为后压腿。年轻人一般可做8～15分钟。压胆主要是为了提高锻炼者下肢的柔韧性，扩展关节的活动范围，使僵硬紧绷的肌肉，尤其是人体腰背肌、大腿后群肌肉得到舒展。

4. 腹肌架

锻炼者背对器械，双肘撑在撑臂环上，双手紧握扶手，后背紧靠在腹肌架的靠背上。依靠腹肌力量，两腿同时上举，与身体约呈90°，保持该姿势10秒左右放下，如此反复进行。每组6～8次，练习8～12组。该运动可用于发展腹肌力量，但通过一些变化，也可用于发展人体其他部位的肌肉力量。

5. 肋木架

（1）悬垂摆腿　双手握住最高横杆，背靠肋木成悬垂姿势，右腿向前举到水平放下，再向一侧举腿。换腿进行重复练习。年轻人一般可做10～20次。悬垂摆腿主要发展上肢力量、下肢和髋关节的灵活性及全身协调能力。

（2）蹬、拉练习　双脚蹬住最低一根横杆，双手抓紧中间横杆，双手依次逐根横杆向下移动。年轻人一般可做3～8次。蹬、拉练习主要发展下肢和腰背肌的柔韧性，以及全身协调能力。

（3）扶肋木蹲起　面对肋木双手扶横杆，两脚与肩同宽，反复进行蹲、起练习。年轻人一般可做18～30次。扶肋木蹲起主要发展下肢和腰腹肌的力量，以及全身协调能力。

（4）攀越肋木架　手脚同时用力，从肋木的一侧翻过肋木架的另一侧。年轻人一般可做2～6次。攀越肋木架主要发展上肢、下肢和腰腹肌的力量，以及全身协调能力。

（5）扶肋木左右转髋 面对肋木站立，双手扶横杆，两脚分开大于肩宽，练习时髋关节用力左右转动，右转时右脚跟着地支撑，左脚脚尖着地支撑，左转反之。年轻人一般可做 25 ～ 50 次。扶肋木左右转髋主要发展下肢和髋关节的灵活性和力量，以及全身协调能力。

（6）扶肋木摆腿 侧向肋木架，单手扶肋木摆腿。年轻人左右腿一般可各做 25 ～ 50 次。扶肋木摆腿主要发展下肢的柔韧性和肌肉弹性，以及全身协调能力。

（7）靠肋木倒立 双臂支撑在离肋木大约 30cm 处的地面上，两脚前后支撑地面，然后低头，同时脚迅速蹬地，腿上摆靠上肋木。年轻人一般可倒立 1 分钟以上。靠肋木倒立主要发展上肢支撑、下肢和腹肌的力量，以及全身协调能力。

6. 太空漫步机

（1）单练下肢 站立在脚踏板上，两手抓住扶杆，迈步行走；要求人体保持自然站立姿势，两腿迈开约 60°角。

（2）上下肢并练 双手握把手，两脚分别踏在左右两个踏板，人体自然站立。两手前后拉动配合两脚前后协调行走。年轻人一般可做 8 ～ 12 分钟。上下肢并练主要发展腿部力量及全身协调用力的能力，同时有益于改善人体的心肺功能。

7. 云手转轮

锻炼者面向器械，双手分别抓住两个转轮的手柄，双腿左右开立略宽于肩；双手通过转动手柄使转轮转动。转轮的转动方向可由锻炼者自己掌握，可双手同时向右转，也可向左或相向转动转轮。在转动转轮时，两腿随着手柄的轨迹，配合做上下屈伸运动。一般采用中等速度，一次锻炼 3 ～ 5 分钟。此器械采纳太极拳中"云手"动作之意，可以加强肩关节的活动度，增强上肢的肌肉力量，改善柔韧性。

8. 扭腰器

两手同肩宽扶住把手，两脚平衡而自然地站在转盘上，站立位置要适中，两侧保持平衡。上身保持自然向前姿势，双肩轴线与把手保持平等，锻炼时以腰部肌肉用力，使腰部以下产生转动。锻炼时要求由轻到重、由慢到快地转到腰部，速度中等均匀。每次 3 ～ 5 分钟。其主要功能是锻炼腰部肌肉。

9. 踏步扭腰器

手握扶手，站立于踏板上，左右脚交替踏步，在踏步时，肩部与下踩的腿做反方向扭动，形成"扭秧歌"动作，反复进行。初学者应注意从慢速开始，踏步用力不可过大，待熟练后可根据自己的体力情况逐步加快速度。上器械时应从低端踏板先上，运动结束时则应先下高端踏板。每次练 3 ～ 5 分钟。踏步扭腰器不仅使完成踏步动作的下肢肌肉得到了锻炼，同时也使两侧的腰肌得到了锻炼，对于改善腰、髋、膝等关节的功能，以及防止腰腿酸痛病的发生起着一定的作用。

10. 呼啦桥

锻炼者以自然姿势站立于中心桥杆的一端，双手扶住左右栏杆保持平衡，双脚以较小的步伐沿着中心桥面向前行走，类似走平衡木。在前行时，可以是左右脚交叉向前迈步，也可以是向前挪步，锻炼者可以根据自己的年龄、体质和熟练程度予以掌握，但应尽量保持人体正面对着前方。在前行中，人体的腰部应顺势前后左右地扭动，绕开 "S" 形杆，以达到活动人体腰肌的目的。每次练 3 ～ 5 分钟。其主要功能是增强腰部力量及活动能力，改善柔韧性和协调性。

11. 水车

手扶住扶把，两脚先后站到滚筒上，并将身体前倾，靠向扶把。保持人体平衡，双脚依次向后用力连续蹬踏滚筒，使之产生旋转。运动结束后，应等滚筒停稳后再下器械。练习速度每分钟 20 ～ 40 圈，每次 2 ～ 3 分钟。其主要功能是锻炼腿、腰部的肌肉力量，增强心肺功能，提高协调能力和平衡能力。

12. 健骑器

锻炼者以自然姿势坐在垫上，双脚踏住脚蹬，双手握把手，与肩同宽，保持挺胸。运动时，双腿用力向下蹬脚蹬，同时，双臂用力将把手拉向自己身体，使健骑器的前轴和座鞍绕过主轴产生 "折叠"，直至双腿蹬直，并使身体尽可能伸展；然后腿、臂放松，在自重作用下，使健骑器再回到初始位置。多次重复这一动作。运动时对呼吸地控制非常重要，一般是向上拉时吸气，向下坐时呼气。练习以每分钟 50 次的速度进行，年轻人可进行 2 ～ 3 组。该运动可以使人体的上下肢和腰腹肌群得到锻炼，从而强壮肌肉，增强力量，塑造体形。它也是一项有氧运动，能消耗体内多余的能量，有助于减肥，对增强人体心血管系统的功能有较好的效果。

（六）职业性身体练习

现代社会的迅速发展，在给人们带来美好和幸福生活的同时，也给人们带来一些负面影响。体力活动减少、运动缺乏和营养过剩引发的 "文明病" 急剧增加。一些职业劳动造成的局部人体的劳累，已制约劳动者能力的发挥。开展经常性的体育活动，特别是提倡有职业特色的实用性身体练习，对改善劳动者的身体素质，积极防治可能发生的各种职业病证，具有重要意义。

1. 伏案型

从事伏案型工作的人员主要集中在文秘、人事管理、财务会计、计算机操作等行业。该类从业人员身体以坐姿伏案为主。长期从事伏案型职业劳动，容易出现颈椎病、腰椎间盘突出症、便秘、痔疮等，以及手指、肩周、背腰部肌肉及关节酸痛。建议采用以下身体练习方法进行预防。

（1）办公人员体操　可解除精神紧张，促进血液循环，并增加关节灵活性。

1）耸肩运动：坐位，将双肩向上耸起，并逐渐向后、向下，再向前旋转 4 ～ 5 次，要求达到最大活动范围；然后按相反方向旋转 4 ～ 5 次。共做 4 组。

2）手臂旋转运动：坐位，双臂侧平举，两手握拳，以肩关节为轴，手臂分别做向前和向后旋转 4 ～ 5 次。注意控制旋转幅度。共做 4 组。

3）扩胸运动：坐位，两臂胸前平举，两手半握拳，两臂同时在胸前用力外展，然后两臂收回到开始位置，反复做 8 ～ 10 次。注意尽可能增大两臂外展的幅度，直到胸肌完全伸展开为止。共做 4 组。

4）颈部旋转运动：坐位，头低垂到胸前，自左向后再向右旋转，然后按相反方向旋转。注意控制旋转幅度。共做 4 组。

5）转体运动：坐位，两手分别搭在同侧肩上，上体向左扭转，直至最大限度为止，还原；再向右扭转至最大限度。如此左右交替，共做 4 组。

6）体侧运动：坐位，两臂上举伸直，双手十指交叉，翻掌向上，左侧屈，还原重复一次；然后向右侧屈。如此左右交替，共做 4 组。

7）扭腕运动：坐位，左臂向前伸直，右手抵住左手手指，用力向上扳动，使手腕背屈，还原；然后换成右手做同样动作。共做 4 组。

8）手指伸展运动：坐位，两臂向前略抬起，手掌向下，五指尽量张开，从 1 默数到 5，放松。共做 4 组。

（2）微机操作员体操　可促进手部血液循环，消除肌肉疲劳，改善手腕、手指的灵活性，提高工作效率。

1）分指运动：五指并拢伸直，然后分开，并用力伸展，持续片刻后还原。做 12 次。

2）伸腕运动：五指屈握成杯状，然后手腕向背侧伸展，持续片刻，再向掌侧尽量弯曲，持续片刻后还原。做 12 次。

3）翻掌运动：两手置于大腿上，先掌心向上，然后翻转向下。如此反复，每组 12 次，共做 4 组。

2. 站立型

从事站立型职业的人员主要集中在警卫、服务、机械制造、化工、建筑等行业。这些行业以站立或行走为主要身体姿势。长时间的站立劳动，下肢肌肉较长时间处在紧张性收缩状态，可能发生下肢静脉曲张、膝关节炎、髋骨和腰肌劳损、腰椎间盘突出症，甚至出现驼背、塌腰、屈膝等不良体形。建议采取下列身体练习方法进行预防。

（1）伸展运动　左上肢伸直上举，拳心向前，同时，右上肢伸直下垂，拳心向后，两手以反方向伸展，维持 10 秒。左右交替，各重复 3 ～ 5 次。其作用是伸腰扩胸，松弛腰部。

（2）体前屈运动　上体前屈，两膝并拢伸直，双手紧握小腿远端，胸部尽可能贴近两大腿。维持 10 秒。重复 3 ～ 5 次。其作用是牵拉大腿后群肌肉。

（3）抱膝运动　单腿屈膝高抬，两手胸前抱膝，两侧各重复 10 ～ 15 次。其作用是改善下肢血液循环，减轻下肢沉重感和麻木感，放松下肢。

（4）旋转运动　两脚左右开立，两手置于两腰背侧。以髋关节为轴，双手托腰使骨盆由前向左再向后、向右旋转，然后，改变旋转方向。注意旋转幅度适当。重复做 4 ～ 5 次。其作用是活动腰部，减缓疲劳。

（5）全身放松运动　先两手半握拳，两臂体前交叉，左腿屈膝上提，成右脚单立姿势；然后，两臂侧摆，左前踢腿放松。左右交替做 10 ～ 12 次。其作用是放松全身，特别是下肢肌肉。

（6）拍打双腿　用两手掌从上到下拍击大腿、小腿，上体随之前屈，做 4 ～ 5 组。其作用是改善下肢血液循环，提高下肢肌肉的兴奋性。

3. 综合型

从事综合型职业的人员主要集中在营销、护理、运输、水上作业等行业。这些行业的人员在工作时无固定身体姿势，劳动对身体的影响是多方面的，其疲劳多为全身性。可做成套的广播体操和一些中医传统的养生功法，如八段锦、易筋经、五禽戏和太极拳等。

复习思考题

1. 运动保健的原则是什么？
2. 运动保健的步骤与方法是什么？
3. 什么是 REPS 原则？
4. 有氧运动的负荷与哪些因素有关？

（郭苗苗）

第七章　心理情趣美容保健

【学习要点】

1. 掌握不良心理的调适方法。

2. 熟悉情趣的种类、作用及培养方法。

3. 了解心理健康标准。

第一节　心理健康与美容保健

一、心理健康概述

（一）心理健康的定义

现代健康定义不仅指生理上的健康，还包括心理和社会适应等方面的完好状态，即包括身、心两方面的健康。心理健康的定义，是随时代的变迁，社会文化因素的影响而不断变化的。概括起来，心理健康是指对于环境及其相互关系具有高效而愉快的适应。心理健康的人，能保持平静的情绪、敏锐的智能，以及适应社会环境的行为和气质。

（二）心理健康的标准

我国心理学家从个体适应环境的角度提出心理健康的标准，概括为以下几点。

1. 良好的环境适应能力

良好的环境适应能力，即对环境（自然环境、社会环境及自我内环境）的适应能力。个体为了更好地生存，就必须适应各种各样的环境。

2. 乐观开朗的性格

乐观开朗的性格有克服一切不良情绪的能力，如多疑、焦躁及固执等。

3. 良好的社会交往能力

人类社会活动需要有正常而充分的社会交往。心理健康者交往能力往往较强，在与人相处时，尊敬、信任、关心和宽容等常多于仇恨、嫉妒、怀疑和畏惧，因而会有稳定的人际关系，拥有可信赖的朋友，社会支持系统强大而有效。

4. 适宜的心理自控能力

自控力是指人对自己的情绪、思维等心理活动的控制和调节能力。心理健康者情绪稳定性好，不因为情绪而影响正常的生活，对生活充满希望，善于从生活中寻求乐趣，具有调节情绪以保持与周围环境的动态平衡的能力。

5. 良好的心理康复能力

良好的心理康复能力指经受精神打击和刺激之后，从创伤中恢复到平常水平的能力。人生十之八九会遇到挫折和心理创伤，限于认识能力和经验的不同，个体恢复常态所需时间也不同。心理健康者恢复较快，当再次回忆创伤时，他们表现得较为平静，原有的情绪色彩也很平淡。

6. 积极向上的人生态度

热爱社会，热爱本职工作，兴趣广泛。

7. 健全的人格

为人处事诚恳、热情、办事认真负责，讲究信誉。

8. 良好的生活习惯

合理安排饮食起居、工作、学习、文娱、体育活动，睡眠、劳逸适当，衣着适时，无不良嗜好。

二、健康心理的培养

培养健康心理是指经过自我心理调节和心理治疗使心理保持健康的。

（一）正确认识自我

人要有正确的自我意识，既能正确地了解、评价自我，又能接受自我。心理健康者能体验到自己存在的价值，对自己的能力、性格和优缺点都能做出恰当、客观的评价；在努力发掘自我潜能的同时，对于自己无法补救的缺陷，也能安然处之；生活目标和理想切合实际，不产生非分的期望，也不苛刻地要求自己。因而，不会因为理想和现实的差距过大，而产生自责、自怨和自卑等不健康心态，也不会产生心理危机。

（二）增加人际交往

人际交往活动能反映人的心理健康状态。人与人之间正常、友好的交往是维持心理健康必不可少的条件，也是获得心理健康的重要途径。心理健康的人乐于与人交往，不仅能接受自己，也能接受他人，悦纳他人，并为他人和集体所理解和接受，能与他人相互沟通和交往，人际关系协调和谐。在与人相处时，积极的态度（如同情、关心、友善、尊敬、信任等）总是多于消极的态度（如嫉妒、猜疑、畏惧、敌视等），因而在社会生活中有较强的适应能力和较充足的安全感。

（三）敢于面对现实

心理健康的人能够面对现实，接受现实，并能积极主动地去适应现实和改造现实，而不是逃避现实。能客观地看待周围的事物和环境，并能与现实环境保持良好的接触；既有高于现实的理想，又不会沉溺于不切实际的幻想和奢望中；对自己的力量充满信心，面对生活、学习和工作中的各种困难和挑战都能妥善处理。心理不健康的人往往以幻想代替现实，而不敢面对现实，没有足够的勇气去接受现实的挑战；总是抱怨自己"生不逢时"，或责备社会环境对自己太不公平而怨天尤人，因而无法适应现实环境。

（四）锻炼意志品质

心理学认为，意志是人在工作、学习和日常活动中，为达到预定目标，控制自己的情绪和情感，克服体力和智力上的困难去争取成功的行为。对于意志力的锻炼，首先要树立正确的人生观，由此产生崇高的抱负、坚定的信念，这样才能培养坚韧不拔的意志，磨砺百折不挠的毅力。同时在面对困难与挫折时，随时与来自内心的懦弱心理做斗争。不断用其意志战胜消极悲观情绪及彷徨逃避心理。另外，还要经常一分为二地检查自己的意志品质，严格要求，自我监督，善于控制、调节自己的行动和情绪，从而磨炼意志。事实证明，信念、意志坚定的人，能较好地控制和调节自己的情绪，保持良好的精神状态。所以，加强意志力的锻炼，对于增强心理免疫力、促进心理健康具有重要意义。

（五）培养高尚美德

古人把道德修养作为养生的一项重要内容。儒家创始人孔子在《中庸》中说："修身以道，修德以仁。""大德必得其寿。"他认为讲道德的人，待人宽厚大度，故能心旷神怡，体貌安详舒泰得以高寿。古代的道家、墨家、法家、医家等，也都把养德列为摄生首务，并一直影响着后世历代养生家。

从生理来讲，道德高尚、光明磊落、性格豁达、心理宁静，有利于神志安定、气血调和、精神饱满、形体健壮及各种生理功能正常而有规律。这说明养德可以养气、养神，使"形与神俱"，健康长寿。现代养生实践证明，注意道德修养、塑造美好的心灵、助人为乐、养成健康高尚的生活情趣、获得精神满足，是保证身心健康的重要措施。

（六）性格开朗乐观

性格是人的一种心理特征。性格开朗是胸怀宽广、气量豁达所反映出来的一种心理状态。性格虽然与遗传因素直接相关，但随着环境和时间的变化，是可以改变的。人们都有改变性格使其适应自然、社会和健康的愿望。医学研究证明，人的性格与健康和疾病的关系极为密切：性格开朗，活泼乐观，患各种疾病的概率非常小，即使患病也容易治愈；而不良的性格对人体健康的危害却是多方面的。

保持乐观的方法主要是少私寡欲。少私，是指减少私心杂念；寡欲，是降低对名利和物质的嗜欲。私心太重，嗜欲不止，欲望过于强烈，达不到目的，就会产生忧郁、悲观、失望、苦闷等不良情绪，从而扰乱清静之神，使心神处于无休止的混乱之中，导致气机紊乱而发病。因此，减少私心杂念，能保持乐观常在，使心神常乐常欢。

（七）保持心理平衡

当代社会的特点之一是竞争，有些人在竞争失败后，会产生自卑感。社会需要是多方面的，人的兴趣和能力也是多种多样的，人各有所长，各有所短，从来不曾有过全能的"天才"。因此，不必为一时一事的失败而苦恼，丧失信心。而应在实践中不断总结经验教训，克服自卑感，不断挖掘自己的潜能，扬长避短，科学合理地安排工作和学习，从而增加自己的成功率。竞争的社会更易产生嫉妒心理，这种消极的心理状态会降低人体生理功能而导致身心疾病。消除嫉妒心理的基本方法，就是培养正确的拼搏精神，即树立欢迎别人超过自己、更有勇气超过别人的正确观念。摆脱一切不良情绪，发挥自己的长处，在可能的范围内达到最佳水平。

三、不良心理的调适

心理调适是使用心理科学的方法对认知、情绪、意志、意向等心理活动进行调整，以保持或恢复正常状态的实践活动。

（一）封闭心理

自我封闭是指个人将自己与外界隔绝开来，很少或根本没有社交活动，除了必要的工作、学习、购物外，大部分时间将自己关在家里，不与他人来往。自我封闭者都很孤独，没有朋友，甚至害怕社交活动，是一种不适应环境的病态心理现象。

1. 封闭心理的成因

自我封闭心理实质上是一种心理防御机制。有些人抗挫折的能力较差，使焦虑越积越多，只能以自我封闭的方式来回避环境，降低挫折感。

2. 封闭心理的自我调适

（1）培养自信　现实生活中，有些人习惯将失败归因于自己，十分关注别人的评价。我们应学会将成功归因于自己，把失败归结于外部因素，乐于接受自己。

（2）增加交往　交往能使人的思维能力和生活能力逐步提高并得到完善。人的发展高度，决定于自我开放、自我表现的程度。只有开放自我、表现自我，才能使自己成为集体中的一员，享受到生活的快乐和美好。

（3）身心互补　自我封闭的人可以通过参加体育运动，增强体能，磨炼克服困难的意志力，达到培养自信心的目的。经常参加登山、游泳等体育锻炼活动，能保持旺盛的精力，丰富生活情调，增加人际交往。

（4）系统脱敏　自我封闭者要正视现实，勇敢地介入社会生活，找机会多接触和了解外人，逐渐摸索经验，可适应与外界的交往。

（二）空虚心理

空虚心理是指人的精神世界一片空白，没有信仰，没有寄托，常常萎靡不振，缺乏社会责任感，连自己的家庭及个人生活都可能无法正常维持下去，甚至给社会带来危害。

1. 空虚心理的成因

（1）缺乏自信　个人的早期生活不幸、父母早逝或生活在离异家庭，从小得不到温暖与关怀，自暴自弃，看不到前途和光明。社会上的流浪儿、闲杂人员多半属于此类。

（2）错误认知　对社会现实和人生价值存在错误的认知，将个人价值与社会价值对立起来，只讲个人利益，不尽社会义务。当社会责任与个人利益发生冲突时，过分计较个人得失，一旦个人要求不能得到满足，就"万念俱灰"。

（3）精神匮乏　在现代社会里，人们都在努力创造与积攒财富，但是财富与快乐并非成正比。当财富聚集到一定程度后，对生活没有了往日奋斗追求的动力，人生也就失去了目的与意义，于是有些人在百无聊赖中度日，或者设法寻求一些更新更强的刺激，如赌博、吸毒等。

2. 空虚心理的自我调适

（1）正确认识社会现实　社会既有积极的方面，也有消极的方面。应正视社会的消极因素，通过学习，提高思想觉悟，接受现实，正视现实，改造现实。

（2）提高心理承受能力　"不以物喜，不以己悲"，正确对待失误与挫折，在逆境中锻炼成长。做事要有恒心，做人要有理想与抱负，顺境中要有更高的追求，不能只停留在物质的追求与享乐上，做到"贫贱不移，富贵不淫"。

（3）培养读书兴趣　读书能使空虚者奔向无限浩瀚的知识海洋，从中获得智慧、汲取力量，充实心灵。

（4）参与社会实践　实践长才干，实践出成绩。积极参与社会实践能强化个人价值，满足个人自尊、自爱、自信的需要。有成就动机与自我实现的高层次精神需求，可以为人生增添新的活力。

（三）压抑心理

压抑是一种较为普遍的病态心理。心理学上指个人受挫后，不愿将挫败思想情感释放出来，而是将其埋藏在心里，默默承受痛苦。压抑是一种潜意识，能使人的心态和行为变得消极和古怪起来。

1. 压抑心理的成因

（1）身心缺陷　如天生丑陋、有生理缺陷，或者才能不及别人等，都可能引起他人的讥讽和嘲笑。在他人的消极评价中，个体极易产生自卑感和自我否定感。其中有些人会加倍努力，化压力为动力，有些人则会感到压抑和痛苦，变得自我封闭或自暴自弃。

（2）气质性格　气质是人的高级神经活动类型。根据气质的特点，属于抑郁质的人具有敏感、多愁善感的特点，对同一事物，他们的压抑感可能比其他气质的人更明显。可见，调整改造个人的性格和气质对克服压抑感是十分必要的。

2. 压抑心理的自我调适

（1）正视社会　要知道社会有光明面，也有阴暗面。看待社会不能过于理想化，要看到社会成员之间实际上存在着不平等的地位。人与人不能互相攀比，不能用自己的标准去衡量社会的公平性，而应正视社会、承认差别、努力缩小与别人的差距。

（2）正视自己　要停止自我比较，不要担心不如别人，要自己接受自己，确立一种自强、自信、自立的心态。遇到挫折，应先从自己的主观方面去寻找原因。坚信"人无完人"，每个人都有长处和短处，只要积极有为，长善救失，则"天生我材必有用"。

（3）适时宣泄　当情绪压抑时，不妨采用适当的方法把消极的情绪宣泄出来，有助于维护心理健康，恢复生活兴趣。

（四）浮躁心理

"浮躁"指轻浮，做事无恒心，见异思迁，不安分守己，总想投机取巧，成天无所事事，脾气大。浮躁是一种病态心理表现。

1. 浮躁心理的成因

人与人之间的攀比是产生浮躁心理的直接原因。通过攀比，对社会生存环境不适应，对自己生存状态不满意，于是过火的欲望油然而生，因而使人们显得异常脆弱、敏感、冒险，稍有"诱惑"就会盲从。

2. 浮躁心理的自我调适

（1）消除攀比心理　比较是人获得自我认识的重要方式，然而比较要得法，知己又知彼才能知道是否具有可比性，避免得出错误的结论。认清这一点，人的心理失衡现象就会大大减低，也就不会产生心神不宁、无所适从的感觉。

（2）自我暗示法　比如自我安慰"不要紧，事情不会像他们所说的那样坏""千万不要发怒，发怒是愚蠢的行为，对自己和他人都没有好处""对这点挫折，自己能挺得过去"。往往这种自我暗示会起到平心静气的作用，进而削弱愤怒的强度。

（3）想象放松法　利用自我冥想放松躯体，放松想象顺序是由下至上、由脚至头逐步放松，反复两遍；或听一些与自己感情共鸣的音乐或看带有喜剧色彩的小品、相声，也可得到净化心理环境的作用。

（4）环境转移法　把自己的注意力自觉地、主动地从愤怒、浮躁的环境中转移到其他事物上去，以便降低或削弱愤怒的强度。

（五）嫉妒心理

嫉妒心理是个体与周围环境出现失衡时，不能正确看待自己与他人的差距，而产生的一种比不上别人而导致忌恨的心理。嫉妒心理人人都有，只是或轻或重的问题。

1. 嫉妒心理的成因

嫉妒心理主要是因竞争受挫产生的。生活中竞争无处不在，如果一个人生性好强，做任何事情都喜欢争第一，那么一旦遭遇失败就很有可能对比自己强的人产生严重的嫉妒心理。嫉妒者往往心胸比较狭隘，同时对自己缺乏信心，不能容忍他人优于自己，所以选择攻击、诋毁对手，希望通过诋毁他人提升自己的自信心。

2. 嫉妒心理的自我调适

（1）变通　酸葡萄与甜柠檬效应，心理学上又称合理化，通过找一些理由为自己开脱，减轻痛苦，缓解紧张，使内心获得平衡。心理调适可借用某种"合理化"的理由来解释事实，变恶性刺激为良性刺激。

（2）端正态度 嫉妒往往是由于误解所引起的，即别人取得了成就，误以为是对自己的否定和威胁。其实，这只不过是一种主观臆想。一个人的成功不仅要靠自己的努力，更要靠别人的帮助，人们给予他赞美和荣誉的同时，并没有损害其他任何人。

（3）学会正确的比较方法 嫉妒之心多产生在和自己水平差不多、彼此又有许多联系的人之间，尤其是那些原先不如自己的人，后来超过自己时，嫉妒便油然而生。尺有所短，寸有所长，要拿自己的长处和别人的短处比，这样嫉妒之心就不会那么强烈了。

（4）化嫉妒为动力 天生我才必有用，要在具有竞争的客观环境中正确地对待自己，不要把自己的同事或朋友当作自己的竞争对手，而是要当作自己前进的动力。要学会把别人的成功当作一道美丽的风景来欣赏，这样自己才能达到一种更高的境界。

（六）虚荣心理

虚荣心理就是以不适当的虚假方式来保护自己自尊心的一种心理状态，是为了引起别人的普遍关注而表现出来的一种不正当的社会情感。

1. 虚荣心理的成因

虚荣心的产生与人的需要有关。人的需要超过自己的担负能力，会通过不适当的手段来达到自尊心的满足，这就产生了虚荣心。

2. 虚荣心理的自我调适

（1）提高自我认知 提高自我认知，正确认识自己的优缺点，分清自尊心和虚荣心的界限。

（2）做到自尊自重 诚实、正直是做人最起码的要求。我们不能为了一时的心理满足而丧失人格。只有做到自尊自重，才不至于在外界的干扰下失去人格。我们要珍惜自己的人格，崇尚高尚的人格可以使虚荣心没有抬头的机会。

（3）树立崇高理想 人应该追求内心的真实美，不图虚名，同时要正确地评价自己，既看到长处，又看到不足，时刻把实现理想作为主要的努力方向。

（4）正确对待舆论 正确对待舆论，正确看待他人的优越条件，不要影响自己的进步，应该作为自己前进的动力，要通过自己的努力满足自己的需要。只有自信和自强，才能不被虚荣心所驱使，成为一个高尚的人。

（5）克服盲目的攀比心理 盲目地跟别人攀比，心理永远都无法平衡，会使虚荣心越发强烈，如果一定要比就跟自己的过去比，看看各方面有没有进步。

第二节　情趣与美容保健

一、情趣概述

（一）情趣的定义

情趣即性情志趣，这里主要是指生活情趣。广义上，凡是人们的兴趣、爱好、玩赏及消遣都可以纳入生活情趣的范畴，情趣可以说是人的一种生存状态，一种具有艺术意趣的生活方式。

（二）情趣的作用

1. 益于身心健康，延缓衰老

工作之余安排一些读书写作、练字习画、吹拉弹唱等健康有益的文体活动，不仅能陶冶情操、充实精神，还有助于调节心境、消除烦恼及延缓衰老，对健康的功效是任何高档保健品和现代医疗手段都无法替代的。

2. 开发智力，激发创造力

纵观古今中外伟人，他们都有着健康高雅的情趣，都有健康向上的生活情趣，正是这些美好健康的生活情趣帮助他们战胜了重重困难，取得了光辉的业绩。

3. 提高道德和文化修养

高雅情趣对社会与自然界中的事物和景象的理解是深层次的，它可以培养人们多方面的能力，通过对美的感受力作用于人的思想、感情，影响人的性格、情操及心灵。高雅情趣能催人上进，提高个人的道德和文化修养，丰富精神内涵，使人们拥有良好的精神风貌和高尚的道德情操，并朝着伟大的理想目标奋发向上。

（三）情趣的培养

高雅的生活情趣不是天生就有的，它来源对生活的热爱和对美的感受。

1. 树立崇高的理想信念

健康向上的生活情趣，来源崇高的理想信念，而树立崇高的理想信念取决于正确的世界观和人生观。理想信念决定生活情趣，生活情趣服从和服务于理想信念，是理想信念在生活中的具体表现。我们只有树立崇高的理想和信念，才能培养高雅、健康、向上的生活情趣。动摇和淡化崇高的理想信念，情趣爱好就会偏离方向，甚至走向低俗与堕落。

2. 培养健康良好的兴趣爱好

情趣源于兴趣，要培养健康向上的生活情趣，先培养自己健康的兴趣爱好。情趣爱好是一把双刃剑，健康高雅的情趣可以使人生活充实、健康快乐、功成名就；庸俗低下的情趣会让人身心疲惫，甚至人财两空、身败名裂。我们要分清情趣爱好的俗与雅，去俗就雅，如体育运动、种花养鸟、旅游垂钓及琴棋书画等，能修身养性，陶冶情操，为之大有裨益。

二、情趣种类

高雅情趣是健康、科学、文明、向上的情趣，符合社会道德和法律的要求，体现了一个人对美好生活的追求、乐观的生活态度和健康的心理。

（一）琴

这里的"琴"泛指音乐，并非仅仅作为一种乐器。在我国，音乐用于养身保健已有千余年的历史。音乐对身心健康和延缓衰老都有明显作用，它可以消除不良情绪、增强信心、镇静安神及增进食欲。此外，科学家发现了"音乐家长寿"的趋势，音乐爱好者寿命比普通人相对长 5 年，经常唱歌不仅能锻炼胸肌，还能增强心肌收缩力。音乐，尤其是古典音乐，大多节奏平稳、旋律舒畅、美妙动听，其节奏与生理频率（心跳、呼吸等）相适应，能促进新陈代谢，并能带来美妙的享受及激发人的想象。总之，音乐有防治疾病、增强记忆、提升智力、培养美德及心理疏导等多种效应。

（二）棋

弈棋是一种竞赛性的娱乐，好弈、善弈、评弈者情趣油然而生。各种棋类娱乐，均可消愁解闷、转移意念、调整心态、开发智力及联络感情。弈棋种类很多，有中国象棋、国际象棋和围棋等，已列入体育运动竞赛项目。此外，还有跳棋及游戏棋等，都有明显的益智健脑、健身作用，为阴柔类娱乐中的佼佼者。

（三）书

传统的"书"指书法，书法包括作与赏，即自己书写与欣赏别人的作品，是汉字特有的书写技艺。学习书法除了能提高书艺修养、陶冶情操、净化心灵、培养毅力及平和心态外，还能够增进健康，养生益寿。习字既是一种脑力劳动，可以锻炼人的思维能力，也是一种轻体力劳动，几乎需要周身活动。写字时头正、肩松、身直、臂开、足安；执笔则指实、掌虚、掌竖、腕平、肘起，一身之力由腰部而渐次过渡到肩、肘、腕、掌，最后贯注到五指，运行于毫端。《心术篇》云："书者，抒也，散也，抒胸中之气，散心中之郁也。"

（四）画

画是有颜色和美感的艺术信息，画家具有的书画境界，是一种自身高级解郁的精神调节活动，是对自己不良情绪的一种释放过程。创作时注意力高度集中于构思上，运笔时呼吸与笔画的运行自然的协调、配合，形成了精神、动作、呼吸三者的统一关系，对神经系统及内脏器官均能起到良性的调节作用。除绘画之乐外，还有赏画之乐，欣赏也是一种艺术享受，使人融入色彩丰富、内涵深远、动静结合、协调和谐的作品之中，达到乐其心绪、融其神气的境界，以排遣郁闷，开阔心胸，陶冶情性。

（五）摄影

现代快节奏的工作和生活给我们带来的压力越来越大，摄影以它独特的吸引力，使人忘记烦恼和忧愁。摄影是对美、新、奇的追求，可定格瞬间的精彩，极富有创新思维，这种追求使人总能保持积极的心态和创新的精神。

摄影需要肢体静止和运动的有机结合。按快门，要屏息、手稳、思想要集中，有时需要配合下蹲、弯腰及扎马步等姿势，有时需要爬高山、淌急流、走远路，到常人不易达到的地方去拍摄，这些运动对调节运动、呼吸、消化及神经系统的功能非常有好处。

（六）集藏

随着人们生活和文化水平的日益提高，集藏者与日俱增，集藏的范围也越来越广。木器、书画、笔、墨、纸、砚、琴、邮票、钱币、贺卡、瓷器、名片、扇、纪念章，以及多种精神产品，如座右铭、健康格言等都可以作为集藏品。集藏的重要特点是对集藏品情有独钟，兴趣盎然，使大脑处于和谐、放松的状态，从而健康长寿。集藏者的患病率显著低于非集藏者。

（七）运动

运动能增进健康，延缓衰老。正如《吕氏春秋·尽数》所说："流水不腐，户枢不蠹，动也。"法国启蒙思想家伏尔泰也曾说过"生命在于运动"。运动对我们的身体有着广泛积极的影响。运动可以增加肺活量；提高肌肉、骨骼、韧带和肌腱的强度，减少损伤；提高脂肪代谢率，减轻体重；加快新陈代谢，延缓衰老；提高人体提抗力，预防疾病。运动还可以促进皮肤的血液循环，美容养颜。研究发现，参加运动的中老年人，比实际年龄年轻，面部气色好，皱纹少，很少有眼睑下垂、颈部皮肤臃肿的现象。

（八）垂钓

垂钓是一项高雅的文体活动，能陶冶情操，预防某些疾病，从而达到强身健体、延年益寿之目的。垂钓时离开空气混浊的城市而回归大自然，垂钓之处草木葱茏，空气清新，有益大脑健康，增强记忆力；垂钓还能沐浴阳光，促进血液循环和新陈代谢，增强身体活力。民间有句俗语"醉翁之意不在酒，垂钓之行不在鱼"。钓鱼之事不能在钓鱼数量上论成败，而在于休闲消遣、陶冶情操、增添乐趣及享受人生。

（九）茶

中国是茶叶的故乡，茶艺文化历史悠久。研究证实，茶叶具有很高的营养价值和独特的药理功能，茶叶中含有的儿茶酚、咖啡因、维生素及微量元素等，具有抗衰老、抗癌及美容瘦身的作用。除此之外，茶艺还可以使人性格沉稳、举止文雅。当心情焦躁或郁闷时，慢慢地喝上一口清香甘醇的茶水，顿感神清气爽，仿佛将你带入青山叠翠、碧水蓝天的意境中，浮躁、悲观、消沉的情绪都消失得无影无踪。

（十）花

花是大自然的精华，它以卓越的风姿、艳丽的色彩、馥郁的香气，点缀着生活环境，给我们带来了无限的温馨和惬意。五彩缤纷的花朵千娇百媚、芳香扑鼻，对人的视觉和嗅觉起到良好的刺激作用，不仅可以增加运动量、呼吸新鲜空气，还会稳定情绪、保护视力、放松精神，对人的全身起到良好的调解作用。

除了养花、赏花之乐外，花卉本身与人类健康有密切的关系。研究证明，某些花卉具有吸毒杀菌、防止空气污染的作用，如美人蕉、夹竹桃等，可吸收氮、二氧化硫等气体；石榴花有吸收二氧化碳、硫、铅的作用；玉兰、桂花和凤尾兰等则可吸收二氧化硫等。此外，一般花卉的挥发性油类还具有杀菌作用。可见，种植花卉对于防止大气污染、净化室外空气、改善生活环境有不可低估的作用。

（十一）宠物

随着人民生活质量的提高，养宠物已成为生活的重要部分。现代社会中，无子家庭、单亲家庭及独居老年人的比例越来越高，而宠物有灵性、通人性，许多人因为喜欢宠物或为了排遣寂寞而饲养宠物。但养宠物也有利有弊，只有适度才有利于身心健康。并不是所有的动物都可以当成宠物来养，如小白鼠、小白兔、豚鼠（荷兰猪）、地鼠（金丝熊）、小松鼠等，最好不要作为宠物进入家庭，因为这些动物对一些人畜共患疾病的病原体具有高度的易感性，是重要的传染源或病原体的宿主，这些动物大多只提供给医学院校和科研单位作为教学或科学研究使用。

（十二）旅游

旅游在大自然的秀丽风光中，有山岳、峡谷、溪流、瀑布，无论是群峰嵯峨、重峦叠翠，还是潺潺流水、鸟语花香，都会使人感觉到神清气爽、心情愉快，能使人体的生理功能调整到最佳状态。空气中的负离子有"空气维生素""长寿素"之称，吸入体内后能调节人体的各种生理功能，具有消除疲劳、改善睡眠、预防呼吸系统疾病和心脑血管疾病等作用。旅游的过程也是运动系统、呼吸系统、循环系统及神经系统的锻炼过程，轻松的旅游和适量的运动，就像为机器加润滑油一样，可以对全身起到滋养润滑作用，同时对许多慢性疾病的康复有益。

（十三）行善

有这样一句谚语"一片忠诚是长寿之本，满怀善良是快乐之源"。从生理来讲，道德高尚、多行善事、光明磊落、性格豁达及心理宁静，有利于神志安定、气血调和、精神饱满、形体健壮及各种生理功能正常而有规律。这说明养德行善可以养气、养神，使"形与神俱"，健康长寿。古人把提高道德修养、积德行善作为养生的一项重要内容。儒家创始人孔子在《中庸》中说"修身以道，修德以仁""大德必得其寿"。他认为讲道德的人，待人宽厚大度，才能心旷神怡，体貌安详舒泰得以高寿。

复习思考题

1. 心理健康标准是什么？
2. 简述不良心理种类及调适方法。
3. 简述情趣的种类及作用。
4. 如何培养健康高雅的情趣？

（黄昕红）

第八章　沐浴美容保健

【学习要点】

1. 掌握药浴养生的方法。

2. 熟悉水浴养生的种类与作用。

3. 了解沐浴养生的种类。

　　沐浴,"沐"为洗头,"浴"为洗身体,俗称洗澡,又称浴身。沐浴养生,是利用水、泥沙、日光、空气及中药汤液等有形或无形的天然物理介质,作用于体表,以达到强身健体、延年益寿目的的养生方法。沐浴养生的分类方法多种多样,根据沐浴方式的不同,可以分为淋浴、浸浴、熏蒸浴和干浴;根据沐浴作用于身体部位的不同,可以分为全身浴、半身浴和局部浴等;根据沐浴时使用的介质不同,可以分为水浴、药浴、泥沙浴、日光浴、空气浴、森林浴及花香浴等。沐浴可起到发汗解表、祛风除湿、行气活血、舒筋活络、宁心安神及调和阴阳等作用。西医学认为,沐浴可促进人体体温调节机制,改善血液循环和神经系统的功能,加速组织器官的新陈代谢,增强人体抵抗力。沐浴养生方法简便易行、适用范围广,深受人们的青睐。

第一节　药　浴

　　药浴,是指在中医理论指导下,遵循中医的整体观念,以辨证论治为原则,将药物的煎汤或浸液按照一定的浓度加入浴水中,或直接用中药煎剂浸浴全身或熏洗患病部位以达到防治疾病、养生延年目的的方法。元代齐德之在《外科精义》中指出药浴有"疏导腠理,通调血脉,使无凝滞"的作用。药浴可以起到开宣腠理、祛风散寒、温经通络、化瘀止痛、祛湿止痒、宁心安神、调和气血等多方面的作用,它既可以用于治疗内科、外科、妇科、儿科、五官科及皮肤科等疾病,也可以用于人们的养生保健。药浴时药物通过皮肤、黏膜及腧穴等部位进入人体产生作用,避免中药内服的苦感和对胃肠的刺激,更易于被人们接受。根据不同的药物配伍,中药药浴可以产生不同的功效。药浴除了能够发挥药物的功效外,还可通过水的温热和压力作用,使药物成分更好地吸收。

一、药浴方法

药浴方法多种多样,常用的有浸浴和熏蒸。

（一）浸浴

浸浴是将药剂加入浴水中或用药液直接浸泡局部或全身的沐浴方法，包括全身浸浴和局部浸浴。浸浴的方法是先将药物浸泡 30 分钟左右，然后煎煮成药液倒入浴水内，调到适当的温度，进行全身或局部浸浴，或者直接用药液进行局部浸浴。

全身浸浴作用范围广泛，能促进血液循环、调整全身气血阴阳及调节脏腑功能，对人体的整体调节作用较好。

局部浸浴可以使药物直接作用于局部组织，吸收迅速并且能够提高药物浓度，提高效果，具有很强的针对性。局部浸浴主要有头面浴、目浴、四肢浴、坐浴等。

1. 头面浴

头面浴是将药液倒入消毒后的盆中，待浴液温度适宜，进行洗头、洗面。头面浴在面部美容及护发、美发等方面具有显著效果。

2. 目浴

目浴是将药液滤清后，倒入消毒的容器内淋洗眼部。目浴时，用消毒纱布或棉球蘸药液不断淋洗眼部；亦可用消毒眼杯盛药液半杯，先俯首，使眼杯与眼眶缘紧紧靠贴，然后仰首，并频频瞬目，进行目浴。每日 2 ～ 3 次，每次 15 ～ 20 分钟。一般将眼部熏蒸与目浴相结合，先熏后洗。这种方法可使药物直接作用于眼部，达到疏通经络、畅通气血等功效，具有祛除眼袋、增强视力的养生保健作用，也可用于治疗风热上扰或肝火上炎所致的目赤肿痛、目睛干涩及目翳等病证。目浴使用时要注意药液温度不宜过高，以免烫伤；药液必须过滤，以免药渣进入眼内；器皿、纱布、棉球及手必须进行彻底消毒。

3. 四肢浴

四肢浴属于局部药浴法，具舒筋活络、滋润洁肤及防止皮肤老化等作用。一般要用温水，在洗浴过程中可以不断加入热水，保持水温。四肢浴要根据部位的不同，决定浴具和药液量。洗浴的方法有浸泡、淋洗或半身沐浴等。洗完或泡好后要及时擦干，以免受凉。足浴就是一种被历代养生家所推崇的局部浸浴方法，可以增加血液循环，提高人体新陈代谢能力，起到防病延衰的作用，睡前足浴还可提高睡眠质量。使用四肢药浴还可防治传染性疾病如手足癣等，但需注意浴具的隔离使用。

4. 坐浴

坐浴是将药物煮汤置于容器中，当温度适宜时让患者将臀部坐于容器中进行浸浴的方法。坐浴一般用于治疗肛门或会阴部位的疾病，养生保健用之甚少。

（二）熏蒸

中药熏蒸是利用药物煮沸后产生的蒸汽来熏蒸全身或局部，以达到养生保健作用的方法。熏蒸结合了水浴、药浴、熏浴及蒸汽浴的优点。通过熏蒸的蒸腾作用，药物经皮肤可直达身体各部，起到祛风除湿、散寒止痛、活血化瘀、滋润肌肤及健脾和胃等作用。熏蒸法除用于养生保健外，临床上也多用于治疗部分内科疾病、风湿骨伤类疾病，以及纠正亚健康状态等。使用时通常在药液温度高、蒸气多时，先熏蒸再淋洗，当温度降至能浸浴（一般为 37 ～ 42℃）时，再行浸浴。使用熏蒸时防止烫伤。

二、常用药浴方

1. 润肤增白浴

以白茯苓、白芷、薏苡仁、当归组方，采用全身或局部浸浴。方中白茯苓、薏苡仁可健脾利湿、增白润肤；白芷、当归有增白消斑、活血祛瘀、香身的功效。

2. 菊椒浴头方

以菊花、川椒、独活、防风、细辛、桂枝组方，煎汤，待温洗头，局部浸浴。本方具祛风除湿和温经活血之功效，可用于头皮的去屑止痒。

3. 五白浴方

以白及、白芷、白鲜皮、白蒺藜、白矾组方，采用全身或局部浸浴。本方具有滋阴活血和除湿止痒之功效，可滋润皮肤，防治皮肤瘙痒症、皮肤干燥、皮肤皱裂等。

4. 归红煎

以当归、红花、透骨草、丝瓜络、苦参、白芷组方，水煎煮，趁热先熏面部，待温后洗面部，每次 30 分钟。每日 1 次，本方有活血通络、祛风止痒的作用，适用于皮肤粗糙。

5. 乳香活络浴

以乳香、没药、玄胡、川椒、刘寄奴组方，采用全身、局部浸浴或熏蒸。本方具有活血通络、温经通脉的功效，可改善全身的血液循环，防治颈椎病、腰腿痛，消除疲劳。

6. 舒络通经浴

以松节、当归、钩藤、海风藤、牛膝、木瓜组方，采用全身、局部浸浴或熏蒸。本方具有舒络通经、活血通脉的功效，可改善血液循环、消除疲劳、防治高血压。

7. 桂枝温经浴

以桂枝、赤芍、干姜、细辛、鸡血藤、红花、当归组方，采用全身、局部浸浴或熏蒸。本方具有温经通阳、散寒止痛、祛瘀通脉、祛风除湿的功效，适于长期阳气偏虚，肢体不温之人使用，同时对痛经也有良效。

8. 通痹浴

以独活、羌活、桂枝、桑枝、当归、红花、川芎、艾叶、生草乌组方，采用全身、局部浸浴或熏蒸。本方具养血活血、祛湿通络、祛瘀止痛的功效，能防治关节痹痛、颈肩腰腿酸痛、中风后遗偏瘫等。

9. 安眠浴

以远志、枇杷叶、龙骨、牡蛎、牛膝、夜交藤、合欢花组方，采用全身浸浴或熏蒸。本方能协调阴阳、安神定志，调节改善睡眠状态，舒缓情绪，消除疲劳。

10. 山楂归藻减肥浴

以山楂、当归、海藻、麻黄、荷叶、车前草、荆芥、薄荷、明矾、白芷组方，采用全身浸浴。本方具有活血通络、润滑皮肤、消油祛脂、除臭轻身等作用。

11. 防风强身浴

以防风、甘遂、芫花、细辛、桑枝、生姜、荆芥组方，采用全身浸浴或熏蒸。本方具有温经祛风的功效，可增强人体的抗病能力，长期使用可预防感冒、过敏性鼻炎、哮喘、荨麻疹等疾病。

12. 玫瑰疏郁浴

以玫瑰花、柴胡、香附、当归、薄荷、红花、夜交藤组方，采用全身浸浴或熏蒸。本方具行气解郁、和血安神、散瘀止痛的功效，可缓和紧张情绪，对因情绪紧张而致之头痛、失眠多梦及痛经等有效。

13. 生姜生发浴

采用局部浸浴，以生姜煎汤，待温洗头，外用能兴奋血管、促进头发生长。

14. 透骨草方

以透骨草、侧柏叶、皂角、白矾组方。水煎煮，待温后洗头，每次洗 15～30 分钟，每日 3 次。洗后擦干避风。本方有除湿止痒、祛脂生发的功效。

15. 除腋臭方

甘松、白芷、佩兰或石菖蒲、公丁香、母丁香。水煎温洗腋下，每日 1 次，天热或运动后增加 1 次。本方具有芳香除臭的作用，可用于腋臭。

16. 二黄洗剂

以大黄、硫黄等分组方，两药研细末，预先冷水浸泡再水煮，去药渣取液，用药液洗患部，每次洗 15 分钟，每日 2～3 次。洗面后可用药渣敷患处以增强疗效。本方有清热解毒、利湿消肿的作用，适用于各种类型的痤疮。

药浴要发挥其良好的防病养生作用，必须遵循辨证原则，合理用药；如有过敏情况，须立即停用；注意调节温度，防止烫伤；药浴时要及时补充水分，防止出汗过多及体能消耗过大；注意药浴器具的消毒，防止交叉感染。

第二节　水　浴

水浴是指以水为介质，利用水温、压力、浮力、冲击力和所含的特殊化学成分等对人体产生作用的沐浴方法。水浴可以起到清洁皮肤、消除疲劳、促进代谢及调节体温等作用，有良好的保健和辅助治疗的作用。

一、水浴分类

水浴因水温的不同可分为热水浴、温泉浴、蒸气浴及冷水浴等。

1. 热水浴

广义的热水浴包括温水浴、热水浴及冷热水交替浴。水温为 36～38℃的称为温水浴；38℃以上的称为热水浴。

2. 温泉浴

温泉是一种由地壳深层自然流出或钻孔涌出地表、含有一定量矿物质的地下水，具有较高温度、较高浓度的化学成分和气体。温泉浴是指应用一定温度、压力和不同成分的矿泉水来沐浴健身的方法。由于沐浴用的矿泉水具有一定的温度，故而得名。

3. 蒸气浴

蒸气浴是指人在弥漫的水蒸气里熏蒸的沐浴健身方法。根据浴室空气温度和相对湿度的差异，通常可分为干热蒸汽浴和湿热蒸汽浴。干热蒸汽浴的浴室内温度较高（80～110℃），相对湿度较低（20%～40%）；湿热蒸汽浴的浴室气温较低（40～50℃），相对湿度较高（甚至可达100%）。

4. 冷水浴

冷水浴是指沐浴者在比较寒冷的水中（低于25℃）施行擦浴、淋浴身体的沐浴方法。

二、水浴注意事项

首先，空腹、饱餐、醉酒后和过度疲劳时不宜进行水浴。空腹时沐浴可因体力的消耗引起晕厥，故一般以饭后1～2小时入浴比较适宜。饱餐沐浴容易导致脾胃损伤，因沐浴时血液在体表分布增加，胃肠道的血液供应减少，胃酸分泌降低，使消化能力减弱，故饭后30分钟内不宜沐浴。另外，醉酒后和过度疲劳时进行沐浴，容易在沐浴过程中因意识不清或体力不支发生意外。温热水浴后腠理开，应避风寒，注意保暖。《老老恒言·盥洗》谓："浴后当风，腠理开，风易感，感而即发，仅在皮毛则为寒热，积久入里，患甚大，故风本宜避，浴后尤宜避。"不同的水浴方法，有不同的注意事项。

1. 温泉浴和热水浴

中医学认为，沐浴时水温太热，则腠理开泄，耗气伤津，严重时会出现"晕澡"，是指热浴时出现头晕、心慌、胸闷、汗出、乏力、恶心等症状，甚至突然晕倒，多见于年老体弱者。预防晕澡的措施：①尽量保证浴室内空气流通。②严格控制水温，浸泡时间不宜过长。③浴时如感头晕、胸闷等不适，应立即停止沐浴，移至空气新鲜处并注意保暖。④浸泡高度应循序渐进，仰卧时一般不要超过乳头水平，以免影响呼吸和心脏功能。⑤急性传染病、严重心脑肾疾病、活动性肺结核、出血性疾病、恶性肿瘤，以及妇女的经期、孕期、产期，精神疾病均为禁忌证。

2. 冷水浴

（1）因人而异 冷水浴对人体刺激较强，必须根据个体的体质和健康状况而定，患有严重的疾病、妇女经期及体弱不能耐受等均为禁忌证。

（2）循序渐进 其一，先局部再全身。从冷水进行面浴、足浴开始，待适应后再进行冷水擦身。冷水擦身应先从上半身开始，待适应后再行全身擦浴。其二，从擦、淋再到浸身。适应冷水擦身后，方可进行冷水淋浴。适应冷水淋浴后，可进行冷水浸身。当身体浸泡在冷水中时，应不断用手按摩身体各部，以促进血液循环。其三，水温从温再到凉。从温水开始逐步下降至16～18℃，最后不低于4℃，使身体逐渐适应。

（3）浴前热身　冷水浴前准备活动要充分。先活动肢体各关节，用手搓擦皮肤使身体变暖不觉寒冷后，再行冷水浴。

（4）控制时间　沐浴时间不宜过长。面浴、足浴以不超过 2 分钟为宜；擦浴 1.5～3 分钟为宜；冷水淋浴最初不超过 30 秒，之后视环境温度逐渐延长，一般夏季冷水淋浴时间不超过 5 分钟，冬季冷水淋浴时间不超过 2 分钟；冷水浸身的时间控制在 3 分钟左右；冬泳时间一般为 10～20 分钟。进行冷水浴时，若出现寒战、头晕等不适等症状时，应立即停止。进行冷水浴锻炼，应先从夏季开始，不间断，一直坚持到冬季。

第三节　其他浴

其他浴包括有泥沙浴、日光浴、空气浴、海水浴、森林浴及花香浴等。

一、泥沙浴

（一）泥浴

泥浴又称泥浆浴，是指用海泥、矿泥、井底泥、湖泥、沼泽地里的腐泥或特制的含有一定矿物质、有机物、微量元素的泥类物质敷于身体或浸泡，以达到养生祛病目的的健身方法。

1. 作用

泥浆与皮肤摩擦再结合日光照射，会产生明显的温热作用和按摩功效，能够加速血液循环、改善组织细胞的营养及促进新陈代谢。浴泥内含有丰富的矿物质和微量元素，特别是浴泥中含有的各种盐类，对皮肤能够起到杀菌和消毒的作用。井底泥和沼泽泥等含有的腐殖酸，具有调节内分泌、抑制有害酶、改善血液循环、促进代谢及提高免疫力等作用。

2. 方法

泥浴一般多选择在夏季进行，脱衣后躺在沙滩上，将泥浆涂于体表，在阳光照射下进行；亦可以在泥浆中浸泡 20～30 分钟。

3. 适用范围

泥浴除用于日常养生保健外，对于多种皮肤病、慢性关节炎、慢性骨髓炎、腱鞘炎、外伤后的瘢痕、痉挛和粘连，胃肠术后粘连，慢性盆腔炎、各种关节痛、腰腿痛及外伤后遗症有一定的辅助恢复作用。

4. 注意事项

开放性损伤、各种皮肤感染、严重器质性病变及妇女经期，不宜进行泥浴。

（二）沙浴

沙浴是指将全身或局部埋入沙中的方法。沙浴选用的沙应是清洁的干海沙、河沙或沙漠沙等。

1. 作用

热沙作用于人体，可以产生温热和机械刺激，表现为热疗、磁疗、按摩和日光浴的综合效应，可促进血液循环，增强新陈代谢，有明显的排汗作用；能促进渗出液的吸收和瘢痕的软化；可加快胃肠蠕动和骨组织的生长。

2. 方法

脱衣，仰卧在热沙上，将头面、颈部、胸部以外的肢体埋入 0.1 ～ 0.2m 厚的沙层，每次 0.5 ～ 1.5 小时，之后用温水冲洗干净，并在阴凉处休息 20 ～ 30 分钟。

3. 范围

沙浴除用于日常养生保健外，对风湿性关节炎、慢性腰腿痛、肩周炎、神经炎、脉管炎及软组织损伤等疾病有一定的辅助恢复作用，同时对轻中度高血压、神经系统疾病、偏头痛、慢性消化道疾病、肥胖症及慢性肾炎等，也有较好的辅助治疗效果。

4. 注意事项

有出血倾向、急性炎症、严重器质性病变、妇女经期及孕期、儿童、年老体质虚弱者，不宜进行沙浴。沙中不应混有小石块、贝壳等杂质，温度宜控制为 40 ～ 50℃。

二、日光浴

日光浴指利用太阳光照射全身或局部的方法，古时称为"晒疗"。古人在进行日光浴时往往同时进行呼吸吐纳练功，是健身防病的重要方法。

1. 作用

在进行日光浴时，太阳光谱中的各种光线会对人体产生不同的作用。紫外线具有杀菌、消炎、止痛、脱敏、促进组织再生、加速伤口和溃疡面的愈合及增强人体免疫力等作用；红外线主要是温热效应，促进血液循环和新陈代谢。同时，日光中的绿光使人镇定安静，红光令人兴奋愉悦，粉光可降低血压，紫光和蓝光有抑制兴奋的作用等。

2. 方法

日光浴时应不断变换体位，均匀照射。但头部不可暴晒、久晒，通过佩戴遮阳帽或用遮阳伞遮挡头部；眼睛不可让太阳光直射，可佩戴墨镜；时间不宜过久，每次 15 分钟左右。

3. 适用范围

日光浴除用于日常养生保健外，对内科的心脏病、高血压、糖尿病、肥胖等，儿科的佝偻病，外科的关节肌肉痛、血肿等，皮肤科的湿疹、汗腺炎、慢性溃疡及足癣等，妇科的子宫内膜炎和附件炎等，有一定的辅助治疗和保健作用。

4. 注意事项

日光浴的时间，夏季以 8：00 ～ 10：00 为宜，冬季以 11：00 ～ 13：00 为宜，春秋季以 9：00 ～ 12：00、14：00 ～ 16：00 为宜。日光浴的地点应选择在阳光充足、空气清洁的海滨、湖畔、林间或阳台等。长时间日照对皮肤有害，甚至致癌。患有严重心脏病、高血压、甲亢、浸润性肺结核或有出血倾向者，不宜进行日光浴。

三、空气浴

空气浴是指在优美的自然环境中裸露躯体，使之直接接触新鲜清洁的空气，并利用其理化特性或配合呼吸吐纳以养生防病的一种健身方法。

1. 作用

空气浴主要利用了气温、湿度、气压、气流及空气中所含的化学成分对人体的综合作用。其中气温是主要因素之一，低于体温的空气温度，可对人体形成寒冷刺激，使大脑皮层体温调节中枢做出反应，皮肤血管收缩，从而增强人体的抗病能力。另外，新鲜空气中含有大量阴离子，能调节中枢神经系统功能，刺激造血机能，促进新陈代谢，增强肺功能和人体免疫力。

2. 方法

空气浴可单独进行，也可与运动、劳动相结合。理想的气温在 20℃左右，相对湿度为 50%～70%，风速为 1m/s 左右。沐浴时间最好在 7：00～9：00，因为此时空气中的灰尘杂质与有害成分较少，空气凉爽，对人体的兴奋刺激明显。空气浴的最佳环境应选择到空气洁净新鲜的处所，如山村、田野、树林、河边或湖边等。一般从夏季开始，尽量少穿衣裤，裸露躯体，并结合一些运动如慢跑、打拳等，也可配合呼吸吐纳气功活动。时间长短应根据个体素质与环境而定，一般以 1 小时为宜。冷空气浴应选择在有太阳照射的晴天进行，可结合进行日光浴。

3. 注意事项

大风、大雾或天气骤变时不要勉强锻炼；患有急性感染性疾病及传染性疾病患者亦不宜进行空气浴。

四、海水浴

海水浴是指在天然海水中浸泡、冲洗或游泳的一种养生保健方法。

1. 作用

海水中含多种盐类，可附着于皮肤，刺激神经末梢，使毛细血管轻度充血，改善皮肤血液循环和代谢；海水的压力、流动时的冲击力及游泳动作受到的阻力，构成海水浴的机械作用，它可改善体内血液循环，提高心肺功能；海水浓度高、浮力大，有助于肢体活动，可加速运动功能障碍的恢复。

2. 方法

一般选择海水浴的时间为每年 7～9 月，以 9：00～11：00 时、15：00～17：00 为宜；每次 20～60 分钟，以自觉疲劳为度，浴后要用清水冲洗身体。

3. 注意事项

海水浴前要充分做好运动准备工作，患有严重高血压、动脉硬化、活动性肺结核、肝硬化、肾炎等患者及妇女月经期不宜进行海水浴。

复习思考题

1. 简述沐浴养生的种类。
2. 简述水浴养生的作用和种类。
3. 简述药浴养生的种类与方法。

（李 伟）

第九章　其他生活习惯与美容保健

生活习惯是指在一定的历史时期与社会条件下，各个民族、阶级和社会群体的生活模式及行为习惯，表现在衣食住行、社会交往及情趣爱好等许多方面。良好的生活习惯可以使身心健康，长期坚持能达到美容保健的目的。

目前，生活方式病已经融入了现代生活的许多方面。据调查，现代人类所感染的疾病中有45%与生活方式有关，而死亡因素中有60%与生活方式有关，如吸烟、过量饮酒、高热量饮食、食物过细、缺乏运动、精神紧张及作息不规律等，使肥胖、超重人群不断增加，动脉硬化、高血压、冠心病、糖尿病等发病率增高，并且有年轻化的趋势。另外，不健康的生活方式还会传播疾病，如随地吐痰可以传播流感、肺炎及脑膜炎等呼吸道疾病；随地大小便会污染水源，传播霍乱、痢疾及肝炎等消化道疾病；不洁性行为、多个性伴侣及共用针头注射毒品会传播肝炎、性病，甚至艾滋病等。许多职业病也属于生活方式病的范畴，如颈椎病、肩周炎、痔疮及失眠等都与长时间伏案工作，缺乏必要的身体活动有关。

一、起居有常

人的一切生理活动如体温、血压、血糖、睡眠及二便等都有周期性的节律，这种节律就是生物钟。人体的生物钟是与自然界的规律相统一的，它体现了"天人相应"的思想。这就要求人要有规律地生活，即持之以恒地顺应人体生物钟及大自然的韵律起居、饮食、劳动及学习。如果生活节奏符合人体的自然生理规律，人们就能保持充沛的精力，年轻而有朝气，不易生病。在《黄帝内经》中有明确的认识"知道者，法于阴阳，和于术数，饮食有节，起居有常，不妄作劳，故能形与神俱，而尽终其天年，度百岁乃去"。

起居有常是指起卧作息和日常生活的各个方面有一定的规律并合乎自然界和人体的生理常度。它要求人们起居作息、日常生活要有规律，这是强身健体、延年益寿的重要原则。《素问·生气通天论》曰："起居如惊，神气乃浮。"清代名医张隐庵说："起居有常，养其神也，不妄作劳，养其精也。夫神气去，形独居，人乃死。能调养其神气，故能与形俱存，而尽终其天年。"这说明起居有常是调养神气的重要法则。神气在人体中具有重要作用，它是对人体生命活动的概括。人们若能起居有常，合理作息，就能保养神气，精力充沛，生命力旺盛，面色红润光泽，目光炯炯，神采奕奕；反之，若起居无常，不能合乎自然规律和人体常度来安排作息，天长日久则神气衰败，就会出现精神萎靡，生命力衰退，面色不华，目光呆滞无神。起居有常主要表现在定时睡眠和觉醒，以及保证睡眠时间两个方面。

二、劳逸结合

劳和逸都是人体的生理需要，劳逸适度，能够使气血调畅，形神兼备。《素问·上古天真论》中有"食饮有节，起居有常，不妄作劳，故能形与神俱，而尽终其天年"的记载，可见劳逸适度符合养生之道。中医学早在两千多年前就认识到了劳逸适度对身体健康的重要性，《素问·宣明五气论》曰："久行伤筋，久立伤骨，久坐伤肉，久视伤血，久卧伤气。"长期体力或脑力疲劳会使气血伤耗，出现气短、困倦、心悸、失眠健忘等症，严重者甚至诱发急性心脑血管疾病。近年来时有发生的中年精英"过劳死"现象让很多人都意识到，过度劳累对身体健康的危害。实际上，与过劳相对的过度安逸同样也不利于健康，人在日常生活中，如果四体不勤，饱食终日，无所事事，就会气血运行不畅，筋骨脆弱，脾胃消化功能衰退，抵抗力下降，精神萎靡，还可能继发各种疾病，如肥胖、冠心病、高血压及糖尿病等。

现在很多疾病的发生都与过劳或过逸有关。近年来，腰椎间盘突出症年轻化趋势非常明显，而且发病原因两极分化，有的是因为过度运动造成损伤；有的是因为长时间不活动使腰椎间盘长期处于高压状态，导致发病率增高。

养生学家主张劳逸结合，互相协调，或劳与逸穿插交替进行，或劳与逸互相包含，劳中有逸，逸中有劳，只有劳逸协调适度才能保持健康。正如孙思邈在《备急千金要方》中所说："养生之道，常欲小劳，但莫疲及强所不能堪耳。"生命在于运动，人体通过一定的运动，可维护人体综合平衡、提高人体生理功能水平，还可以有效改善形态功能，提高身体素质和基本活动能力，促进智能发展，培养良好道德品质和心理品质，增强社会适应能力。这些能力与水平的提高，是人体健康得到发展的重要标志。

三、肠道通调

排便是人体排泄废物的主要形式，其正常与否，直接影响到人体的健康。所以，养成良好的排便习惯，对健康长寿具有重要意义。古代养生家对保持肠道通畅极为重视。汉代王充在《论衡》中指出："欲得长生，肠中常清，欲得不死，肠中无滓。"金元时代的朱丹溪也说："五味入口，即入于胃，留毒不散，积聚既久，致伤冲和，诸病生焉。"就是说，肠中的残渣、浊物要及时不断地清理，排出体外，才能保证人体的正常生理功能。

（一）便秘的危害

便秘表现为排便次数明显减少，每 2～3 天或更长时间排便 1 次，无规律，粪质干硬，常伴有腹胀、腹痛、食欲减退及嗳气恶心等症状。严重者可出现头晕头痛、脘腹胀痛、睡眠不安及心烦易怒等症状。如果大便经常秘结不畅，可导致浊气上扰、气血逆乱及脏腑功能失调，因此而产生或诱发多种疾病，如头痛、牙痛、肛门病、冠心病、高血压、脑血管意外及肠梗阻、肠癌等。

（二）便秘的调养

1. 定时排便

养成定时排便的习惯，早上 5：00～7：00 为最佳排便时间，此时大肠经当令，大肠的蠕动功能最旺盛，而且前一天所进的食物在此时已经运化完全。

2. 饮食调养

每天主动喝水 8～10 杯，尤其在晨起后要喝 1～2 杯白开水，既可起到洗涤肠道、稀释血液的作用，又可刺激胃肠蠕动，软化粪便而促进排便。忌食辛辣刺激食物，宜多吃富含膳食纤维的食物，如全谷类食物、薯类、新鲜蔬菜及水果等，增加肠内容量，加快粪便排出，亦可经常服用蜂蜜、牛奶等。

3. 运动调养

每天适度运动也很重要，早晚散步、慢跑等可促进胃肠道蠕动，促进排便；早晚各做 1 次 15 分钟的腹式呼吸，使小腹部、腰背部出现发热感，随着腹肌的起伏运动，胃肠的活动量随之增大，消化功能也得到了增强，对糟粕的排出会更加彻底。

4. 药物疗法

可使用可溶性纤维素、开塞露、番泻叶等。

5. 中医疗法

（1）针灸疗法

1）体针：取背俞穴、腹部募穴及下合穴为主。实证宜泻，虚证宜补，寒证加灸。取大肠俞、天枢、支沟、丰隆。热秘加合谷、曲池；气滞加中脘、行间，针用泻法；气血虚弱加脾俞、胃俞；寒盛阳虚加灸神阙，气虚者针用补法，每日 1 次，留针 15～20 分钟，7 日为 1 个疗程，疗程间隔 2～3 日。

2）耳针：取大肠、胃、直肠下段，隔日 1 次或每日针 1 次，可用电针、埋针或王不留行压籽，单耳操作，每 5 日两耳轮换 1 次。

（2）火罐疗法　取大肠俞、小肠俞、天枢、足三里、上巨虚及阳性反应部位。方法：留罐 10～15 分钟。

（3）推拿疗法

1）按摩腹部：每晚入睡前两手相叠揉腹，以肚脐为中心，顺时针方向揉 100 次，点按天枢、足三里、上巨虚等穴位。

2）轻压会阴部：会阴系诸阴之会，司二阴，助排便，后轻扣尾骶部，可促使排便。

3）推结肠法：双手食指、中指、无名指、小指并拢，交替依次沿升结肠、横结肠、降结肠方向推动 10 ～ 20 次。

4）点穴：中脘、天枢、大横、关元穴用一指禅推法，每穴半分钟，然后顺时针以左侧天枢、大横为重点按摩腹部 15 分钟。再按揉中脘、天枢、大横，用震法于腹部约 20 分钟，然后用四指推法沿肝俞、脾俞向下推到八髎，往返 5 分钟。点按肾俞、大肠俞、长强穴，每穴半分钟，施擦法于八髎及长强穴。

另外，排便时要做到有便不强忍，排便不强挣。忍便不解会使粪便中的毒素被肠黏膜吸收，危害人体；排便强挣，会过度增高腹压，使心肌耗氧量增加，血压上升，容易诱发心脑血管疾病。良好的心理状态和睡眠对缓解便秘症状也有重要作用，要克服对排便困难的忧虑，增加体力活动，切勿养成服药通便的依赖性。

四、戒烟限酒

（一）戒烟

烟草在燃烧时，所释放的烟雾中含有 4000 多种已知的化学物质，其中焦油在肺中会浓缩成一种黏性物质；尼古丁会使人成瘾，主要是对神经系统产生影响；一氧化碳能减低红细胞将氧输送到全身的能力；另外，还含有氰化物、致癌物和芳香烃等刺激性烟雾，它们有多种致病变、致癌变的生物学作用，严重危害人体各重要组织器官。

1. 吸烟的危害

吸烟能使人体产生呼吸系统疾病、循环系统疾病、神经系统疾病、消化系统疾病、内分泌系统疾病、口腔疾病、眼科疾病、泌尿生殖系统疾病及皮肤疾病。研究表明，吸烟者得口腔癌、喉癌、食道癌、胃癌及膀胱癌等癌症的概率比不吸烟者高 5 ～ 10 倍，冠心病发病率高 4 倍，肺癌发病率高 10 ～ 20 倍，吸烟量越大，患肺癌危险性越高，气管炎发病率高 2 ～ 8 倍。吸烟对健康、家庭、社会和环境有百害而无一利。

研究显示，被动吸烟比主动吸烟吸入的有害物质多得多，吸烟者吐出的冷烟雾中，烟焦油含量比吸烟者吸入的热烟雾中多 1 倍，苯丙芘多 2 倍，一氧化碳多 4 倍。室内吸 2 支烟的污染比室外高 20 倍。同 1 个吸烟者共同生活患癌症机会增加 1.4 倍，同 2 个吸烟者共同生活患癌症机会增加 2.3 倍。流行病学调查表明，丈夫吸烟的女性的肺癌患病率为丈夫不吸烟者的 1.6 ～ 3.4 倍。国际性的抽样调查证实，吸烟致癌患者中的 50% 是被动吸烟者。所以必须大力提倡在公共场所禁烟。

2. 戒烟的益处

尼古丁会限制血液的流动，戒烟 20 分钟后，随着身体里尼古丁含量的降低，全身的循环系统得到改善，特别是手和脚部。戒烟 8 小时后，血液中的含氧量达到不吸烟时的水平，同时体内一氧化碳的含量减少到一半。戒烟 24 小时后，体内残留的一氧化碳消失殆尽，肺部开始清除黏液和其他令人讨厌的吸烟残留物。戒烟 48 小时后，尼古丁全部消除，味觉和嗅觉开始得到改善。戒烟 72 小时后，呼吸变得更加轻松，同时整体精神状态有所改善。戒烟 3 ～ 9 个月后，各种呼吸问题都会得到改善，而且肺部的效率增加了 10%。戒烟 1 年后，生殖能力增加了 1/3。戒烟 5 年后，患心脏病的风险下降到了吸烟前的一半，而患中风的危险与不吸烟者相当。戒烟 10 年后，患肺癌的概率为继续吸烟者的一半。戒烟 15 年后，患心脏病的危险与从不吸烟的人相同。

3. 戒烟的方法

戒烟是一个痛苦、反复和长期的过程，须持续进行。请医疗机构和医务人员给予有效的咨询指导和药物治疗，可使戒烟成功率提高。当决心戒烟时，最好写一份《戒烟保证书》放在自己的案头，请家人、朋友及同事支持和监督。出现戒断症状时，可以尝试刷牙、嚼口香糖、喝茶，或与别人交流、讨论，抵御吸烟的诱惑，努力抵制"烟瘾"。戒烟后饭量可能增加，尽量少吃高油脂、高热量的食物，多吃蔬菜、水果替代，以防肥胖。戒烟 1 个月内应尽量避免会见吸烟者，避免聚会、聚餐。

（1）**尼古丁替代疗法**　使用含有微量尼古丁的产品，如口香糖、鼻腔喷雾剂或贴在皮肤上的膏药等，来帮助缓解戒烟者在戒烟过程中出现的失眠、易怒、焦虑等症状。这些替代产品中的尼古丁进入血液的速度比吸烟要慢得多，但是能迅速有效地缓解烟瘾。与口香糖、鼻腔喷雾剂相比，皮肤膏药使用更为方便，尤其适用于有鼻窦炎或者鼻腔过敏的人，但是孕妇、高血压及心脏病患者要慎用，不可擅自使用，或者遵照医嘱使用。

（2）**药物疗法**　有一种叫"载班"（Zyban）的处方药，可以通过对大脑的作用减轻戒烟过程的剧烈反应。它可以单独使用，也可以和皮肤膏药一起使用，以增加戒烟成功的概率。戒烟者中风、身心功能失调、头部曾经受创或已在服用抗抑郁药，不适合服用"载班"。

（3）**针灸疗法**　针灸对戒烟有一定的帮助。针灸戒烟常常选用的针刺穴位为列缺、足三里、神门、合谷、内关和戒烟穴（位于列缺与阳溪之间）。也可采用压丸法、埋针法或激光疗法对耳穴进行刺激，常用的耳穴有神门、内分泌、肺、脾、气管、口。

无论采用哪一种戒烟方式，非常重要的一点是要获得来自家人、朋友的全力支持，有效地督促戒烟者实施戒烟计划，并帮助其减轻身心所承受的压力。当然，成功的关键还是在于戒烟者自己，要贵在坚持。

（二）限酒

1. 酒精的危害

当人体血液中的酒精浓度达到 0.05% 时，酒精的作用开始显露出来，表现为兴奋和欣快感；酒精浓度达到 0.1% 时，人就会失去自控能力；酒精浓度达到 0.2% 时，就会使人酩酊大醉；而酒精浓度达到 0.4% 时，人就可能失去知觉，昏迷不醒，甚至有生命危险。

大量饮酒能使神经系统由兴奋到高度抑制，严重破坏神经系统的正常功能；长期过量饮酒还会损害肝脏，导致酒精性肝硬化；此外，慢性酒精中毒对身体还有多方面的损害，如可导致多发性神经炎、高血压、心脑病变、造血功能障碍、胰腺炎、胃炎和溃疡病等；长期大量饮酒还能危害生殖细胞，致使后代智力低下；经常饮酒的人喉癌及消化道癌发病率也明显增加。此外，饮酒与道路交通事故、暴力及自杀等伤害的发生有关。

2. 戒酒的方法

要彻底戒掉酗酒习惯，最重要的是主观认识到酗酒的危害。

（1）认知疗法　通过影视、图片及讨论等多种传媒方式，让嗜酒者端正对酒的态度，正确认识酗酒的危害，从思想上坚持纠正饮酒的成瘾行为，社会上舆论干预和强制的行政手段，对戒酒有绝对的效果，但应提倡主动戒酒。

（2）逐渐减量法　要有计划地逐渐减少饮酒量及次数，切忌一次戒掉，以免出现戒断症状。

（3）借助药物　由于饮酒是一种成瘾行为，需要相当努力才能把这种习惯改正过来。借助药物的帮助，有时也是必要的，这样能够提高戒酒成功率。

（4）反恶疗法　是一种行为矫正方法。其目的在于饮酒时不但得不到欣快感觉，相反产生令人痛苦的体验，形成负性条件反射，常用药物配合。

（5）家庭治疗　酒往往给家庭带来不幸，但对其进行制约的最好环境也是家庭。因此，家庭成员应帮助患者，让其了解酒精中毒的危害，及早树立起戒酒的决心和信心，并与患者签好协定，定时限量喝酒，循序渐进地戒除酒瘾。同时创造良好的家庭气氛，用亲情温情去解除患者的心理症结，使之感受到家庭的温暖。

（6）集体疗法　参加戒酒协会，进行自我教育及互相约束与帮助，达到戒酒目的。

3. 限酒

在人类文明的历史长河中，酒不仅是物质的存在，还是文化的象征。在我国，酒被发明之后，迅速与社会的政治、经济、文化和民俗相适应，并随社会发展而发展。现已形成"无酒不成席、无酒不欢、无酒不成礼"的风俗礼仪。在现代商务交往、日常生活中，酒是调剂人际关系的桥梁和纽带。我国众多的文学作品也与酒有关，有"无酒不成诗"之说。酒有重要的药用价值，有"医酒相长"之说。但是人们也熟知饮酒伤身的道理，孔子曾说"唯酒无量，不及乱"，提示我们饮酒要适度。《中国居民膳食指南（2016）》中指出儿童少年、孕妇、哺乳期女性不应饮酒，成年人如饮酒，酒精量男性不超过 25g/d，女性不超过 15g/d，过量饮酒是指超过了推荐量。通过限制酒的摄入，可以避免身心受到伤害，延年益寿。

五、房事有度

自古房事如水火，能生人也能杀人。纵欲会加速衰老，《黄帝内经》云："以酒为浆，以妄为常，醉以入房，以欲竭其精，以耗散其真……故半百而衰也。"也就是说，纵欲者，寿命不可能长；脑髓为肾所生，纵欲必然伤肾，肾精亏耗无法充盈脑髓，所以纵欲之人会出现头痛、头晕、昏睡等表现；纵欲还会伤骨，因为肾主骨生髓，骨髓生于肾精，所以纵欲者骨头易脆、易折，因此，古人把纵欲当作破骨的斧子，故《阴符经》曰："淫美色，破骨之斧也。"纵欲也会伤耳，肾开窍于耳，耳朵的营养要靠肾精的滋润，纵欲者肾精耗伤，所以易发生耳鸣、耳聋。由于精在生命活动中起着十分重要的作用，所以，要想使身体健康而无病、保持旺盛的生命力，养精则是十分重要的内容。

《类经》明确指出："善养生者，必宝其精，精盈则气盛，气盛则神全，神全则身健，身健则病少，神气坚强，老而益壮，皆本乎精也。"葆精的意义，于此可见。葆精的另一方面含义，还在于保养肾精，也即狭义的"精"。男女生殖之精，是人体先天生命之源泉，不宜过分泄漏，如果纵情泄欲，会使精液枯竭，真气耗散而致未老先衰。《备急千金要方·养性》指出："精竭则身惫。故欲不节则精耗，精耗则气衰，气衰则病至，病至则身危。"告诫人们宜保养肾精，这是关系到人体健康和生命安危的大事。足以说明，精不可耗伤，养精方可强身益寿，作为养生的指导原则，其意义也正在于此。

复习思考题

1. 什么是生活方式病?
2. 健康的生活习惯包括哪些?
3. 吸烟对健康的影响有哪些?

（李　伟）

下篇 美容保健技法应用

第十章 体质调养

【学习要点】

1. 掌握体质的分类、判定方法、调养原则及调养方法。
2. 熟悉每种体质的特征及形成机制。
3. 了解中医学及西医学对体质形成的认识。

第一节 体质的形成

人体存在不同的体质类型，已经得业界共识。体质是人群中的个体在遗传的基础上，在环境的影响下，在生长、发育和衰老的过程中形成的形态结构、生理功能和心理特征上相对稳定的特殊状态。偏颇体质之人，处于病与未病之间的亚健康状态。改善偏颇的体质，可预防亚健康的发生，防止其转化为疾病，体现了中医学"不治已病，治未病"的预防思想。

一、中医学对体质形成的认识

中医学认为人体体质的形成主要取决于先天和后天两方面的因素，并受其他因素影响。

（一）肾精决定体质的形成

肾精亏损是形成体质偏颇的根本原因。《素问·上古天真论》说："肾者主水，受五脏六腑之精而藏之。"五脏六腑的温煦滋润全赖肾中之水火。

1. 肾精不足导致阴阳气血失调

肾精包括阴精与阳精。若肾中元阴不足，则津液枯竭而内燥生，形成阴虚内热体质；若肾中元阳不足，则失其温煦作用而寒从中生，形成阳虚体质；气血亦由肾精而化，肾精不足，无以化生气血，形成气血亏虚体质；人体津液的运行全赖阳气的温煦推动而完成润养之职，若阳虚失于温化，则津液聚而为痰，停而成饮，蓄而成水，形成痰湿体质；湿邪郁久化热，形成湿热体质；五脏六腑之气血不足，功能低下，气不能畅行，血不能运通，血脉凝涩而为瘀滞，形成气郁、血瘀体质。

2. 肾精不足使五脏受累

（1）伤肾　肾中精气，对人体各方面的生理活动均起着积极重要的作用，是人体生命活动之本。肾阴和肾阳，是人体各脏阴阳的根本，两者之间，相互制约，相互依存，相互为用。由于某些原因，这种相对平衡遭到破坏而又不能自行恢复时，既能形成肾阴虚或肾阳虚。

（2）伤肺　肺与肾的关系，主要表现于水液的代谢和呼吸运动两个方面。肾为主水之脏，肺为"水上之源"，肺的宣发肃降和通调水道，有赖于肾的蒸腾气化；反之，肾的主水功能，亦有赖于肺的宣发肃降和通调水道，因此，肺失宣降，通调水道失职，必累及于肾，而致尿少，甚至水肿；肾的气化失司，关门不力，则水泛为肿，甚则上犯为喘，咳逆倚息而不得平卧。肺主呼气，肾主纳气，肺的呼吸功能需要肾的纳气作用来协助，肾气充盛，吸入之气方能经肺之肃降而下纳于肾，否则会出现气浮于上，动则气喘等。

（3）伤脾　脾之健运，化生精微，须借助于肾阳的温煦，故有"脾阳根于肾阳"之说。如果肾精亏损，肾阳虚衰，命火不足，则脾运失常可以导致泄泻；或肾阳虚弱，温煦无权，不能蒸化津液，阴寒内结，糟粕内积肠道，大便不通而成冷秘；或肾精亏损，津液内耗，燥热内生，肠道干涩，大便秘结而成热秘。

（4）伤心　正常情况下，肾水上升，心火下降，水火既济，心肾交通。如果肾精亏损，水亏于下，不能上济于心，水火不济，则可致心火独亢，导致心烦不寐、健忘等；如因肾水不足，水不涵木而心肝火旺，导致阴血耗伤，心脉失于濡养，可致心痛频发。

（5）伤肝　水不涵木，阴不敛阳而肝阳上亢，肝风内动，发为眩晕，手足颤动，拘急强直，甚则中风；肝肾虚寒，肝肾同居下焦，均有相火，如果肾阳亏虚，则下焦虚寒，更因寒滞肝脉，则男子见寒疝、缩阴等，则女子见经冷腹痛、胞寒不孕等。

3. 肾精不足

肾精不足导致"内生六气"，是指人体本身由于内脏功能失常而造成的六种病理变化过程，即化寒、化燥、化热、化火、化风及化湿。

（1）化寒　肾中元阳为诸阳之本，寒从中生的根源在于肾。肾阳不振，命门火衰，正如釜底无薪，水谷难熟，无以温煦人体，故诸寒丛生。所以《素问·至真要大论》曰："诸寒收引，皆属于肾。"

（2）化燥　内燥多由阴液亏虚所致。失精是阴精亏损的常见原因，可见内燥以肾为根基。肾阴亏虚则津液内涸而化燥。燥则内不能滋养脏腑，外不能濡润腠理孔窍，以致皮肤憔悴，毛发枯焦，口唇燥裂，舌上无津，口渴咽干，小便短赤，大便秘结。

（3）化热化火　热为火之渐，火为热之极。火热有虚实之分。精血亏少，而致阴虚阳亢，阳有余则为热、为火，这是虚火之类。如心有虚火，则阳不入阴，神不内守，而见心悸怔忡，失眠健忘，五心烦热；胃有虚火则升降失司，而见咽干口燥，多食善饥，时作干呕，大便干结；肺有虚火则清肃无权，不能制阳，虚火灼络，而见干咳声哑，咽干盗汗，痰中带血。

（4）化风　风性善动，有虚实之分。《素问·至真要大论》曰："诸风掉眩，皆属于肝。"肝体阴而用阳，肝风之所以内动，是由于肝阴不足，阳失潜藏，亢而成风。肝木之养，有赖于肾水之滋，肾精亏损，精不化血，肝失濡养，水不涵木，虚阳上扰，风从内生。肝藏血，血与津液同源，精液失藏而致津液不足，液少血枯，血不养筋，可见手足蠕动、四肢震颤等。

（5）化湿　由于脾阳不振，升降失调，不能为胃行其津液，以致聚而成湿，或停而成痰，或留而为饮，甚则积而为水，故《素问·至真要大论》曰："诸湿肿满，皆属于脾"。而脾胃的运化功能必须依赖肾阳的温煦。肾的水液代谢功能，全赖于肾中元阳，阳气虚则运化无力而成内湿。

（二）后天脾胃影响体质的形成

人体秉受于父母的先天之精气，个体是无法选择的，而后天脾胃的调养与饮食的调摄是可以人为控制的。控制适度，后天可以弥补先天之不足，调整体质上的偏颇；控制不当，则脾胃受损，正常体质也会变成偏颇体质，甚至"百病丛生"。

李东垣提出了"元气之充足，皆由于脾胃之气无所伤，而后能滋养元气。若胃气之本弱，饮食自倍，则脾胃之气既伤而元气亦不能充，而诸病之所由生也"的理论。可见，脾胃受伤则五脏受邪，主要表现在如下几方面。

1. 伤脾

脾的主要生理功能是主运化、升清和统血。若脾的运化水谷功能减退，则出现腹胀、便溏、倦怠等；运化水湿的功能减退，则产生湿、痰、饮等病理产物；脾主升清的功能减弱，则气血不升，出现神疲乏力、头目眩晕等；脾气的固摄能力减退，则统血力弱，而导致出血。

2. 伤肺

脾与肺的密切关系，主要表现于气的生成和津液的输布代谢两个方面。肺所吸入的清气和脾胃所运化的水谷精气，是组成气的主要物质基础。在津液代谢方面，肺的宣发肃降和通调水道，有助于脾的运化水液功能，从而防止内湿的产生。脾气不足时，常可导致肺气的不足；脾失健运，影响肺的宣发和肃降功能，可出现喘、咳、痰多等。

3. 伤心

脾为气血生化之源，脾统血，心主血，故心与脾的关系甚为密切。脾的运化功能正常，则化生血液的功能旺盛。血液充盈，则心有所主。若思虑过度，不仅暗耗心血，而且可影响脾的运化功能，则气血生化无源，导致血虚而心无所主；若脾不统血，而血液妄行，会造成心血不足。这就形成了以眩晕、心悸、失眠、多梦、腹胀、体倦、面色无华为主的心脾两虚证。

4. 伤肝

肝与脾在血的生成、贮藏及运行等方面有密切的联系。脾运健旺，生血有源，而且不溢出脉外，则肝有所藏。若脾虚气血生化无源，或脾不统血，失血过多，均可导致肝血不足。

5. 伤肾

脾为后天之本，肾为先天之本。脾之健运，化生精微，须借助于肾阳的温煦，故有"脾阳根于肾阳"之说。肾中精气亦有赖于水谷精微的培育和充养，才能不断充盈和成熟。若脾阳久虚，进而可损及肾阳，引起脾肾两虚之证。

脾胃不足可使五脏六腑皆病，内风、内寒、内热、内湿、内燥及内火接踵而至。《脾胃论》反复强调："脾胃气衰，元气不足，而心火独盛。"心火旺盛必将累及肝木而致肝火旺盛，进而表现为肝风内动之证。这是由脾胃及肝，由火致风的主要病机。

至于寒热，《脾胃论》曰："有所劳倦，形气衰少，谷气不盛，上焦不行，下脘不通，胃气热，热气熏胸中，故曰内热。"这是热证的病机。其又说："阴盛生内寒，厥气上逆，寒气积于胸中而不泻，不泻则温气去，寒独留，寒独留则血凝泣，血凝泣则脉不通，其脉盛大以涩，故曰寒中。"这是寒中证的病机。寒中而致血瘀，在脾胃虚寒证中是相当常见的。

脾胃受损而内生燥湿，《脾胃论》曰："饮食劳倦所伤，自汗，小便数，阴火乘土位，清气不生，阳道不行，乃阴血伏火。况阳明胃土右燥左热，故化燥火而津液不能停，且小便与汗皆亡津液。"这是亡津液而致燥的机制。脾胃有伤，运化失司，水湿停于体内为患，正如《素问·至真要大论》中所说："诸湿肿满，皆属于脾。"

二、西医学对体质形成的认识

西医学认为，体质的形成主要与下列因素有关。

（一）遗传因素

1. 遗传决定了体质的多样性

遗传学研究表明，人从双亲继承的全部物质及遗传信息都包含在卵子和精子里面。人类一切遗传性状都是在遗传信息的控制下，在发育过程中，受环境的影响。生殖细胞中的染色体载有遗传信息，人体细胞中含有23对染色体，每条染色体上约有2000多个代表遗传特征的基因（DNA）。基因是由一定的核苷酸（主要是其中的碱基成分）按特定的顺序排列而成，在含有几百万对碱基的DNA分子中，碱基可以出现无穷无尽的排列方式。由此所决定的无穷无尽的形态结构与心理特征，才使世界上没有两种生物的DNA有相同的碱基排列顺序，这就是人与人之间个体体质差异的遗传学依据。

2. 体质可变又难变

在进化过程中，任何生物体都有遗传性和变异性两个对立统一的方面。遗传中有变异，变异里有遗传，人体体质亦然。现代遗传学研究结果表明，个体的性状是来自基因的作用。基因型这个词用来说明基因的结构，表型用于说明外部的表现。某一个人的基因型是恒定的，当他起源于一个受精卵的时候就已经定下来了。特定的基因型决定了生物在一定环境条件下的特定反应方式，而特殊环境条件也影响一定基因型的表达，甚至可以改变其原来的反应方式。特定基因型在各种环境中所表达的和可能表达的全部表型，共同构成该基因型的反应规范。反应规范越大，人体在不同环境影响下的可塑性或适应力也越大。因此，可以得到的结论是"生物的全部性状都是基因型和环境条件互相作用的最后产物，基因型和环境条件任何一方面发生变化都可能导致某种性状的变异"，即都可能引起体质上的变异。但必须强调，这种变异是有一定规范和限度的，不是任意变化的，它受基因型的制约。由此可见，人体的体质是可变的，又是相对稳定的、难变的。

3. 遗传与体质类型的形成

体质诊断和分类的依据都来源于人体的性状。性状的含义是一个正在发育或完全发育好的个体的任何一种可观察的表现。大多数性状是由许多基因复杂的相互作用所产生的结果，大多数性状都取决于许多基因，这些基因中的任何一个发生了改变均可以导致该性状的改变，同理，一个基因也就可往往影响一个以上的性状。因此，体质类型的遗传有三种可能：第一种以某个基因为原发点，然后通过一种代谢性效应形成一种综合征，在临床上显示出一种特定的体质类型；第二种是通过连锁群的方式由亲代将"综合征"作为一个遗传单位直接传递给后代；第三种是多基因遗传的可能性仍然是存在的。

（二）地理因素

不同地区具有不同的地理特征，包括地壳的物理性状、地球的化学成分、物产及气候条件等特征。这些地理因素将影响生活在该地区人群的体质，使相同环境下的人群体质具有趋同性。现代生态学也认为，生物体中所存在的全部化学物质都来自空气、土壤和水，而人体体质就是以此为物质基础形成的。因此体质因地区不同而不同。

饮食亦是地理因素影响人群体质的重要因素。人们已经认识到同一种谷物或蔬菜在不同地区其成分是不同的，而同一地区的土壤、植物、动物及人体内的常量元素间的分布比例是基本一致的。它提示地理因素对体质的影响和地域性多发疾病的存在，从而为因地、因人制宜提供依据。

（三）气象因素

影响体质形成的各种气象因素主要包括温度、湿度、气流、气压、光照度及日月与其他星体对人体的影响等。气象因素可以直接作用于人体产生生理性及病理性影响。

不同体质对不同气象因素的易感性不同，这就是所谓的"同气相求"。"同气相求"有两层意思，首先是指出某种体质容易感受相应的外邪，其次指出发病类型与传变趋势的倾向性也与外邪性质和体质类型密切相关。但要注意以下几点：①某种体质类型易感受某种外邪，只是指感受该种外邪较大的可能性，而不是必感某邪或不感他邪。②既病之后，人体所患病证的性质与外邪和体质类型的综合影响有关，如风邪中人，作用于阴虚内热者，则常为风热证；作用于虚寒者，则常为风寒证；作用于内湿者，则常为风湿证。③病变发展趋向及传变多取决于体质因素，如寒邪中人，对体素阳虚者，病多从寒化，或表寒更甚，或直中于里，或入里寒化；如体素阴虚者，虽以寒病为其始，但往往有化热之倾向，或为表寒里热，或见入里化热。阳虚质者畏寒喜温，故能夏不能冬；阴虚者喜凉畏热，故能冬不能夏。痰湿质者与血瘀质者同样有寒热喜恶之分，也应问其所变，而定来去方向。

（四）生活习惯

1. 饮食习惯

中医理论认为，不仅饮食物的质量可以影响体质强弱，而且饮食偏嗜可以形成不同的体质类型。如酒肉肥甘之物多属热性食物，如果长期食用热性食物，则易助湿生热；冰冻寒冷的食物摄取过多会对人体产生两方面的影响：一是伤及脾胃阳气，特别是中年之后更容易形成寒湿痰浊的体质；二是引起血行不畅，尤其女性月经期不避寒凉，日久体内瘀血留存，形成血瘀体质。

中国地域广阔，民族众多。各地区、各民族的地理环境和饮食习惯对体质的形成也有很大影响。随着社会的发展，各地的饮食习惯逐渐融合，如川菜、烧烤、火锅等地域风味食品风靡全国，这些均是辛热肥腻之品，可见各地区、各民族饮食习惯的高度融合已使人们的体质特征出现空前的趋同性，即湿热内蕴。

2. 烟酒嗜好

适量饮酒可散风寒、通筋脉、解除疲劳、振奋精神；过量饮酒和长期嗜酒则是有害的。酒为熟谷之液，《证治准绳·类方》中记载酒"气热而质湿"，《顾松园医镜·本草必用》中记载过饮则"生痰动火"。长期嗜酒者每见面垢油腻、头目不爽、倦怠胸闷、饮食减少、口干口苦，甚或口臭、舌苔黄腻等，呈现湿热体质的典型特征。与饮酒不同，即使是少量吸烟也将给身体带来较大的危害。烟作为辛热之物，燥热助阳在所难免，且烟为浊物，吸烟太多易生痰浊，故嗜烟者多有吐浓浊痰液之现象。可见，烟酒等不良嗜好，都有助湿生热之弊，为湿热体质的形成起了推波助澜的作用。

3. 保健药食

受中国传统文化的影响，国人素有"尚补"之俗。综观常用补品，多属温阳滋阴、益气养血之品，温阳益气者助热，滋阴养血者生湿，无虚之人服之难免内生湿热。误补的主要原因在于对中医药理论的片面认识。《潜斋医学丛书·言医》中谈到："药为病而设，非养生之物也。"但由于人们强身健体的迫切要求和中医药理论知识的相对匮乏，多数人难以对补益品的作用和不良反应认识清楚，从而形成了"全民进补"的妄补之风。补益之风的兴盛在减少虚性体质的同时，也从一定程度上加重了人群湿热内盛体质的形成。

（五）社会心理因素

人类既具有生物属性，又具有社会属性和思维属性，人的健康受到社会环境的严重影响，有些疾病甚至完全由于社会心理因素引起。以"形神－体观"为特征的中医学理论始终强调体质是躯体素质和心理素质的综合体，脏腑功能与精神情志的联系具有相对稳定的特异性。长期的不良心境必然在某种程度上引起躯体素质的变化并最终导致体质的变异。

工业文明带来了物质财富的增长，也使人类的精神失去了平衡。社会生活的剧变、信息流量的膨胀、效率意识的增长、人际关系的复杂、物质利益的分化等，使现代人精神紧张、情绪躁动、心灵疲惫、焦虑不安。种种不良的心理环境是导致心身疾病的重要原因。

（黄昕红）

第二节　体质的分类与判定

一、体质的分类

2009 年 4 月 9 日中华中医药学会在北京发布了《中医体质分类与判定》标准，是我国第一部指导和规范中医体质分类、体质辨识研究及应用的规范性文件，旨在为体质辨识及与中医体质相关疾病的防治、养生保健、健康管理提供依据，使体质分类科学化、规范化。该标准将体质分为平和质、气虚质、阳虚质、阴虚质、痰湿质、湿热质、血瘀质、气郁质、特禀质 9 个类型。各类体质特征如下。

（一）平和质（A 型）

总体特征：阴阳气血调和，以体态适中、面色红润、精力充沛等为主要特征。

形体特征：体形匀称健壮。

常见表现：面色、肤色润泽，头发稠密有光泽，目光有神，鼻色明润，嗅觉通利，唇色红润，不易疲劳，精力充沛，耐受寒热，睡眠良好，胃纳佳，二便正常，舌色淡红，苔薄白，脉和缓有力。

心理特征：性格随和开朗。

发病倾向：平素患病较少。

对外界环境适应能力：对自然环境和社会环境适应能力较强。

（二）气虚质（B 型）

总体特征：元气不足，以疲乏、气短、自汗等气虚表现为主要特征。

形体特征：肌肉松软不实。

常见表现：平素语音低弱，气短懒言，容易疲乏，精神不振，易出汗，舌淡红，舌边有齿痕，脉弱。

心理特征：性格内向，不喜冒险。

发病倾向：易患感冒、内脏下垂等；病后康复缓慢。

对环境适应能力：不耐受风、寒、暑、湿邪。

（三）阳虚质（C 型）

总体特征：阳气不足，以畏寒怕冷、手足不温等虚寒性表现为主要特征。

形体特征：肌肉松软不实。

常见表现：平素畏冷，手足不温，喜热饮食，精神不振，舌淡胖嫩，脉沉迟。

心理特征：性格多沉静、内向。

发病倾向：易患痰饮、肿胀、泄泻等；感受外邪易从寒化。

对环境适应能力：耐夏季不耐冬季；易感风、寒、湿邪。

（四）阴虚质（D 型）

总体特征：阴津亏少，以口燥咽干、手足心热等虚热性表现为主要特征。

形体特征：体形偏瘦。

常见表现：手足心热，口燥咽干，鼻微干，喜冷饮，大便干燥，舌红少津，脉细数。

心理特征：性情急躁，外向好动，活泼。

发病倾向：易患虚劳、失精、少寐等；感受外邪易从热化。

对外界环境适应能力：耐冬不耐夏；不耐受暑、热、燥邪。

（五）痰湿质（E 型）

总体特征：痰湿凝聚，以形体肥胖、腹部肥满、口黏苔腻等痰湿表现为主要特征。

形体特征：体形肥胖，腹部肥满松软。

常见表现：面部皮肤油脂较多，多汗且黏，胸闷，痰多，口黏腻或甜，喜食肥甘甜黏，苔腻，脉滑。

心理特征：性格偏温和、稳重，多善于忍耐。

发病倾向：易患消渴、中风、胸痹等。

对外界环境适应能力：对梅雨季节及湿重环境适应能力差。

（六）湿热质（F 型）

总体特征：湿热内蕴，以面垢油光、口苦、苔黄腻等湿热表现为主要特征。

形体特征：形体中等或偏瘦。

常见表现：面垢油光，易生痤疮，口苦口干，身重困倦，大便黏滞不畅或燥结，小便短黄，男性阴囊潮湿，女性带下增多，舌质偏红，苔黄腻，脉滑数。

心理特征：容易心烦急躁。

发病倾向：易患疮疖、黄疸、热淋等。

对外界环境适应能力：对夏末秋初湿热气候、湿重或气温偏高环境较难适应。

（七）血瘀质（G 型）

总体特征：血行不畅，以肤色晦暗、舌质紫暗等血瘀表现为主要特征。

形体特征：胖瘦均见。

常见表现：肤色晦暗，色素沉着，容易出现瘀斑，口唇暗淡，舌暗或有瘀点，舌下络脉紫暗或增粗，脉涩。

心理特征：易烦，健忘。

发病倾向：易患癥瘕及痛证、血证等。

对外界环境适应能力：不能耐受寒邪。

（八）气郁质（H 型）

总体特征：气机郁滞，以神情抑郁、忧虑脆弱等气郁表现为主要特征。

形体特征：形体瘦者为多。

常见表现：神情抑郁，情感脆弱，烦闷不乐，舌淡红，苔薄白，脉弦。

心理特征：性格内向不稳定、敏感多虑。

发病倾向：易患脏躁、梅核气、百合病及郁证等。

对外界环境适应能力：对精神刺激适应能力较差；不适应阴雨天气。

（九）特禀质（I 型）

总体特征：先天失常，以生理缺陷、过敏反应等为主要特征。

形体特征：过敏体质者一般无特殊；先天禀赋异常者或有畸形，或有生理缺陷。

常见表现：过敏体质者常见哮喘、风团、咽痒、鼻塞、喷嚏等；患遗传性疾病者有垂直遗传、先天性、家族性特征；患胎传性疾病者具有母体影响胎儿个体生长发育及相关疾病特征。

心理特征：随禀质不同情况各异。

发病倾向：过敏体质者易患哮喘、荨麻疹、花粉症及药物过敏等；遗传性疾病如血友病、先天愚型等；胎传性疾病如五迟（立迟、行迟、发迟、齿迟和语迟）、五软（头软、项软、手足软、肌肉软、口软）、解颅、胎惊等。

对外界环境适应能力：适应能力差，如过敏体质者对易致过敏季节适应能力差，易引发宿疾。

二、体质的判定

（一）判定方法

回答《中医体质分类判定表》中的全部问题，每一问题按 5 级评分，计算原始分及转化分，依据标准判定体质类型。

$$原始分 = 各个条目分值相加$$

$$转化分 = \left[（原始分 - 条目数）/（条目数 \times 4）\right] \times 100$$

1. 平和质判定

平和质判定见表 10-1。

表 10-1 平和质判定表

请根据近1年的体验和感觉，回答以下问题	没有（根本不）	很少（有一点）	有时（有些）	经常（相当）	总是（非常）
1. 您精力充沛吗	1	2	3	4	5
2. 您容易疲乏吗*	1	2	3	4	5
3. 您说话声音低弱无力吗*	1	2	3	4	5
4. 您感到闷闷不乐，情绪低沉吗*	1	2	3	4	5
5. 您比一般人耐受不了寒冷吗*	1	2	3	4	5
6. 您能适应自然和社会环境的变化吗	1	2	3	4	5
7. 您容易失眠吗*	1	2	3	4	5
8. 您容易忘事吗*	1	2	3	4	5

（注：标有*的条目需先逆向计分，即 1→5，2→4，4→2，5→1，再用公式计算转化分）

2. 气虚质判定

气虚质判定见表 10-2。

表 10-2 气虚质判定表

请根据近一年的体验和感觉，回答以下问题	没有（根本不）	很少（有一点）	有时（有些）	经常（相当）	总是（非常）
1. 您容易疲乏吗	1	2	3	4	5
2. 您容易气短（呼吸短促，接不上气）吗	1	2	3	4	5
3. 您容易心慌吗	1	2	3	4	5
4. 您容易头晕或站起时晕眩吗	1	2	3	4	5
5. 您比别人容易患感冒吗	1	2	3	4	5
6. 您喜欢安静、懒得说话吗	1	2	3	4	5
7. 您说话声音低弱无力吗	1	2	3	4	5
8. 您活动量稍大就容易出虚汗吗	1	2	3	4	5

3. 阳虚质判定

阳虚质判定见表 10-3。

表 10-3 阳虚质判定表

请根据近一年的体验和感觉，回答以下问题	没有（根本不）	很少（有一点）	有时（有些）	经常（相当）	总是（非常）
1. 您手脚发凉吗	1	2	3	4	5
2. 您胃脘部、背部或腰膝部怕冷吗	1	2	3	4	5
3. 您感到怕冷、衣服比别人穿得多吗	1	2	3	4	5
4. 您冬天更怕冷，夏天不喜欢吹电扇、空调吗	1	2	3	4	5
5. 您比别人容易患感冒吗	1	2	3	4	5
6. 您吃喝凉的东西会感到不舒服吗	1	2	3	4	5
7. 您吃喝凉东西后容易腹泻吗	1	2	3	4	5

4.阴虚质判定

阴虚质判定见表10-4。

表10-4 阴虚质判定表

请根据近一年的体验和感觉，回答以下问题	没有 （根本不）	很少 （有一点）	有时 （有些）	经常 （相当）	总是 （非常）
1.您感到手脚心发热吗	1	2	3	4	5
2.您感觉身体、脸上发热吗	1	2	3	4	5
3.您皮肤或口唇干吗	1	2	3	4	5
4.您口唇的颜色比一般人红吗	1	2	3	4	5
5.您容易便秘或大便干燥吗	1	2	3	4	5
6.您面部两颧潮红或偏红吗	1	2	3	4	5
7.您感到眼睛干涩吗	1	2	3	4	5
8.您感到口干咽燥、总想喝水吗	1	2	3	4	5

5.痰湿质判定

痰湿质判定见表10-5。

表10-5 痰湿质判定表

请根据近一年的体验和感觉，回答以下问题	没有 （根本不）	很少 （有一点）	有时 （有些）	经常 （相当）	总是 （非常）
1.您感到胸闷或腹部胀满吗	1	2	3	4	5
2.您感到身体沉重不轻松或不爽快吗	1	2	3	4	5
3.您腹部肥满松软吗	1	2	3	4	5
4.您有额部油脂分泌多的现象吗	1	2	3	4	5
5.您上眼睑比别人肿胀（有轻微隆起）吗	1	2	3	4	5
6.您嘴里有黏黏的感觉吗	1	2	3	4	5
7.您平时痰多，或感到咽喉部总有痰堵着吗	1	2	3	4	5
8.您舌苔厚腻或有舌苔厚厚的感觉吗	1	2	3	4	5

6.湿热质判定

湿热质判定见表10-6。

表10-6 湿热质判定表

请根据近一年的体验和感觉，回答以下问题	没有 （根本不）	很少 （有一点）	有时 （有些）	经常 （相当）	总是 （非常）
1.您面部或鼻部有油腻感或者油亮发光吗	1	2	3	4	5
2.您脸上容易生痤疮或皮肤容易生疮疖吗	1	2	3	4	5
3.您感到口苦或嘴里有异味吗	1	2	3	4	5
4.您大便黏滞不爽、有解不尽的感觉吗	1	2	3	4	5
5.您小便时尿道有发热感、尿色浓（深）吗	1	2	3	4	5
6.您带下颜色发黄吗（限女性回答）	1	2	3	4	5
7.您的阴囊潮湿吗（限男性回答）	1	2	3	4	5

7. 血瘀质判定

血瘀质判定见表10-7。

表 10-7　血瘀质判定表

请根据近一年的体验和感觉，回答以下问题	没有（根本不）	很少（有一点）	有时（有些）	经常（相当）	总是（非常）
1.您的皮肤在不知不觉中会出现青紫瘀斑吗	1	2	3	4	5
2.您的两颧部有细微血丝吗	1	2	3	4	5
3.您身体上有哪里疼痛吗	1	2	3	4	5
4.您面色晦暗或容易出现褐斑吗	1	2	3	4	5
5.您会出现黑眼圈吗	1	2	3	4	5
6.您容易忘事（健忘）吗	1	2	3	4	5
7.您口唇颜色偏暗吗	1	2	3	4	5

8. 气郁质判定

气郁质判定见表10-8。

表 10-8　气郁质判定表

请根据近一年的体验和感觉，回答以下问题	没有（根本不）	很少（有一点）	有时（有些）	经常（相当）	总是（非常）
1.您感到闷闷不乐、情绪低沉吗	1	2	3	4	5
2.您精神紧张、焦虑不安吗	1	2	3	4	5
3.您多愁善感、感情脆弱吗	1	2	3	4	5
4.您容易感到害怕或受到惊吓吗	1	2	3	4	5
5.您胁肋部或乳房胀痛吗	1	2	3	4	5
6.您无缘无故叹气吗	1	2	3	4	5
7.您咽部有异物感，且吐之不出、咽之不下吗	1	2	3	4	5

9. 特禀质判定

特禀质判定见表10-10。

表 10-10　特禀质判定表

请根据近一年的体验和感觉，回答以下问题	没有（根本不）	很少（有一点）	有时（有些）	经常（相当）	总是（非常）
1.您没有感冒也会打喷嚏吗	1	2	3	4	5
2.您没有感冒也会鼻塞、流鼻涕吗	1	2	3	4	5
3.您会因季节、温度或异味等咳喘吗	1	2	3	4	5
4.您易过敏（药、食物、气味、花粉等）吗	1	2	3	4	5
5.您的皮肤起荨麻疹（风团、风疙瘩）吗	1	2	3	4	5
6.您的皮肤因过敏出现过瘀点、瘀斑吗	1	2	3	4	5
7.您的皮肤一抓就红，并出现抓痕吗	1	2	3	4	5

（二）判定标准

体质类型判定标准见表 10-11。

表 10-11 体质类型判定标准

体质类型	条件	判定结果
平和质	转化分 ≥ 60 分 其他 8 种体质转化分均 < 30 分	是
	转化分 ≥ 60 分 其他 8 种体质转化分均 < 40 分	基本是
	不满足上述条件者	否
偏颇体质	转化分 ≥ 40 分	是
	转化分 30 分 ~ 39 分	倾向是
	转化分 < 30 分	否

（黄昕红）

第三节　气虚体质的调养

一、形成机制

人体之气主要来源于三个方面，禀受于父母的先天之精气、脾胃运化的水谷之精气和自然界之清气。先天之精气，依赖于肾藏精的功能才能发挥生理效应；水谷之精气，依赖于脾胃的运化功能才能化生；自然界的清气，依赖于肺的呼吸功能才能吸入。所以，气的生成与肺、脾胃、肾的关系非常密切。

中医学认为，肾为"先天之本"；脾胃为"后天之本，气血生化之源"。人在出生后，肾中所藏之先天精气需要后天脾胃运化的水谷精气不断充养，才能发挥正常的生理功能；而人体的脏腑功能及各类生命活动也需要由后天所化生之精气维持。"后天之精"虽由食物所化生之水谷精微和自然界的清气构成，但是通过脾胃的受纳和运化所获得的水谷精微更为重要。《灵枢·五味》说："故谷不入，半日则气衰，一日则气少矣。"所以，气的生成与脾胃的关系最密切，脾胃功能失调是气虚产生的根本原因。

气虚体质的形成原因主要有父母体弱、遗传缺陷、胎中失养或后天喂养失当等因素导致禀赋薄弱，体质不强；忧郁思虑、烦劳过度、饮食不节等因素损伤脾胃；大病久病、失于调理，导致气血亏虚等。

二、特征

总体特征：元气不足，以疲乏、气短、自汗、动则尤甚等气虚表现为主要特征。

形体特征：肌肉松软不实。

常见表现：平素语音低弱，倦怠乏力，气短懒言，精神不振，面色苍白，易出汗，动则尤甚，舌淡苔白，脉弱。

心理特征：性格内向，不喜冒险。

发病倾向：易患感冒、内脏下垂等；病后康复缓慢。

对环境适应能力：不耐受风、寒、暑、湿邪。

三、调养原则

人体元气主要受肺、脾、肾三脏控制，肺主呼吸之气，即宗气；脾主中气，为后天之本；肾主先天元阴元阳之气。一般认为，补气重于调整中焦脾胃功能，以补中气尤为常用。气与血之间是相互资生、相互依存的，气虚无以生化，血可因之而虚少，所以，气虚日久常可出现气血两亏。故气虚体质的调养原则是益气养血，调理脾、肺、肾。

四、调养方法

（一）中药调养

1. 单方

气虚体质的人宜选用补气中药，如人参、西洋参、太子参、党参、黄芪、山药、扁豆、白术等。因气虚日久可引起血虚，宜加用一些补血药，如当归、桑椹、熟地黄、阿胶等血中生气。

2. 复方

以中气虚弱为主者，多为脾胃虚弱引起，常用四君子汤、补中益气汤等；因脾喜燥而恶湿，脾气虚后运化之力减弱，湿自内生，困阻脾气，故补脾药物多加入行气化湿药，如异功散、六君子汤、香砂六君子汤、参苓白术散等；气虚体质有时呈中气下陷之象，见倦怠少气、大便溏泻不止及妇科漏下淋漓、白带绵绵等，宜用升提中气药方，如补中益气汤。以肺气虚为主者，多表现为表虚自汗、语音低弱、长期久咳等，可从调肺气入手，多培土生金，肺脾同治，以求补肺益气，固表收敛，如玉屏风散、生脉散、补肺汤等。

气血俱虚者，可用八珍汤气血双补。如果以气虚为先，当选益气补血剂，如当归补血汤，重用黄芪。如以血虚为先，参照血虚调养，当选四物汤为主。总之，益气生血法当视气血不足的具体情况灵活化裁。

（二）膳食调养

1. 气虚体质宜食的食物

气虚体质的人宜食的食物主要有小麦、糯米、粳米、谷芽、燕麦、玉米、黑大豆、向日葵子、黄豆、刀豆、花生、山药、胡萝卜、甘薯、马铃薯、青菜、莲子、南瓜、卷心菜、鸡肉、猪肉、鹅、鸽、鹌鹑、乌贼、黑鱼、银鱼、鲢鱼、龟甲、黄鱼、鱼鳔、鳗鲡、鳜鱼、鲈鱼、鳝鱼、阿胶、大枣、龙眼、椰子、榛子、葡萄、苹果、无花果、梅、菠萝、樱桃、海松子、橄榄、甘蔗、食盐、饴糖、赤砂糖、燕窝、桂花、牛乳、人乳、蜂蜜等。

2. 药膳食疗方

（1）黄芪当归羊肉汤

配方：黄芪 30g，当归 15g，新鲜羊肉 250g，调料适量。

功效：益气养血，扶正培本。

制法：黄芪、当归洗净用布包，羊肉切小块，加入水及调料，文火炖至羊肉熟烂。

分析：本药膳以黄芪益气，当归补血，羊肉补虚填精。全方共奏益气养血、扶正培本之功效。

（2）苡仁大枣粥

配方：薏苡仁 50g，大枣 50g，粳米 100g，红糖适量。

功效：补气养血。

制法：将薏苡仁、大枣、粳米加水煮粥，放入红糖适量调味。

分析：薏苡仁健脾利湿，大枣益气养血，粳米健脾养胃，加入红糖温中养血。全方共奏补气养血之功效。

（3）黄芪猪心

配方：黄芪 40g，当归 15g，党参 30g，川芎 6g，猪心 1 个。

功效：补气补血。

制法：将诸药切片，与猪心同入砂锅中，加水适量，先武火煮沸，打去浮沫，放盐至咸，小火煮至心烂熟即成。

分析：黄芪、党参补气，当归、川芎补血活血，两组药相伍，气血双补；猪心补益气血，增强补气血中药的效力。

（4）百宝饭

配方：莲子 5～10g，生谷芽 5～10g，生麦芽 5～10g，核桃仁 5～10g，陈皮 3～5g，龙眼肉 2～5g，枸杞子 3～5g，山药 5～10g，黑芝麻 2g，百合 5～10g，冬瓜仁 5～10g，大枣 5～10g，薏苡仁 5～10g，赤小豆泥 5～10g，柏子仁 2～5g，红糖适量，糖山楂 5g，糯米适量。

功效：平衡阴阳，调补气血，安五脏，振精神。

制法：先将莲子和薏苡仁煮到半熟，然后与其他食品一起铺在预先涂有一薄层猪油的碗底上，再铺一层糯米，中心放赤小豆泥和红糖，共煮到熟，消化力较差者可煮成百宝粥。

分析：本食膳所选药食有补心之莲子，补脾之大枣，补肺之百合，补肝之枸杞子，补肾之核桃仁，补气之山药，补血之龙眼肉，养阴润燥之柏子仁、黑芝麻，行气化瘀之山楂，利湿健脾的薏苡仁、冬瓜仁。诸药食相配，名曰"百宝"，实为补益气血之古方。组方时考虑到脾失健运者，恐有食而不化之虞，故加陈皮少许，以理气健脾，燥湿化痰。

（5）龙眼枣泥

配方：龙眼肉 300g，蜂蜜 250g，大枣 250g，谷芽 50g，姜汁少量。

功效：健脾益胃，滋补心血。

制法：先将谷芽与麦芽洗净烘干，研粉待用。然后将龙眼肉、大枣洗净去核，放入锅内加水烧沸至六七成熟，然后将姜汁和蜂蜜、谷芽粉、麦芽粉倒入，搅匀略煮片刻，捣烂成泥。每日 1～2 次，每次 15g 左右。

分析：龙眼肉味甘，性温，入心脾二经，能开胃，益脾，养血安神，补虚益智，为主食；大枣味甘，性平，具有补脾和胃、益气生津、调和营卫等功效；蜂蜜味甘，性平，具有滋阴润燥、补脾肾、补虚损益五脏及解毒功能；麦芽味咸，性凉，能益气调中，谷芽味甘，性温，能补中益气，化食消积，与麦芽相配为佐食。

（6）蘑菇鹌鹑肉片

配方：鹌鹑肉 100g，水发蘑菇 5g。

功效：补益中气。

制法：先将鹌鹑肉切片，加豆粉少许，用素油炒熟后将水发蘑菇放入，加入调料。

分析：鹌鹑素有动物人参之称，富含氨基酸，营养价值较高，肉嫩、味鲜可口；蘑菇为蘑菇属，味甘，性微温，具有健脾补肾、补气益血的功能。

（7）莲子山药粥

配方：莲子 30g，山药 30g，粳米 100g。

功效：健脾益气。

制法：将莲子、山药、粳米加水煮粥。

分析：莲子甘平而涩，补脾止泻，固精止带；山药甘平，补脾养胃，生津益肺；粳米健脾养胃。三味同用，即可补脾益胃，又可止泻、止带，故对脾虚排便次数较多、女性带下清稀者较为适宜。

（8）党参黄芪炖鸡

配方：党参 50g，黄芪 50g，母鸡 1 只，调料适量。

功效：补气健脾养血。

制法：党参、黄芪洗净、切段用布包；母鸡去内脏，下沸水锅中焯去血水、洗净；将鸡放入炖盅内，加入适量水，放入党参、黄芪、大枣、姜片、料酒，文火炖至鸡肉熟烂。

分析：本药膳以黄芪益气，党参益气补血生津，鸡肉补虚填精，共奏益气养血、补气健脾之功效。

（三）经络调养

1. 针灸调养

取穴：3 组穴位。

1 组：脾俞、胃俞、肺俞、肾俞、气海俞。

2 组：膻中、中府、章门、神阙、气海、关元。

3 组：足三里、阴陵泉、公孙、太白。

辨证加减：心气虚者加心俞、巨阙、神门、通里等；肺气虚者加列缺、太渊、天突等；肾气不固者加百会、命门、八髎、中极、三阴交、委中等。

操作：以上诸穴每组取 3～4 个，用补法或灸法。

2. 推拿调养

（1）用一指禅推法或拇指推法顺经脉循行方向推肺、脾、胃、肾经。

（2）顺时针方向点按揉或顺经推上述穴位。

（3）推脾运胃法，一指禅推三脘（上脘、中脘和下脘）。

辨证加减：心气虚者加顺经推心经；肺气虚者以顺经推肺经为主；肾气不固者以顺经推肾经为主，再加旋摩百会、旋揉神阙、横摩下腹、揉腰眼、横擦腰骶、直擦腰骶。

3. 刮痧调养

（1）用单角刮法顺经脉循行方向刮拭肺、脾、胃、肾经。

（2）用平面按揉法顺时针方向或单角刮法顺经刮拭上述穴位。

辨证加减：心气虚者加顺经刮心经；肺气虚者以顺经刮拭肺经为主；肾气不固者以顺经刮肾经为主。

（四）其他调养方法

1. 情志调养

气虚体质的人，性格多内向，胆小容易紧张，注意力不集中，故应振奋精神，多参加各种文体活动，多与人交流，改善人际关系，保持心胸开阔，心情开朗，及时调整不良情绪。

2. 睡眠调养

气虚体质的人多有失眠，主要是因为气虚引起血虚，导致心神失养而引起；同时，长期失眠又可引起心血暗耗，形成恶性循环。所以，要起居有常，养成良好的睡眠习惯，睡前少做剧烈运动，少进食物，避免睡前精神紧张，情绪激动，居室温度适宜，卧具软硬适度，枕头高度适当，保护颈椎勿受挤压引发疼痛，引起睡眠不佳等。

3. 生活方式调养

气虚之人平素倦怠乏力明显，如果劳倦过度，必然使气血更加亏耗，同时中医学也强调"久卧伤气"，故应注意劳逸结合，即劳与逸穿插交替进行，或劳与逸互相包含，劳中有逸，逸中有劳，不能过度疲劳，也不可整日倦卧，作息要有规律，严格遵循人体的生物钟行事；饮食要有节制，即定时、慢速、适量、结构合理，以防脾胃受伤，气虚更加明显；宜吃具有补气作用之性平味甘或甘温之物，忌食破气耗气之物，如空心菜、生萝卜等，忌吃生冷寒凉、肥甘厚腻的食品，以免伤中阳，导致痰湿凝聚；房事更应节制，以免耗伤肾气，使元气更加亏虚。

4. 运动调养

气虚体质的人，肌肉松弛，神疲倦怠少动，动辄汗出，经常感到手麻身痛，这主要是肢体缺乏气血的濡养引起的。多进行科学合理的体育运动，可以加强各脏腑的功能，提高身体素质，促进气血运行，缓解气血虚所产生的各种症状。但运动量不宜过大，以运动量渐进为宜，由小量运动开始，以传统的健身运动为佳，如太极拳、八段锦，还可以进行郊游、踏青、散步等，既能呼吸新鲜空气，又能活动筋骨。运动强度因人而异。

运动频率一般每周 3～5 次，每次 20～60 分钟。适度的运动锻炼，可健脾胃，强心脏，有助于气血化生和运行，改善气虚体质。

5. 音乐调养

脾气虚者，宜选用音调呈上行趋势的、节奏比较明显、情绪较为活泼的一类乐曲，使消化系统的功能得以调整，也可以根据"五行分类法"，采用"土乐""火乐"作为养生音乐；肺气虚者，可以选择气息宽广，刚健有力的音乐，如二胡曲《光明行》《听松》、民族管弦乐《彩云追月》都宜选用，也可以采用"金乐""土乐"作为养生音乐；肾气虚者，选用明朗、宁静的音乐，如《牧歌》《阳关三叠》《渔舟唱晚》《出水莲》等都有比较好的效果，也可以采用"水乐"作为养生音乐；心气虚者，选用自然柔和、轻盈活泼的乐曲，如二胡曲《良宵》轻快如歌，其他如《空山鸟语》、丝竹乐《满庭芳》等均宜选用，也可以采用"火乐"作为养生音乐。

（黄昕红）

第四节　阳虚体质的调养

一、形成机制

肾中藏有元阳，为一身阳气之本，能温煦全身脏腑组织。脾为后天之本，为气血生化之源，主运化精微至各脏腑组织，并使阳气达于肢体四末。阳气不足，一般以脾肾之阳虚为主。脾肾功能失常，导致阳气虚衰，失去温煦作用，最容易出现虚寒之象，其中，又尤以肾阳虚衰为关键，故《素问·至真要大论》说："诸寒收引，皆属于肾。"由于阳气的虚衰，其温煦功能减弱，经络、脏腑及各组织器官的某些功能活动也因之而减退，同时导致血和津液的运行迟缓，水液不化而阴寒内盛，这就是阳虚则寒的主要机制。阳虚体质多由于先天禀赋不足，或后天饮食失养和劳倦内伤，或久病损伤阳气所致。

二、特征

总体特征：阳气不足，以畏寒怕冷、手足不温等虚寒性表现为主要特征。

形体特征：形体白胖，肌肉松软不实。

常见表现：平素畏寒喜暖，手足欠温，喜温饮食，恶食生冷，精神不振，常自汗出，小便清长，大便时稀，舌淡胖嫩，脉沉迟。

心理特征：性格多萎靡、沉静、内向。

发病倾向：易患痰饮、肿胀、泄泻等；感受外邪易从寒化。

对环境适应能力：耐夏季不耐冬季；易感风、寒、湿邪。

三、调养原则

阳气在上焦为心肺之阳，中焦为脾胃之阳，下焦为肝肾之阳。但总以肾阳为主，因其主生发以调营血、行全身温煦气化之功。故形成阳虚体质的主要病机是肾中元阳不足，因此调养阳虚体质应以温壮命门之火为主。同时，肾为先天之本，脾胃为后天之本，只有当脾胃善纳而健运时，才能饮食多进、精微化源不绝，故治阳虚除壮肾阳之外，还当兼顾脾胃，此即所谓以后天补先天。所以阳虚体质的调养原则是温阳祛寒、调补脾肾。

四、调养方法

（一）中药调养

1. 单方
宜选用温壮阳气之品，如淫羊藿、菟丝子、鹿茸、附子、肉桂、干姜、高良姜、丁香、花椒、荜茇等。

2. 复方
阳虚体质有五脏偏衰的区别，必须明辨而分治。肾阳不足，命门火衰是其根本，常用方剂为金匮肾气丸、右归丸及还少丹等；临床上脾阳不振者也不少见，如有完谷不化、便溏不收者，则宜温中健脾，可选理中汤、附子理中丸加减；心阳虚者亦颇为常见，可选桂枝加附子汤、四逆汤加减；老年人常见阳虚水泛，源于心肺阳虚，治当温阳化饮、健脾利尿，方选苓桂术甘汤、济生肾气丸或真武汤加减。《景岳全书·传忠录·寒热》说："善补阳者，必于阴中求阳，则阳得阴助，而生化无穷；善补阴者，必于阳中求阴，则阴得阳升，而泉源不竭。"故补阳之中应兼以滋阴。且因补阳之药，每多辛燥，容易伤阴，因此必须阴阳兼顾，即于甘温补阳药中配以甘润滋阴之品，才能使阴阳相互为用。

（二）膳食调养

1. 阳虚体质宜食的食物
阳虚体质宜服的食物主要有蚕豆、大蒜、大葱、洋葱、韭菜、芥菜、香荽、香椿头、大头菜、牛肉、羊肉、狗肉、鸡、雀肉、泥鳅、鳝鱼、鲢鱼、淡菜、虾、海参、鲍鱼、狗肾、鹿血、核桃仁、杏、橘、荔枝、柠檬、金橘、香橼、佛手、樱桃、杨梅、银杏、石榴、栗子、木瓜、姜、桂皮、花椒、胡椒、酒酿、茴香、辣椒、丁香、砂仁、玫瑰花、玉兰花、咖啡、米酒、烧酒等。

2. 药膳食疗方
（1）猪肾核桃粥

配方：猪肾1对，人参1.5g，防风1.5g，葱白2根，核桃肉2枚，粳米适量。

功效：补肾壮阳。

制法：将猪肾去白膜洗净，切细片，再分人参、防风、葱白、核桃肉、粳米一同煮粥食之。

分析：猪肾味咸，性平，与核桃肉均可补肾壮阳；人参味甘、微苦，性平，大补元气，固脱生津，安神；防风、葱白味辛，性温，发表通阳，解毒调味，补肾壮阳；粳米味甘，性平，健脾养胃，止渴除烦，固肠止泻。全方共奏补肾壮阳之功效。

（2）锁蓉羊肉面

配方：锁阳、肉苁蓉各 5g，羊肉 50g，面粉 200g，姜、葱、盐适量。

功效：补肾助阳通便。

制法：水煎锁阳、肉苁蓉，去渣留汁适量，待凉，以药汁和面做面条；另煮羊肉熬汤煮面，放入姜、葱、盐适量。

分析：锁阳、肉苁蓉补肾助阳，润肠通便；羊肉补气养血，温中暖下。合而为膳，温阳通便，适用于阳虚便秘者。

（3）壮阳狗肉汤

配方：菟丝子 10g，狗肉 250g，食盐、葱、姜、味精各适量。

功效：温肾助阳，补益精气。

制法：将狗肉洗净，切成长块，加姜片煸炒后，倒入砂锅中，加入纱布袋装好的菟丝子，调味加清汤，武火烧沸后改文火煨炖熟。

分析：菟丝子能补肾填精；狗肉可补肾气、暖下元、温脾胃、养气血。两味合用可温肾助阳，补益精气。

（4）五香羊肉

配方：肥羊肉 500g。

功效：温中补虚，开胃健脾，温肾填精，暖肝补血。

制法：羊肉煮熟，切片，炒锅置于火上，加入清水 150g，入精盐、酱油、五香粉、葱头、姜、黄酒烧沸，浇在羊肉上即可。

分析：羊肉味甘，性温，五香粉为常用调味品，多由胡椒、肉桂、山柰、八角茴香、小茴香、干姜粉、甘草等组成，为辅食，可助羊肉之甘温，暖丹田而祛五脏之积寒，共奏壮阳祛寒之功效。

（5）韭菜炒虾仁

配方：韭菜 250g，鲜虾仁 100g。

功效：壮肾阳，温中散寒。

制法：用油锅先将韭菜炒好，然后将鲜虾仁 100g 放入再炒片刻，加少许胡椒粉。

分析：韭菜味辛，性温，入心、肝、肾经；虾仁味甘，性温，入肝、肾经，有温补肾阳的作用；胡椒味辛，性大温，入胃、大肠经，能温中止呕。合而食之可壮阳、温中而祛寒。

（6）虾马童子鸡

配方：虾仁 20g，海马 10g，子公鸡 1 只。

功效：温肾壮阳，益气补精，活血。

制法：将虾仁与海马用温水洗净，泡 10 分钟后放在杀好、去毛和内脏并洗净的子公鸡腹腔里，加葱与姜少许，蒸熟至烂。

分析：鸡肉味甘，性微温，为主食。《随息居饮食谱》说："鸡肉补虚，暖胃，强筋骨。"海马味甘咸性温，无毒，入肝肾经，为辅食；虾仁味甘，性温，入肝、肾经，有温补肾阳的作用。

（7）姜茶

配方：干姜粉 3g，乌龙茶。

功效：健脾温阳，温中散寒。

制法：干姜粉，乌龙茶适量开水冲泡，做茶频饮。

分析：干姜辛热，温中散寒，配以半发酵之乌龙茶合用，取其温中散寒之功，尤宜预防脾阳虚体质者体寒畏冷，或因冬季寒冷所致腹痛、腹泻。此外，也可用干姜或生姜与粳米煮粥，同样有此功效。

（三）经络调养

1. 针灸调养

取穴：2 组穴位。

1 组：百会、命门、腰阳关、肾俞、关元。

2 组：脾俞、中脘、章门、神阙、气海、足三里、阴陵泉。

辨证加减：心阳虚明显者加心俞、巨阙、内关、神门、通里；脾阳虚明显者重用第 2 组穴位；肾阳虚明显者重用第 1 组穴位。

操作：以上穴位每组取 3～4 个，用补法或灸法。

2. 推拿调养

（1）用指擦或掌擦法顺经擦肾经、脾经。

（2）用双掌重叠顺经推擦督脉。

（3）用双掌重叠顺经推擦背部膀胱经。

（4）用单掌或双掌重叠横擦八髎穴。

（5）用顺时针方向指摩或顺经方向指擦针灸调养中列出的穴位，以透热为度。

辨证加减：心阳虚者加顺经擦心经，顺时针方向指摩或顺经指擦心俞、巨阙、内关、神门、通里；脾阳虚者以推脾经和第 2 组穴位为主，再加推脾运胃法、掌摩上腹法、四指横摩上腹法、推全腹法、叠掌运颤法、摩全腹法；肾阳虚者以推擦肾经、督脉、膀胱经和第 1 组穴位为主。

3. 刮痧调养

（1）用单角刮法顺着经脉循行方向刮拭肾经、脾经。

（2）用面刮法顺经脉循行方向，自下而上刮拭督脉。

（3）用面刮法顺经脉循行方向，自上而下刮拭背部膀胱经。

（4）用面刮法刮拭八髎穴。

（5）用平面按揉法顺时针方向或单角刮法顺经刮拭第 1、2 组穴位。

辨证加减：心阳虚者加顺经刮心经，顺时针方向或顺经刮拭心俞、巨阙、内关、神门、通里；脾阳虚者以刮脾经和第 2 组穴位为主；肾阳虚者以刮肾经、督脉、膀胱经和第 1 组穴位为主。

（四）其他调养方法

1. 情志调养

由于阳虚体质者身体功能减退，常表现出情绪不佳，易于悲哀，精神不振，对事物冷漠、缺少兴致，故要善于调节自己的情绪，学会自我排遣或与人倾诉，排除或减少不良情绪的影响多参加各种有益的活动，增加社交机会，使心情开朗愉快。

2. 运动调养

阳虚体质的人，多形体虚胖，行动迟缓，肌肉弛缓柔弱无力。动则生阳，科学适量的运动可以调动身体的阳气，促进人体代谢，缓解阳虚所产生的各种症状。阳虚体质者要选择暖和的天气进行户外运动，不宜在阴冷天气或潮湿之处锻炼身体。根据中医学"春夏养阳，秋冬养阴"的观点，阳虚体质者的户外锻炼最好选择在春夏季进行，一天中又以阳光充足的上午为好，其他时间锻炼则应当在室内进行。此外，运动量不能过大，尤其注意不可大量出汗，以防阳气随汗而脱。适当的短距离跑、跳跃运动等可以振奋阳气，促进阳气的升发和流通。

3. 环境调养

阳虚体质者耐春夏不耐秋冬，故秋冬季节要做到暖衣温食以养护阳气，尤其要注意腰部和下肢保暖。在夏季进行 20～30 次日光浴，每次 15～20 分钟，可以提高抗寒能力。另外，夏季人体阳气趋向体表，毛孔、腠理开疏，汗液流出较多，也易导致阳气外泄，故要尽量避免强力劳作而致大汗伤阳；也不可在室外露宿、电扇直吹；有空调设备的房间，要注意室内外的温差不要过大；同时避免在树荫下、水亭中及过堂风很大的过道久停；夏季暑热也不可恣意贪凉饮冷；不可在阴暗潮湿寒冷的环境下长期工作和生活。

4. 音乐调养

阳虚体质者应注意多选择一些"阳刚"特性的乐曲，豪放、雄壮、刚健、嘹亮的风格均适宜。在音乐表现上，常以向上行的旋律为主，有连续的级进或大跳，节奏有力，速度较快，如《十面埋伏》《霸王卸甲》《八骏马》《将军令》《将军得胜令》《龙船》《光明行》《听松》《九连环》《百鸟朝凤》等。另外，对阳虚体质者应注意于阴中求阳，选曲时不要过于机械。如有人平时性格内向、安静，并不喜欢节奏鲜明、速度较快的乐曲，可以先选用情绪平定、舒缓柔情的乐曲，逐渐加入快速、雄壮的音乐。

（季顺欣）

第五节　痰湿体质的调养

一、形成机制

痰湿体质是指以水湿内停、黏腻重浊为主要特征的偏颇体质状态。生理情况下，津液代谢是通过胃的摄入、脾的运化和转输、肺的宣发和肃降、肾的蒸腾气化，以三焦为通道，随气机升降出入，散布滋养全身。经过代谢后，津液则化为汗液、尿液和气排出体外。可见，维持津液输布、排泄的平衡，有赖于气和脾、肾、肺、三焦等脏腑功能的协调，任一脏腑出现生理功能异常，均能导致津液滞留，进而内生水湿或痰饮。津液输布排泄障碍、痰湿生成的原因各有不同，最主要的是脾的运化水湿功能异常。故《素问·至真要大论》说："诸湿肿满，皆属于脾。"

痰湿之邪生成后，有两种转化方式：一是脾阳素虚，或过用寒凉者，易从寒化；二是胃热素盛，或妄加辛燥者，易从热化。从寒化，多又反伤及脾阳；从热化，多伤及胃阴。痰湿为阴邪，其性黏滞，阻碍气机，易损伤阳气，故痰湿从寒化乃其致病的主要发展趋势。

痰湿体质的形成，多因素体痰湿过盛，中阳被困；饮食不节，恣食生冷肥甘，内伤脾胃；思虑劳倦，脾胃受累；长期冒雨涉水、居处湿地、寒湿内侵等，使得脾胃受伤而运化无权，致长期水湿内停，湿聚痰凝。

二、特征

总体特征：痰湿凝聚，以形体肥胖、腹部肥满、口黏苔腻等痰湿表现为主要特征。
形体特征：体形肥胖，腹部肥满松软。
常见表现：面部皮肤油脂较多，多汗且黏，胸闷，痰多，口黏腻或甜，喜食肥甘甜黏，苔腻，脉滑。
心理特征：性格偏温和、稳重，多善于忍耐。
发病倾向：易患消渴、中风、胸痹等。
对外界环境适应能力：对梅雨季节及湿重环境适应能力差。

三、调养原则

形成痰湿体质的主要病机在于脏腑功能低下，体内津液运化功能受阻从而形成痰湿积聚体内。因此，调养这种体质当以除湿化痰，恢复脏腑正常功能为根本。《素问·经脉别论》说："饮入于胃，游溢精气，上输于脾，脾气散精，上归于肺，通调水道，下输膀胱，水精四布，五经并行。"其指明了津液代谢的过程，主要由脾、肺、肾、三焦和膀胱共同完成，其中尤以脾最为重要。《医原·百病提纲论》认为"内湿起于肺脾肾，脾为重，肾为尤重。盖肺为通调水津之源，脾为散输水津之本，肾又为通调散输之枢纽"。因此，痰湿体质的调养应以振奋肺脾肾之功能为要务，或利，或化，或燥，均能达到除湿化滞之目的。故痰湿体质的调养原则是除湿化痰，调理脾、肺、肾。

四、调养方法

（一）中药调养

痰湿体质调养，常选用芳香化湿、苦温或苦寒燥湿、利水渗湿、化痰祛痰类中药。常与温肾、健脾、行气类中药配合使用。

1. 单方

薏苡仁、白蔻仁、砂仁、藿香、佩兰、半夏、厚朴、茯苓、苍术、陈皮、草果、草豆蔻等。

2. 复方

痰湿之生，与肺脾肾三脏关系最为密切，故重点在于调补肺脾肾三脏；同时必须给湿邪以出路，即"治湿不利小便，非其治也……治湿不分三焦，亦非其治也"。调治痰湿质时当详辨其具体病机，然后针对病机而治，才能取效。一般而论，湿在上焦宜宣化，在中焦宜芳化或燥，在下焦宜利，此为治湿之大法。如湿在上焦，肺气不宣，则宜宣通肺气，可用微微发汗的方法宣通，以调整皮肤腠理开阖的功能，达到祛湿的目的，方如越婢汤等。如湿在中焦，可用芳香化浊之品，除湿辟秽，醒脾和中，以达到芳香化湿或燥湿的目的，方如藿香正气散、六合汤之类。如湿在下焦，可用淡渗利湿之品，湿郁化热者，则宜加用清热之品，通过清热利尿作用使湿从下去，方选甘露消毒丹、五皮饮、二妙丸等。如果痰湿由中阳不振，脾失健运而起，兼见肾阳衰微，命门火衰时，常兼有阳虚体质的表现，则必须同时壮肾阳、补命火、振脾阳、健运化，双补脾肾才能获效，方选实脾饮、五味异功散、真武汤及金匮肾气丸等。

（二）膳食调养

1. 痰湿体质宜食的食物

痰湿体质宜食的食物主要有锅巴、黄豆芽、大豆黄卷、赤小豆、白扁豆、豌豆、薏米、白萝卜、冬瓜、清明菜、蕺菜、鲤鱼、鲫鱼等。

2. 药膳食疗方

（1）薏米杏仁粥

配方：薏苡仁30g，杏仁10g，冰糖少许。

功效：健脾渗湿，宣肺化痰。

制法：薏苡仁淘净，杏仁去皮尖洗净，冰糖打成碎屑。先将薏米入锅，加适量水，置武火上烧沸，再用文火熬煮至半熟，放入杏仁后继用文火熬熟，加入冰糖。

分析：薏苡仁健脾渗湿，杏仁宣肺气。共奏祛湿化痰之功效。

（2）赤豆鲫鱼汤

配方：赤小豆60g，鲫鱼1条（约200g），紫皮大蒜1枚，葱1段。

功效：健脾利湿，利水消肿。

制法：将鲫鱼去鳞及内脏，赤小豆、紫皮大蒜及葱一起用文火炖熟。

分析：赤小豆味甘、酸，性平，性善下行，通利水道，利水消肿；鲫鱼味甘，性平，健脾利湿；大蒜味辛，性温，能行滞气，暖脾胃，降血脂。

（3）山药茯苓包

配方：山药粉、茯苓粉各100g，面粉200g，白糖300g，猪油、果料适量。

功效：健脾益气，利水渗湿。

制法：将山药、茯苓粉调成糊状，蒸半小时，加糖、猪油、果料调成馅；将面粉发酵，加入适量的食用碱，将馅包入面皮中，做成包子，蒸熟即成。

分析：山药味甘，性平，健脾益气，补肺益肾固精；茯苓味甘、淡，性平，利水渗湿，健脾和胃，宁心安神。两者共奏健脾益肾、利水化湿之功效。

（4）鲤鱼汤

配方：鲤鱼1条（1000g左右），赤小豆50g，陈皮6g，红椒6g，草果6g。

功效：利水除湿。

制法：将活鱼除鳞、去鳃和内脏，将其余食物洗净后纳入鱼腹内，加水煮汤，可加适量生姜、葱、胡椒等调味品，食盐宜少不宜多。

分析：本方仿《饮膳正要》介绍的鲤鱼汤。鲤鱼味甘，性温，入肺、脾、肾三经，具有利水、通乳之功，为主食；赤小豆能利小便，消胀除肿，通气健脾；陈皮行气燥湿，一助赤小豆利水之功，二防鱼腥食滞之弊；红椒、草果也有温中行气之功效。

（5）一味冬瓜汤

配方：连皮冬瓜500g，生冬瓜子去壳10g。

功效：补脾利湿消肿。

制法：洗净切片，皮切下共煮汤，加盐少许。不吃皮。

分析：冬瓜性味甘寒，入肺、胃、大肠、小肠经，具有清热渗湿、化痰排脓、利水消肿的功效；冬瓜皮利水功能较强，冬瓜子能治疗皮肤黑及酒渣鼻。

（6）萝卜丝饼

配方：鲜萝卜带皮250g。

功效：健胃理气，消食化痰。

制法：洗净切丝，加陈皮丝、生姜丝，或葱丝和盐少许，拌馅，然后将面粉和水揉成面团，将馅填入做夹心饼，放入油锅内烙熟。

分析：白萝卜辛甘无毒，有理气化痰、清热消食的功能；陈皮可增加和胃理气的作用；生姜有温胃及开胃之功效。

（三）经络调养

1. 针灸调养

取穴：3组穴位。

1组：脾俞、肾俞、肺俞、肝俞、三焦俞。

2组：章门、水分、水道、神阙、关元、气海。

3组：足三里、阴陵泉、丰隆、三阴交、商丘。

操作：以上穴位每组取3～4个，用毫针刺补法或灸法。

2. 推拿调养

（1）用拇指或大小鱼际顺经擦脾经、肾经；一指禅推或拇指推法顺经推肺、肝、三焦经。

（2）用单掌或双掌顺经推擦背部膀胱经及督脉。

（3）顺时针方向点按揉摩或顺经推擦上述针灸调养中所列穴位。

（4）健脾温阳化湿手法：推脾运胃法、擦脾法、摩全腹法、横擦腰骶法。

3. 刮痧调养

（1）用单角刮法顺经刮拭脾经、肾经、肺经、肝经、三焦经。

（2）用面刮法顺经刮拭背部膀胱经及督脉。

（3）用平面按揉法顺时针方向或单角刮法顺经刮拭针灸调养中所列穴位。

（四）其他调养方法

1. 睡眠调养

定时睡眠，养成良好的作息习惯。由于痰湿体质的人往往阳气有损，嗜睡而易困倦。适当的睡眠可使人体得以休养，有助于旺盛脏腑功能；然"久卧伤气"，过度的睡眠则会使脏腑功能活动减弱，阳气不振，痰湿难除。所以痰湿体质者每天要按时入睡和起床，强化"睡眠－觉醒"的生物节律，方能起床后精神焕发、精力充沛。

2. 情志调养

痰湿体质者多精神不佳，对事物兴趣索然，应多参加各种有益的活动，培养广泛的兴趣爱好，合理安排休假度假，以舒畅情志、增进健康。

3. 生活方式调养

痰湿体质者饮食宜清淡，不宜服食肥甘厚味、黏腻、寒凉之品及酒类，以免助湿生痰，饮食不可过饱，进食速度不宜过快，改变狼吞虎咽的进食习惯，有助于强健脾胃的运化功能。

4. 运动调养

痰湿体质者多形体肥胖臃肿，大腹便便，身重如裹，不喜运动，不利于提振阳气，祛湿化痰。所以要多参加户外活动、进行有氧运动，如快走、慢跑、游泳、太极拳等。活动量应逐渐增强，以增强脏腑功能、调畅气机。

5. 环境调养

痰湿体质者不宜久居在潮湿的环境里，阴雨季节要注意湿邪的侵袭。

6. 音乐调养

形成痰湿体质最重要的原因是脾气虚、脾阳虚推动无力而生湿，故应参考气虚、阳虚体质的音乐调养方法。痰湿者多精神不振，常可听一些振奋精神的音乐，如《步步高》《喜洋洋》《春天来了》等，以陶冶性情、愉悦精神。

（季顺欣）

第六节　湿热体质的调养

一、形成机制

湿热体质是指以湿热内蕴、黏腻烦躁为主要特征的偏颇体质状态。湿热之邪内蕴的原因主要有三：一是外界湿热之邪直接入侵人体内；二是湿邪内盛留滞，日久化热；三是素体阳盛，复感湿邪，致湿邪从阳化热。外感湿热主要受气候和环境影响，一般长夏或南方，多热且潮湿的气候环境下易感。湿邪与热邪在体内先后出现而互结，则与饮食、情志密切相关，过食辛辣肥甘酒酪，或情志化火，均可酿成湿热蕴于内。

湿热蕴结后，影响多个脏腑，可内蕴于脾胃，导致脾胃湿热，多易耗伤胃阴，产生胃火；熏蒸肝胆，导致肝胆湿热；下注大肠，形成大肠湿热；下注膀胱，导致膀胱湿热等。临床上以脾胃湿热最多见。

湿热体质的形成，多因先天禀赋或后天环境、饮食、情志等因素，影响脾胃运化和肝胆疏泄功能，使得脾胃失司而生湿，肝胆郁结而化热，致人体长期湿热浊邪共存。此外，过量饮酒是湿热体质形成常见的外在因素，《素问玄机原病式·六气为病》曰："酒之味苦而性热……久饮之则肠胃怫热郁结，而气液不能宣通。"叶天士《温热论》曰："有酒客里热素盛，外邪入里，里湿为合。"这些提示饮酒对于湿热体质的形成有主要作用。

二、特征

总体特征：湿热内蕴，以面垢油光、口苦、苔黄腻等湿热表现为主要特征。

形体特征：形体中等或偏瘦。

常见表现：面垢油光，易生痤疮，口苦口干，身重困倦，大便黏滞不畅或燥结，小便短黄，男性阴囊潮湿，女性带下增多，舌质偏红，苔黄腻，脉滑数。

心理特征：容易心烦急躁。

发病倾向：易患疮疖、黄疸、热淋等。

对外界环境适应能力：对夏末秋初湿热气候、湿重或气温偏高环境较难适应。

三、调养原则

湿热体质者调养时要兼顾湿邪和热邪，既要除湿又要清热，所以治疗上以清热利湿为主，这是治标；但湿热蕴结的根本在于脾胃和肝胆功能的障碍，必须健脾胃、疏肝胆，从根本上避免湿热浊邪的形成，这是治本。故湿热体质的调养原则是清热利湿，酌以健脾胃、疏肝胆。

四、调养方法

（一）中药调养

湿热体质者调养，常选用清热燥湿、利水渗湿类中药；常与健脾、疏肝、养阴类中药配合使用。

1. 单方

茵陈、山栀、大黄、苦参、车前子、木通、滑石、萹蓄、地肤子、黄芩、黄柏、黄连、龙胆草、白鲜皮、泽泻、薏苡仁、虎杖。

2. 复方

湿从热化，宜伤阴，故治疗时选用养阴药和化湿药配伍，以清热化湿而不伤阴、生津养阴而不助湿为原则。如湿温初起及暑温夹湿、湿重于热者，表现为身重疼痛，肢体倦怠，面色淡黄，胸闷不饥，午后身热，苔白不渴，脉濡者，宜用三仁汤加减；如湿热并重，宜用甘露消毒丹；如湿热下注，宜用二妙丸；如湿痰化热，宜用清气化痰丸或小陷胸汤。

（二）膳食调养

1. 湿热体质宜食的食物

湿热体质宜食的食物主要有小米、玉米、薏米、赤小豆、绿豆、兔肉、海鱼、南瓜、苦瓜、胡萝卜、西红柿、白菜、芹菜、海带、紫菜等。

2. 药膳食疗方

（1）桃仁薏米粥

配方：桃仁10g，薏苡仁50g，冬瓜子15g，鱼腥草15g。

功效：健脾利湿，清热解毒。

制法：桃仁、冬瓜子、鱼腥草共煎去渣取汁，加水与薏苡仁煮成稀粥。

分析：方中桃仁味苦、甘，性平，入心、肝、大肠经，破血行瘀，润燥滑肠；薏苡仁味甘、淡，性凉，归脾、肺、肾经，健脾补肺，清热利湿；冬瓜子味甘，性凉，润肺化痰，消痈利水；鱼腥草味辛，性寒，入肝、肺经，清热解毒，利水消肿。全方共奏健脾利湿、清热解毒之功效。

（2）藿香苡仁粥

配方：藿香15g，蒲公英20g，薏苡仁50g。

功效：健脾清湿热。

制法：先将蒲公英洗净，与薏苡仁共煮粥，待粥将熟时下藿香，粥熟即成。

分析：藿香芳香醒脾，配薏苡仁健脾利湿；蒲公英清热解毒，配薏苡仁清热化湿。三味同用，对湿邪困脾、湿热者有较好的辅助效果。

（3）车前益母羹

配方：车前子30g，益母草15g，粳米50g，豆豉10g，葱、盐、醋适量。

功效：清热利湿，活血化瘀。

制法：将车前子装入纱布袋中，扎口，并与益母草、豆豉同煎20分钟，去渣留汁，放入粳米煮熟成粥，再加少许葱、盐、醋。

分析：车前子分清浊，利水湿而清热；益母草活血化瘀，兼利水；粳米、豆豉健脾清热。全方共奏清热利湿、活血化瘀之功效。

（4）凉拌三苋

配方：鲜苋菜100g，鲜冬苋菜100g，鲜马齿苋100g，调料适量。

功效：清热除湿，解毒消肿。

制法：上三味分别用开水煮至八成熟，捞出，浸入冷水 5～10 分钟，控去水，切段，加入调料拌匀。

分析：苋菜味甘，性凉，清热凉血，利窍通便；冬苋菜味甘，性寒，清热利湿，润便滑肠；马齿苋味酸，性寒，清热解毒，凉血消肿，兼能润肠通便。全方清热除湿、解毒消肿，可用于湿热上蒸之痤疮。

（5）泥鳅炖豆腐

配方：泥鳅 500g，豆腐 250g。

功效：清热利湿，补中益气。

制法：泥鳅除去腮和内脏，洗净后，加盐少许，加水适量清炖至五成熟，加入豆腐，再炖至鱼熟烂即可。

分析：泥鳅味甘，性平，具有益气补中、祛湿邪的功效；豆腐味甘，性凉，具有补虚、润燥、清肺化痰的功效。两药相配，清热利湿，补中益气。

（6）柠檬豆芽汤

配方：鲜柠檬 1 枚，绿豆芽 50g。

功效：醒脾胃，清热化湿。

制法：将绿豆芽加水适量煮成汤，鲜柠檬挤汁，汤成后放入汤中即成。

分析：柠檬芳香醒脾，化湿开胃；绿豆芽清热解毒，利湿和中。全方共奏醒脾胃、清热化湿之功效。

（三）经络调养

1. 针灸调养

取穴：3 组穴位。

1 组：脾俞、阴陵泉、三阴交、商丘。

2 组：中脘、足三里、丰隆。

3 组：胃俞、梁丘、解溪、内庭、曲池、合谷。

操作：上述穴位每组取 3～4 个，补泻兼施，第 1 组用补法；第 2 组用平补平泻法；第 3 组用泻法。

辨证加减：肝胆湿热者加肝俞、胆俞、期门、阳陵泉、太冲、行间、足临泣、中渚，用泻法；大肠湿热者加大肠俞、天枢、大横、上巨虚、曲池、合谷，用泻法；膀胱湿热者加膀胱俞、委阳、委中、飞扬、昆仑，用泻法。

2. 推拿调养

（1）用一指禅推或拇指推法顺经推脾经、肺经、肾经、肝经、三焦经，以脾经为主。

（2）用一指禅推或拇指推法由上至下推足阳明胃经。

（3）用双掌由上至下推背部两侧膀胱经及督脉。

（4）顺时针点按揉或顺经推针灸调养第 1 组穴位；点按揉推第 2 组穴位；逆时针点按揉或逆经推第 3 组穴位。

（5）腹部推拿手法：推脾运胃法、推运胃脘法、推上腹法、推全腹法。

辨证加减：①肝胆湿热者加逆经推肝经、由上至下推胆经，逆时针点按揉或逆经推肝俞、胆俞、期门、阳陵泉、太冲、行间、足临泣、中渚，加双㨰胁肋法、掌压胁肋法、分推季胁下法、推侧腹法、拿腹外侧法。②大肠湿热者加逆经推手阳明大肠经，逆时针点按揉或逆经推大肠俞、天枢、大横、上巨虚、曲池、合谷，加推侧腹法、推全腹法、叠掌运颤法、环推全腹法、推结肠法。③膀胱湿热者逆时针点按揉或逆经推膀胱俞、委阳、委中、飞扬、昆仑，加按下腹法、按揉下腹法、推下腹法、掌振小腹法。

3. 刮痧调养

（1）用单角刮法顺经刮拭脾、肺、肾、肝、三焦经，以脾经为主。

（2）用单角刮法由上至下刮拭足阳明胃经。

（3）用面刮法由上至下刮拭背部两侧膀胱经及督脉。

（4）用平面按揉法顺时针或单角刮法顺经刮拭针灸调养第1组穴位；平面按揉法或单角刮法刮拭第2组穴位；平面按揉法逆时针或单角刮法逆经刮拭第3组穴位。

辨证加减：①肝胆湿热者加逆经刮拭肝经、由上至下刮胆经，逆时针或逆经刮拭肝俞、胆俞、期门、阳陵泉、太冲、行间、足临泣、中渚。②大肠湿热者加逆经刮拭大肠经，逆时针或逆经刮大肠俞、天枢、大横、上巨虚、曲池、合谷。③膀胱湿热者逆时针或逆经刮拭膀胱俞、委阳、委中、飞扬、昆仑。

（四）其他调养方法

1. 情志调养

湿热体质的人性格多急躁善怒，情绪不稳，故应保持情绪稳定，调整好心态，心平气和，遇事戒怒。

2. 生活方式调养

肥甘厚味之品，最易助湿生痰，故湿热体质的人应忌食肥甘厚味之品；另外，辛辣食品虽然能够祛湿，但对于已形成湿热的，则会使热邪加重，故应慎食辛辣；还应少食甘甜、油炸、烧烤及海腥发物等，特别是有皮肤病变者应避免食用辛辣和刺激性食物，如辣椒、酒、浓茶、咖啡等。

3. 环境调养

盛夏暑湿较重的季节，减少户外活动的时间，避免居住在低洼潮湿的地方。

4. 运动调养

适宜做大强度、大运动量的锻炼，如中长跑、游泳、爬山等。

5. 音乐调养

湿热体质属于阳热较盛体质，应以"阴柔"性质的音乐对抗之，故应参考阴虚阳盛体质的音乐调养方法。

（季顺欣）

第七节 阴虚体质的调养

一、形成机制

人体的精、气、血、津液和脏腑、经络等组织器官及其生理功能，均可区分为阴、阳两类属性。在正常的生理情况下，它们之间存在着相互制约、互根互用及相互转化的关系，维持着相对平衡的状态。如果由于某种原因，出现阴或阳的某一方面物质减少或功能减退时，必然不能制约对方而引起对方的相对亢盛，形成"阳虚则阴盛""阴虚则阳亢"的病理现象。阴虚，是指人体的精、血、津液等物质亏耗，阴不制阳，导致阳相对亢盛、功能虚性亢奋的病理状态。一般地说，其特点多表现为阴液不足，使滋养、宁静功能减退，阳气相对偏盛。阴液不足，一般以肝肾之阴为主，其中又以肾阴为诸阴之本，所以，肾阴不足在阴偏衰的病机中占有极其重要的地位。由于阴液不足，不能制约阳气，从而形成阴虚内热、阴虚火旺和阴虚阳亢等多种表现。

阴虚体质多由于先天不足，或因阳邪伤阴，或因五志过极，化火伤阴，或因久病耗伤阴液所致。

二、特征

总体特征：阴津亏少，以口燥咽干、手足心热等虚热性表现为主要特征。

形体特征：体形偏瘦。

常见表现：手足心热，口燥咽干，鼻微干，喜冷饮，大便干燥，舌红少津，脉细数。

心理特征：性情急躁，外向好动，活泼。

发病倾向：易患虚劳、失精、少寐等；感受外邪易从热化。

对外界环境适应能力：耐冬不耐夏；不耐受暑、热、燥邪。

三、调养原则

形成阴虚质的主要病理基础是人体内真阴不足，因此必须以滋阴为首务。阴不足多有内热，故应同时加用清热法。长期阴不足，必然成燥，燥者益润。故阴虚体质的调养原则是滋阴清热润燥。

四、调养方法

（一）中药调养

1. 单方

宜选用药性平和的滋润养阴之品，如沙参、麦冬、玉竹、山药、生地黄、熟地黄、枸杞子、旱莲草、山茱萸、女贞子、黄精等。

2. 复方

张仲景根据《素问·通评虚实论》"精气夺则虚"的理论拟订了一系列滋阴方剂，提出了清热保津法、急下存阴法、甘寒生津法、补肾阴法。后世医家对滋阴法也颇有研究，如张景岳提出"阳中求阴，阴中求阳"之说，创左归丸和右归丸。清代温病学家又提出了甘咸寒养阴、救阴添精法，拟创了一甲、二甲复脉汤及大、小定风珠等。钱乙在《小儿药证直诀》中将八味肾气丸化裁成六味地黄丸，为专补肾阴的常用有效方剂。朱丹溪倡导"阳常有余，阴常不足"之说，创用大补阴丸，善用知柏以清热，这是滋肾阴兼清肾火之法。

阴虚体质宜辨清五脏六腑之所伤而分治。以肺阴虚为主者，则宜滋养肺阴，方如沙参麦冬汤、清燥救肺汤、四阴煎、百合固金丸等；以心阴虚为主者，宜滋养心阴，方如天王补心丹、炙甘草汤等；以脾阴受损为主者，则当补养脾阴，方如参苓白术散、归芍六君子汤等；以胃阴虚为主者，方如益胃汤、麦冬汤等；肝阴虚为主者，方如芍药甘草汤、杞菊地黄丸、一贯煎等；以肾阴虚为主者，方如六味地黄丸、大补元煎、知柏八味丸等。

用滋阴药纠正阴虚体质，应掌握分寸，注意药物的副作用和禁忌证。滋阴药多为滋腻多汁之品，容易引起纳呆、腹胀等。故应用时宜顾护胃气，可适当加入山药、莲子、木香、砂仁等扶胃醒脾药。滋阴药一般不宜久用，久用可伤阳，引起脾阳不足或肾阳不足；或养阴而留湿，引起湿阻中焦等证。因此，凡是兼见湿痰壅盛、水液停滞及脾肾阳虚者应慎用或不用滋阴药。

（二）膳食调养

1. 阴虚体质宜食的食物

阴虚体质宜食的食物主要有粟、粱、荞麦、黑米、大麦芽、豆腐、淡豆豉、绿豆、黑芝麻、芹菜、茼蒿、菠菜、荠菜、苋菜、马兰头、山药、百合、荸荠、莲藕、茄子、番茄、竹笋、芦笋、莴苣、紫菜、海带、海藻、丝瓜、苦瓜、黄瓜、苜蓿、慈姑、白菜、茭白、蒲公英、兔肉、鸭肉（公鸭）、驴肉、蛤蜊、牡蛎、海蜇、蟹、田螺、甲鱼、海参、梨、桃、李、枇杷、柑、柚、罗汉果、芒果、柿、杨桃、猕猴桃、西瓜、香蕉、甜瓜等。

2. 药膳食疗方

（1）天冬黄精乌龟汤

配方：天冬24g、黄精30g，乌龟1只（约240g），五味子9g，红枣少许。

功效：滋肾填精，益智安神。

制法：将乌龟洗净，剖开，去肠杂、头、爪；黄精、天冬、五味子、红枣（去核）洗净。把全部用料一齐放入锅内，加清水适量，武火煮沸后，文火煮2小时，调味即可。

分析：方中黄精味甘，性平，质地柔润，善于补肾填精；天冬味甘、苦，性寒，善于滋养肾阴，并能清心除烦；五味子味酸，性温，有滋肾补阴、宁心安神的作用；龟肉味甘，性平，善于滋补肾阴。诸药合用，滋肾补精之功更佳。

（2）地黄蜂蜜膏

配方：鲜地黄 500g，蜂蜜适量。

功效：滋阴润肺，养血生津。

制法：将鲜地黄洗净、捣烂取汁，按每百克加蜂蜜 15g 的比例混匀，文火收膏，装瓶备用。

分析：鲜地黄味甘、苦，性寒，归心、肝、肾经，善于清热凉血，养阴生津；蜂蜜味甘，性平，归肺、脾、大肠经，善于补中、润燥、止痛、解毒。地黄与蜂蜜合用共奏滋阴润肺、养血生津之功效。

（3）杞菊地黄粥

配方：熟地黄 20g，枸杞子 25g，菊花 10g，粳米 100g，冰糖适量。

功效：补益肝肾。

制法：先将前两味煎取浓汁，分两份与粳米煮粥。另将白菊花用开水沏茶，在粥欲熟时加入粥中，稍煮后下冰糖烊化即可。

分析：熟地黄味甘，性温，滋阴补血；枸杞子味甘，性平，养阴补血，益精明目；菊花清利头目；粳米补虚。诸药合用，共奏滋阴养血、培补肝肾、清利头明目之功效。

（4）二冬银耳羹

配方：天冬 100g，麦冬 100g，银耳 50g，蜂蜜 50g。

功效：滋阴润肺清热。

制法：天冬、麦冬洗净，加水 1.5kg，文火煎煮 1 小时，取汁，加入银耳文火隔水炖 1～2 小时至烂熟，加入蜂蜜入蜜熬稠后冷藏。

分析：天冬、麦冬味甘，性寒，滋阴清热，养心润肺益肾；银耳味甘，性平，益气补肺，滋阴润燥；蜂蜜味甘，性平，益气滋阴，补中润肠。

（5）兔肝菠菜汤

配方：兔肝 1 具，菠菜 100g，黑芝麻油。

功效：滋补肝肾，滋阴润燥，养血清肝，增乳。

制法：按常法共煮作汤，汤成后加黑芝麻油 1g。

分析：本食谱用兔肝为主食，兔肝味甘、苦、咸，性寒；咸入肾而苦寒清热；兔肝入肝经，以肝补肝，故肝肾同治；菠菜味甘，性凉，入胃、大肠和小肠经，为辅食，具有滋阴润燥、泻火下气、凉血止血的功能；黑芝麻味甘，入肝、肾、肺、脾四经，能滋补肝肾，润燥通便、养血增乳，对产后调养也有帮助。

（6）鸭肉包子

配方：鸭肉（去骨）100g，黑豆（煮熟煮烂）、黑芝麻（炒熟）各 20g。

功效：滋补肝肾，增液润燥通便，利水消肿。

制法：加盐少许，三物共拌和为馅。用粗制小麦（连皮）磨成面粉代精白面做包子。

分析：鸭肉味甘、咸，性凉，入脾、胃、肺、肾经，为主食，能滋补阴液而润燥；

黑豆味甘，性平，入肾经，为辅食，兼为引经之使，能养阴补气；黑芝麻味甘，性平，入肝、肾、脾、肺经，为辅食，能滋补肝肾而润燥通便，还有养血增乳的功能。所用面粉连皮磨成，性凉，能滋养心肝、清热止渴。

（三）经络调养

1. 针灸调养

取穴：2 组穴位。

1 组：照海、复溜、太溪、水泉、三阴交。

2 组：肾俞、命门、厥阴俞。

操作：上述穴位每组取 2 ～ 3 个，用补法。

辨证加减：①肺阴虚明显者，加肺俞、中府、尺泽、列缺，用平补平泻法，火旺明显者取肺俞、鱼际、少商、商阳、曲池、合谷，用泻法。②心阴虚明显者加心俞、巨阙、内关、神门、通里，用平补平泻法，火旺明显者取心俞、少冲、少泽，用泻法。③肝阴虚明显者加肝俞、章门、期门、大都、曲泉，用平补平泻法，火旺明显者加肝俞、胆俞、日月、行间、太冲、足临泣、中渚，用泻法。④胃阴虚明显者加胃俞、中脘、内关、梁丘、足三里、合谷，用平补平泻法，火旺明显者加解溪、内庭、合谷，用泻法。⑤大肠液亏明显者加天枢、大横、水道、归来、气冲、府舍、腹结、大肠俞，用平补平泻法，火旺明显者取曲池、合谷、足三里、上巨虚、丰隆、解溪、内庭，用泻法。

2. 推拿调养

（1）仰卧位，用一指禅推法或拇指推法或掌推法顺经推肾经。

（2）仰卧位，用一指禅推法或拇指推法或掌推法顺经推任脉。

（3）仰卧位，顺时针方向点按揉或顺经指推针灸调养中第 1 组穴位。

（4）俯卧位，用掌推法由上至下推督脉。

（5）俯卧位，用双手拇指由上至下推膀胱经第 1 侧线和第 2 侧线。

（6）俯卧位，顺时针方向点按揉或顺经指推针灸调养中第 2 组穴位。

辨证加减：①肺阴虚者反复用一指禅推或拇指推手太阴肺经，用一指禅推或拇指推法逆经推手阳明大肠经，点按揉或指推肺俞、中府、尺泽、列缺；火旺明显者逆时针点按揉或逆经指推肺俞、鱼际、少商、商阳、曲池、合谷等穴。②心阴虚者反复用一指禅推或拇指推手少阴心经，一指禅推或拇指推法逆经脉推手太阳小肠经，点按揉或指推心俞、巨阙、内关、神门、通里；火旺明显者逆时针点按揉或逆经指推心俞、少冲、少泽。③肝阴虚者用一指禅推法或拇指推法反复推足厥阴肝经，用一指禅推法或拇指推法由上至下推足少阳胆经，点按揉或指推肝俞、章门、期门、大都、曲泉；火旺明显者逆时针点按揉或逆经指推肝俞、胆俞、日月、行间、太冲、足临泣、中渚等穴。④胃阴虚者用一指禅推法或拇指推法由上至下推足阳明胃经，点按揉或指推胃俞、中脘、内关、梁丘、足三里、合谷；火旺明显者逆时针点按揉或逆经推解溪、内庭、合谷等穴，再加推脾运胃法、推运胃脘法、推上腹法。⑤大肠液亏者用一指禅推法或拇指推法逆经推手阳明大肠经，点按揉或指推天枢、大横、水道、归来、气冲、府舍、腹结、大肠俞；火旺明显者逆时针点按揉或逆经推曲池、合谷、足三里、上巨虚、丰隆、解溪、内庭等穴，再加推侧腹法、推全腹法、叠掌运颤法、摩全腹法、推结肠法。

3. 刮痧调养

（1）仰卧位，用单角刮法顺经刮拭肾经。

（2）仰卧位，用单角刮法顺经刮拭任脉。

（3）仰卧位，用平面按揉法顺时针方向或单角刮法顺经刮拭针灸调养中第1组穴位。

（4）俯卧位，用面刮法由上至下刮拭督脉。

（5）俯卧位，用面刮法由上至下刮拭膀胱经第1、2侧线。

（6）俯卧位，用平面按揉法顺时针方向或单角刮法顺经刮拭针灸调养中第2组穴位。

辨证加减：①肺阴虚者反复刮拭手太阴肺经，逆经刮拭手阳明大肠经，刮拭肺俞、中府、尺泽、列缺；火旺明显者逆时针或逆经刮拭肺俞、鱼际、少商、商阳、曲池、合谷等穴。②心阴虚者反复刮拭手少阴心经，逆经刮拭手太阳小肠经，刮拭心俞、巨阙、内关、神门、通里；火旺明显者逆时针逆经刮拭心俞、少冲、少泽等穴。③肝阴虚者反复刮拭足厥阴肝经，由上至下刮拭足少阳胆经，刮拭肝俞、章门、期门、大都、曲泉；火旺明显者逆时针或逆经刮拭肝俞、胆俞、日月、行间、太冲、足临泣、中渚等穴。④胃阴虚者由上至下刮足阳明胃经，刮拭胃俞、中脘、内关、梁丘、足三里、合谷；火旺明显者逆时针或逆经刮解溪、内庭、合谷等穴。⑤大肠液亏者逆经刮手阳明大肠经，刮拭天枢、大横、水道、归来、气冲、府舍、腹结、大肠俞；火旺明显者逆时针或逆经刮曲池、合谷、足三里、上巨虚、丰隆、解溪、内庭等穴。

（四）其他调养方法

1. 睡眠调养

失眠是阴虚体质常见的表现。由于阴液不足，阴不能治阳，导致阳气相对亢盛，而出现虚性兴奋的状态，终夜烦躁而不得眠；同时，长期失眠暗耗心血，使阴液更亏，形成恶性循环。故养成良好的睡眠习惯，对阴虚体质至关重要。

2. 情志调养

阴液不足，使阴不能治阳，导致阳气相对亢盛，故阴虚之人多性情急躁，遇事易怒，怒盛则伤肝，引动肝火，火扰神明，灼伤阴液，使阴虚更重，形成恶性循环。所以调畅情志对于阴虚体质之人同样是至关重要的。争取做到"恬愉为务，冷静为先"。保持平和的心态，不可轻易动怒，对非原则性问题少与人争，以减少发怒的机会。自己控制不了的时候，应及时求助心理医生或用药物、针灸等疗法进行调整。

3. 生活方式调养

真阴元精为人体最重要的物质，五脏六腑均赖其滋养。而房劳最易耗伤肾精，肾精亏损，相火偏盛，会扰动精室，使封藏失职，阴虚更甚。《素问·上古天真论》曰："强力入房则伤肾。"又曰："醉以入房，以欲竭其精……故半百而衰也。"也就是说情欲过于强盛，精液过度流失，会导致精伤肾亏。可见，保精是调理阴虚体质的重要环节。所以要节欲保精，调节性生活，既不能过分节制，也不能纵欲，应使精液有泻有蓄，保持精盈充盛，才能达到阴阳平衡。饮食方面宜清淡，远离温燥、辛辣、肥腻厚味之品，如辣椒、花椒、胡椒、酒、浓茶等。

4. 季节调养

阴虚阳盛体质的人，形瘦多火，常手足心热，口咽干燥，畏热喜凉。夏季天气炎热，阴虚的人体内阴液不足，使热邪内外煎熬，酷暑难耐，故在炎热的夏季宜穿戴丝绸、棉质服饰，注意避暑，忌在太阳底下剧烈运动，守护阴液。秋冬养阴，应顺势利导滋养人体的阴气，起居有常，保证充足睡眠，进补滋阴养血之品，选择适当的锻炼，如太极拳、太极剑、八段锦、气功等健身项目，或静气功锻炼，增加体液的生成，改善阴虚体质。

5. 音乐调养

阴虚阳盛体质的人，调养应以"滋阴潜阳"为宜，故应注意选择"阴柔"类的乐曲，即清柔、秀丽、婉约、细腻的风格为好，旋律流畅，乐句比较悠长，音色柔和，节奏舒缓为宜，如琴曲《流水》《梅花三弄》《广陵散》《平沙落雁》《胡笳十八拍》《幽兰》《潇湘水云》《春江花月夜》、二胡曲《汉宫秋月》、筝曲《渔舟唱晚》《醉渔唱晚》、丝竹乐《满庭芳》《出水莲》《寒江残雪》、琵琶曲《月儿高》、琴歌《阳关三叠》《霓裳羽衣》等。另外，对阴虚体质的人应注意于阳中求阴的治疗大法，选曲时不要过于机械，如有的人平时性格急躁、善怒、心绪烦乱，并不喜欢情绪平定、舒缓柔情的乐曲，可以先选用节奏鲜明、速度较快的乐曲，逐渐加入轻柔、宁静的音乐。

（季顺欣）

第八节　气郁体质的调养

一、形成机制

人体脏腑经络的功能活动无不依赖于气的升降出入运动维持相对的平衡，如肺的呼吸和宣发肃降，脾的升清和胃的降浊，心肾的阴阳相交、水火既济，以及肝主升和肺主降等生理功能之间的协调平衡，都是气的升降出入运动正常的具体体现。气郁，即气机郁滞不畅，能影响脏腑、经络、气血、阴阳等功能的协调平衡，产生五脏六腑、表里内外、四肢九窍等各方面的多种病变。由于肝升肺降、脾升胃降，在调整全身气机中起着极其重要的作用，因此，气滞不仅能见肺气壅滞、肝郁气滞或脾胃气滞，而且肺、肝、脾、胃等脏腑功能的障碍也能形成气滞。但由于肝主疏泄，可以调畅全身的气机，故气郁体质的形成主要与肝郁气滞最为相关。

气郁体质形成主要由于先天禀赋、突然的精神刺激、长期的心理压力等导致情志内郁、肝失疏泄；或痰、湿、食积、瘀血等阻滞，影响到气的流通，形成局部或全身的气机不畅或阻滞，从而导致某些脏腑、经络的功能障碍。

二、特征

总体特征：气机郁滞，以神情抑郁、忧虑脆弱等气郁表现为主要特征。

形体特征：形体瘦者为多。

常见表现：神情抑郁，情感脆弱，烦闷不乐，敏感多疑，胸胁部胀满或走窜疼痛，多善太息，或嗳气呃逆，或咽间有异物感，或乳房胀痛，睡眠较差，食欲减退，容易受到惊吓，大便干，舌淡红，苔薄白，脉象弦细。

心理特征：性格内向不稳定、忧郁脆弱、敏感多虑。

发病倾向：易患梅核气、失眠、黄褐斑及郁证等。

对外界环境适应能力：对精神刺激适应能力较差；不喜欢阴雨天气。

三、调养原则

气郁体质的形成，主要由于肝气郁滞不畅引起，也与肺、脾、胃相关；同时，肝主藏血，体阴而用阳，肝血不足必然影响肝的疏泄功能，加重肝郁气滞，故气郁体质的调养原则是疏肝理气养血，兼调肺脾胃。

四、调养方法

（一）中药调养

1. 单方

香附、乌药、川楝子、小茴香、青皮、郁金、陈皮、枳壳、厚朴、丁香、柴胡、佛手片、木香、砂仁、紫苏梗等。

2. 复方

有行气解郁功效的中药成方，可选用丹栀逍遥散、半夏厚朴汤、四逆散、小柴胡汤、柴胡疏肝散和香砂六君子汤等。

（二）膳食调养

1. 气郁体质宜食的食物

佛手、黄花菜、橘子、柑皮、荞麦、韭菜、茴香菜、大蒜、高粱皮、刀豆、香橼、萝卜等具有行气、解郁、消食作用的食物。

2. 药膳食疗方

（1）川芎糖茶饮

配方：川芎 6g，绿茶 6g，红糖适量。

功效：行气活血开郁。

制法：将上述原料装入碗中，煎煮去渣饮用。

分析：川芎气浓香，味苦，性辛，具有活血行气、祛风止痛之效。绿茶对增强人体免疫、对防癌、防衰老有显著效果；红糖性温，味甘，入脾经，具有益气补血、健脾暖胃、缓中止痛、活血化瘀的作用。本方适用于气郁体质所致的胸闷、善太息。

（2）荔枝香附饮

配方：荔枝核 30g，黄酒 30mL，香附 30g。

功效：行气解郁。

制法：将荔枝核，香附研成细末，混合后装入瓷瓶，密封保存。

分析：荔枝味甘、酸，性温，入心、脾、肝经，果肉具有补脾益肝、理气补血的功效，荔枝核有理气、散结、止痛的功效；黄酒可促进血液循环，加快新陈代谢，具有补血养颜、通经活络的作用；香附具有行气解郁、调经止痛作用。本方适用于气郁所致月经不调者。

（3）白梅花茶

配方：白梅花 5g。

功效：疏肝理气，健脾解郁。

制法：冲泡。

分析：白梅花具有疏肝理气、健脾解郁作用。本方适用于气郁质所致的心烦易怒，时欲太息。

（4）佛手郁金粥

配方：佛手 15g，郁金 12g，粳米 60g。

功效：疏肝解郁。

制法：将佛手、郁金、粳米一同放入锅中，加清水适量，武火煮沸后再改文火，调味即可。

分析：佛手有疏肝理气、和胃止痛之功效；郁金有行气化瘀、清心解郁之功效。

（5）素馨花黄花菜瘦肉汤

配方：猪瘦肉 120g，黄花菜 30g，素馨花 6g。

功效：疏肝解郁，理气止痛。

制法：将黄花菜浸软切段，素馨花洗净，猪瘦肉洗净切块。把猪瘦肉、黄花菜一同放入锅内，加清水适量，武火煮沸后再改文火煮 1 小时，然后放入素馨花略煮片刻，调味即可。

分析：素馨花味甘，性平，归肝经，有舒肝解郁之功；黄花菜味甘微辛，性平，有养血平肝、利尿消肿之功效。

（6）佛手内金山药粥

配方：佛手 15g，鸡内金 12g，山药 30g，粳米 150g。

功效：健脾，疏肝，利胆。

制法：将佛手、鸡内金一同放入锅中，加水 500mL，先煎 20 分钟，去渣取汁，再加入粳米、山药共煮成粥，粥成调味。

分析：佛手具有疏肝理气、和胃止痛之功效；鸡内金消食化滞；山药补脾养胃，生津益肺，补肾涩精。

（三）经络调养

1. 针灸调养

取穴：2 组穴位。

1 组：肝俞、胆俞、期门、章门、膻中、气海、阳陵泉、太冲、行间。

2 组：膈俞、血海、三阴交、中都。

操作：上述穴位每组每次取 3 ～ 4 个，第 1 组用平补平泻法，第 2 组用补法。

辨证加减：肺气壅滞者，加肺俞、中府、尺泽、列缺、太渊；脾胃气滞者，加脾俞、胃俞、中脘、章门、足三里、阴陵泉、丰隆、公孙等。

2. 推拿调养

（1）用一指禅推或拇指推法推肝经、脾经、肺经、胃经、三焦经，以肝经为主。

（2）点、按、揉、推上方"针灸调养"的各个穴位。

（3）胁肋部手法：双㨰胁肋法、掌压胁肋法、分推季胁下法、推侧腹法、拿腹外侧法。

辨证加减：肺气壅滞者，加推肺经，叩击胸背部，分推胸背部，点按揉肺俞、中府、尺泽、列缺、太渊；脾胃气滞者，加推脾经，点按揉脾俞、胃俞、中脘、章门、足三里、阴陵泉、丰隆、公孙，再加推脾运胃法、推运胃脘法、推上腹法、推全腹法。

3. 刮痧调养

（1）用单角刮法刮拭肝经、脾经、肺经、胃经、三焦经，以肝经为主。

（2）刮拭上文"针灸调养"的各个空位。

辨证加减：肺气壅滞者，加刮肺经，刮肺俞、中府、尺泽、列缺、太渊等；脾胃气滞者，加刮脾经、胃经，刮脾俞、胃俞、中脘、章门、足三里、阴陵泉、丰隆、公孙等。

（四）其他调养方法

1. 情志调养

气郁者性格内向，精神常处于抑郁状态，根据《黄帝内经》"喜胜忧"的原则，应主动寻求快乐，多参加社会活动、集体文娱活动，结交知心朋友，及时向朋友倾诉不良情绪，寻求朋友的帮助。气郁者应常看喜剧、滑稽剧、听相声，以及富有鼓励、激励意义的电影、电视，勿看悲剧、苦情剧。气郁者应多听轻快、开朗、激动的音乐，以提高情绪。气郁者应多读积极的、鼓励的、富有乐趣的、展现美好生活前景的书籍，以培养开朗、豁达的意识，在名利上不计较得失，知足常乐。

2. 生活方式调养

气郁者可少量饮酒，以活血通脉，提高情绪。气郁者多食一些能行气的食物，如佛手、橙子、柑皮、荞麦、韭菜、茴香菜、大蒜、火腿、高粱皮、刀豆等。忌食辛辣、咖啡、浓茶等刺激品，少食肥甘厚味的食物。

3. 运动调养

气郁者多参加体育锻炼及旅游活动，既能欣赏自然美景，调剂精神，又能沐浴阳光，增强体质。气郁者可做气功，以强壮功、保健功、动桩功为宜，着重锻炼呼吸吐纳功法，以开郁导滞。

4. 音乐调养

气郁者可聆听两种类型的音乐，一种是舒展、明快、旋律酣畅、升机勃勃的乐曲，如《春辉曲》《鲜花调》《满庭芳》《姑苏行》《彩云追月》《翠湖春晓》；另一种是凄切、悲凉的乐曲，如《江河水》《汉宫秋月》《双声恨》。气郁体质的人在急切地要解除困境时，选择欢快的、热烈的旋律，有时却达不到理想的效果，反而心中会产生一种烦躁感。所以，开始时可以选择一些曲调悲凉的乐曲，使郁结之气缓慢地随音乐得到发泄；然后，再选择一些升发调畅、朝气蓬勃的音乐，才可以使心情逐渐愉悦，不良情绪得到改善。

（李玉强）

第九节 血瘀体质的调养

一、形成机制

血瘀主要是由于体内推动和促进血液运行的因素减弱，血液运行速度减慢而引起的。首先是心脏的搏动功能，它是血液运行的原动力，其次是肺的宣发和朝百脉功能，还有肝的疏泄功能等。它们的功能失常，会使血液运行速度减慢，引起血瘀。所以，瘀血的产生与心、肺、肝的关系密切。此外，气滞可使血行受阻，气虚可使血行迟缓，痰浊阻于脉络，寒邪入里，邪热入血等均可形成血瘀，同时血瘀形成之后，又可阻于脉络，进一步加重血瘀。

血瘀体质形成主要由于先天禀赋，或后天损伤，忧郁气滞，久病入络、寒邪凝滞、热邪煎灼所致。

二、特征

总体特征：血行不畅，以肤色晦暗、舌质紫暗等血瘀表现为主要特征。

形体特征：胖瘦均见。

常见表现：肤色晦暗，色素沉着，容易出现瘀斑、易患疼痛，口唇暗淡，舌暗或有瘀点，舌下络脉紫暗或增粗，脉象细涩或结代。

心理特征：性格急躁，心情易烦，健忘。

发病倾向：易患癥瘕及痛证、血证等。

对外界环境适应能力：不能耐受寒邪。

三、调养原则

血瘀体质的主要病理基础是由于气血失调，血脉瘀滞不畅，引起脏腑、组织的血液循环与新陈代谢障碍，且与心主血脉、肺朝百脉及肝主疏泄功能关系密切。调理的时候主要用活血法使不通者得通、不畅者流畅。但同时还要行气，因为血需要依赖阳气以运行，故调理血瘀体质应活血化瘀，行气化滞，兼调心肺肝。

四、调养方法

（一）中药调养

1. 单方

丹参、月季花、三七、赤芍、牡丹皮、川芎、当归、益母草等。

2. 复方

血瘀体质的药物调养要强调"气帅血行"的观点，血的功能在于滋润濡养全身，五脏六腑无不赖血以养，但血需要依赖阳气以运行，临床上常见的"气滞血瘀"，宜采用调气活血法、行气活血法。如果气少导致血脉不通，则用补气和血法，这是"气帅血行"的具体运用，如血府逐瘀汤、膈下逐瘀汤。

另外，调整血瘀体质还应该注意气血虚也可引起血瘀。《金匮要略》中的芎归胶艾汤就是针对血虚有瘀而用的养血行瘀的方剂，补阳还五汤是针对气虚有瘀而用的补气活血通络的方剂。傅青主考虑到妇女产后多气血虚，伴有多种瘀血的特征，抓住了"血虚有瘀"这个重要病机，运用生化汤治疗多种产后疾病。

（二）膳食调养

1. 血瘀体质宜食的食物

薤白、黑木耳、玫瑰花、蘑菇、桃仁、山楂、黑豆、金橘、食醋等具有活血、散结、行气、疏肝作用的食物。

2. 药膳食疗方

（1）坤草童鸡

配方：坤草（益母草）15g，童子鸡500g，鲜月季花10瓣，冬菇15g，火腿5g，香菜叶2g，绍酒30g，白糖10g，精盐5g，香油3g。

制法：将益母草洗净放入碗内，加入绍酒、白糖，上屉蒸1小时后取出，用纱布过滤，留汁备用。童子鸡宰杀去净毛，洗净，从背部剖开，除去内脏，剁成小块放入沸水中烫透。捞出放砂锅内，加入鲜汤、绍酒、冬菇、火腿、葱、姜煮开后，加入精盐，盖上盖后用小火煨至熟烂，拣去葱、姜，加入味精、益母草汁、香油、香菜叶和鲜月季花瓣。

功效：活血化瘀，调经止痛。

分析：方中益母草，有活血化瘀、调经、消水等功效，为血瘀诸症，特别是妇科瘀血病证的常用要药。月季花功擅活血调经，以之配伍益母草，使该方活血化瘀之效偏重。因均为草木枝叶，于妇人血不足之体则疏通有效，而补养乏力，故以童子鸡配伍，生精养血，养五脏，一可补气血之虚，二可以其滋补之功而补益母草、月季花之不及。故全方配伍，药虽少，而配合得当，活血无伤血之虑，补血无瘀阻之患。

（2）牛筋祛瘀汤

配方：牛蹄筋 100g，当归尾 15g，紫丹参 10g，雪莲花 10g，香菇 10g，鸡冠花 10g，火腿 15g，生姜、葱白、绍酒、味精、盐各适量。

功效：活血化瘀，通脉。

制法：将牛蹄筋温水洗净，将 5000mL 清水煮沸后，放入食用碱 15g，倒入牛蹄筋，盖上锅盖焖 2 分钟，捞出用热水洗去油污，反复多次，待牛蹄筋发胀后才能进行加工。发胀后的牛蹄筋切成段状，放入蒸碗中；将当归、丹参入纱布袋放于周边，用雪莲花、鸡冠花点缀四周，香菇、火腿摆左上面，放入生姜、葱白及调料，上笼蒸 3 小时左右，待牛蹄筋熟烂后即可出笼，挑出药袋、葱、姜。

分析：方中当归味甘、辛，性温，入心、肝、脾经，能活血养血、导血归源；丹参味苦，性微温，入心、肝经，功能活瘀血、生新血，凉血安神，长于破血止痛。两味主料相合，以化瘀通脉为主。配料中雪莲花味甘、苦，性温，能散寒、活血、通经；鸡冠花凉血止血，敛营。四味相合，有明显的活血止痛作用。以上配合牛蹄筋可补肝强筋，扶助正气，使全方具有化瘀血、通血脉、止疼痛、补筋脉之功效。

（3）地龙桃花饼

配方：干地龙 30g，红花 20g，赤芍 20g，当归 50g，川芎 10g，黄芪 100g，玉米面 400g，小麦面 100g，桃仁、白糖各适量。

功效：益气，活血，通络。

制法：将干地龙以酒浸泡去其气味，然后烘干研为细面；红花、赤芍、当归、川芎、黄芪等入砂锅加水煎成浓汁，再把地龙粉、玉米面、小麦面、白糖倒入药汁中调匀，做圆饼 20 个，将桃仁去皮尖略炒，匀布饼上，入烤炉烤熟。

分析：方中重用黄芪，甘温，善于大补元气，推动血行。川芎、桃仁均为破血祛瘀之品，性善散，上行头目，下达血海，中开郁结，为血中之气药。桃仁"性善破血，散而不收，泻而无补"（《本草经疏》）。红花、当归均能活血行血、和血养血，其中红花偏于化瘀，当归偏于养血。四者配合，活血兼养血，无破血伤血之弊。赤芍酸苦性凉，能清热凉血化瘀；地龙咸寒，可清热息风通络。两者合用，化瘀通经，以活血生血；玉米面、小麦面主健脾补虚，调中和胃。全方相合，共奏补气活血、养血通络之功效。

（4）山楂内金粥

配方：山楂片 15g，鸡内金 1 个，粳米 50g。

功效：散气结，化瘀血。

制法：将山楂片文火炒至棕黄色，然后与粳米同煮到烂。鸡内金 1 个，用温水洗净，并于 37℃烘干，研成细末，倒入煮沸的粥中，即熄炉火，略等片刻即成。

分析：山楂酸甘微温，入脾、胃、肝经，有助脾健胃、帮助消化之功效；又入血分，善于化痰、散结、止痛。《医学衷中参西录·医话》盛赞山楂"善入血分为化瘀血之要药"。佐以粳米之甘，能扶正气以行瘀血，为主食。鸡内金性味甘平，入脾胃、膀胱经，善于消食磨积，又有健脾止泻的功能。

（5）鲜藕炒木耳

配方：鲜藕片250g，黑木耳10g。

功效：益气补虚，散瘀和血。

制法：鲜藕洗净切片，略炒，加温水浸软的黑木耳和少许调料，略炒即可。

分析：藕味甘，生用性凉，有清热止渴、凉血止血之功效；熟用性温，有健脾开胃、养心和血的作用。《本草纲目》说藕"能止咳血唾血、血淋下血、血痢血崩"。本品能收涩止血，兼能化瘀，为主食。黑木耳味甘，性平，无毒，具有滋养益胃、活血润燥之功效，为辅食。

（6）三七蒸鸡

配方：母鸡1只（约1500g），三七20g，姜、葱、料酒、盐各适量。

制法：将母鸡宰杀去毛，冲洗干净；三七一半上笼蒸软，切成薄片，一半磨粉；姜切片，葱切成大段。将鸡剁成小块装盆，放入三七片，葱、姜摆于鸡块上，加适量料酒、盐、清水，上笼蒸2小时左右，出笼后拣去葱姜，调入味精，拌入三七粉即成。

功效：散瘀止血定痛，益气养血和营。

分析：方中三七味甘、苦，性温，为治疗瘀血出血之要药；鸡肉味甘，性温，入脾、胃经，可温中益气、补精填髓，主治虚劳瘦弱诸症。两者配伍，一通一补，作用平和，善于理血补虚，无峻攻蛮补之弊，凡瘀血、出血、血虚诸血分之证均可酌情选用。

（三）经络调养

1. 针灸调养

取穴：3组穴位。

1组：心俞、肝俞、肺俞、膈俞。

2组：巨阙、内关、郄门、阴郄、血海、三阴交。

3组：膻中、气海、太冲。

操作：上述穴位每组取3～4个，用平补平泻法。瘀血明显者，可选少冲、中冲、膈俞点刺放血，或者在瘀血局部，疼痛非常明显的地方，点刺放血。

2. 推拿调养

（1）用一指禅推法或拇指推法反复推心经、肝经、肺经。

（2）拇指点按揉或指推针灸调养中各穴位。

（3）根据血瘀产生的原因，选择一些相应的手法：如气虚引起的血瘀，合并气虚症状，可加用气虚推拿手法；阳虚寒凝之血瘀，加用温阳手法或灸法。

3. 刮痧调养

（1）用单角刮法反复刮拭心经、肝经、肺经。

（2）用平面按揉法或单角刮法刮拭针灸调养中各穴位。

（3）根据血瘀产生的原因，选择一些相应的刮痧方法：如气虚引起的血瘀，合并气虚症状，可加用气虚刮痧方法；阳虚寒凝之血瘀，加用温阳刮痧方法等。

（四）其他调养方法

血瘀体质的人性格多急躁善怒，情绪不稳，故应保持情绪稳定，调整好心态，心平气和，遇事戒怒，多听一些抒情柔缓的音乐来调节情绪；生活要有规律，不可过于安逸，可进行一些有助于促进气血运行的运动项目，如各种舞蹈、步行健身法、徒手健身操等，使身体各部位都活跃起来。运动时，最好选择视野宽阔、空间较大、空气清新的地方，避免在封闭环境内进行。

冬春季节注意防寒保暖，要做到头暖、背暖、脚暖，起居有常，注意睡眠环境的通风清洁；多食山楂、醋、玫瑰花、金橘等具有活血、散结、行气、疏肝解郁功效的食物，少食肥肉等滋腻之品。

（李玉强）

第十节　平和体质的保健

一、形成机制

平和体质是一种阴阳平衡的状态，它的形成主要是由于先天禀赋良好，同时后天的饮食起居生活习惯适宜，即后天调养得当。

二、特征

总体特征：阴阳气血调和，以体态适中、面色红润、精力充沛等为主要特征。
形体特征：体形匀称健壮。
常见表现：面色、肤色润泽，头发稠密有光泽，目光有神，鼻色明润，嗅觉通利，唇色红润，不易疲劳，精力充沛，耐受寒热，睡眠良好，胃纳佳，二便正常，舌色淡红，苔薄白，脉和缓有力。
心理特征：性格随和开朗。
发病倾向：平素患病较少。
对外界环境适应能力：对自然环境和社会环境适应能力较强。

三、保养原则

平和体质的人本身就是阴阳气血调和之人，故不需调整，而只需要保养，防止出现体质的偏颇。肾为先天之本，脾为后天之本，故平和体质的保养原则是健脾肾、和阴阳。

四、保养方法

平和体质若要维持不变，不出现体质偏颇，除了要保持良好的生活习惯，如合理膳食、充足睡眠，适量运动，戒烟限酒，心理平衡之外，还可以选用推拿、刮痧方法进行保养，因为这两种方法不仅痛苦小，还能产生舒适感，容易被人接受，更重要的是它们对脏腑具有保健作用。

（一）推拿保养法

取穴：3 组穴位。

1 组：肾俞、脾俞、命门、膈俞、关元俞、气海俞。

2 组：中脘、章门、神阙、关元、气海。

3 组：血海、阴陵泉、足三里、三阴交、太溪。

取经：以肾经、脾经、任督二脉、膀胱经为主。

操作：

1. 用一指禅推法顺着经脉的循行方向推肾经、脾经。

2. 用掌推法反复推胸腹任脉、背部督脉和膀胱经。

3. 用拇指点按揉或指推上述 3 组穴位，每组选 2～3 个穴位。

4. 局部手法：推脾运胃法、旋揉神阙法、环摩全腹法、推结肠法、横擦腰骶法、提拿夹脊法。

分析：因为肾藏有"先天之精"，为脏腑阴阳之本，生命之源，故称肾为"先天之本"；而人体生命活动的持续和气血津液的生化，都有赖于脾胃运化的水谷精微，故称脾胃为气血生化之源，"后天之本"。由此可见，脾胃是维持人体健康的根源。任脉是"阴脉之海"；督脉是"阳经之海"，任督二脉总司全身的阴阳。膀胱经与肾经相表里，而且各脏腑的背俞穴都存在于膀胱经。所以，针对平和体质的人的保养，应以肾经、脾经、任督二脉、膀胱经及其穴位为主。

（二）刮痧保养法

1. 用单角刮法顺着经脉的循行方向刮拭肾经、脾经。

2. 用面刮法反复刮拭胸腹任脉、背部督脉和膀胱经。

3. 刮拭穴位，取穴同推拿组，每组穴位选 2～3 个，每穴用平面按揉法或单角刮法刮拭。

复习思考题

1. 论述中医学对体质形成的认识。

2. 西医学认为体质的形成因素有哪些？

3. 简述中医体质的判定方法与标准。

4. 简述中医体质的分类和每种体质的主要特征。

5. 简述气虚、阳虚、阴虚、痰湿体质的调养原则和调养方法。

（李玉强）

第十一章　睡眠调养

【学习要点】
1. 掌握睡眠的调养方法。
2. 熟悉睡眠的质量标准。
3. 了解睡眠的中医理论及作用。

睡眠，古人称"眠食"，是人类最基本的生理需求之一，人类生命活动中约三分之一的时间是在睡眠中度过的，与健康有着密切的关系。《十问》曰："一夕不卧，百日不复。"睡眠能使脏腑处于休整状态，消除疲劳，调节人体各种活动，人的精、气、神三宝得以补充。同时睡眠与美容也有着非常密切的关系，睡眠充足则皮肤光滑，眼睛有神，面容滋润；长期睡眠不足则会颜面憔悴，毛发枯槁，皮肤粗糙出现皱纹。

第一节　睡眠医学理论

一、中医学睡眠理论

中医学认为，睡眠与清醒是人体寤与寐之间阴阳动静对立统一的功能状态，并运用阴阳变化、营卫运行、心神活动来解释睡眠过程，形成了独具特色的睡眠理论。后世医家在前人的基础上，不断完善了对于睡眠机理的认识。目前，中医的睡眠理论主要有以下几个学说。

（一）阴阳学说

阴阳睡眠学说认为，自然界处于阴阳消长变化之中，故有昼夜出现，人体内阴阳之气亦随之消长变化，故有寤寐交替。寤属阳为阳气所主，寐属阴，为阴气所主。《素问·金匮真言论》云："平旦至日中，天之阳，阳中之阳也；日中至黄昏，天之阳，阳中之阴也；合夜至鸡鸣，天之阴，阴中之阴也；鸡鸣至平旦，天之阴，阴中之阳也。故人亦应之。"自然界的阴阳变化，有其节律，人体阴阳消长与其相应，也有明显的节律。《灵枢·营卫生会》言："日入阳尽而阴受气矣夜半而大会，万民皆卧，命曰合阴；平旦阴尽而阳受气，如是无已，与天地同纪。"阴主静，阳主动；每当夜晚，阳气衰，阴气盛，则发生睡眠；而清晨阳气盛，阴气衰，人即觉醒。这种阴阳盛衰的变化规律是主导睡眠和觉醒的机制，是由于人体阳气入里出表的运动来决定的。因此，一作一息，一张一弛，人们就能维持正常人体基本的生命活动。

（二）营卫运行学说

营卫运行睡眠学说认为，人的寤寐变化以人体营卫气的运行为基础，其中与卫气运行最为相关。《灵枢·卫气行》曰："卫气一日夜五十周于身，昼行于阳二十五周，夜行于阴二十五周。"《灵枢·营卫生会》亦曰："卫气行于阴二十五度，行于阳二十五度，分为昼夜，故气至阳而起，至阴而止。"起指起床，止即入睡。由此可见，白天卫气行于阳，人体阳气盛于外，温煦周身，卫外而为固，人寤而活动；夜间卫气运行于阴经及五脏，人卧寐休息。同时卫气亦能通过阴阳跷脉，来司目的闭睁。故由于卫气昼夜运行的规律，使人体出现寤与寐的不同生理活动。所以《灵枢·天年》曰："营卫之行，不失其常，故昼精而夜瞑。"营卫两者，卫气属阳，营气属阴。当营卫失调，如营气虚弱时，卫气相对亢盛则失眠；卫气虚弱时，营气相对亢盛则多寐。因此当"营气衰少而卫气内伐"，则出现"昼不精，夜不瞑"。因营卫之气在体内循经络经五脏六腑而行，故五脏六腑任何一个环节病变均可影响卫气循行，阳（卫气）不能入阴而致睡眠障碍。

（三）神主学说

睡眠的神主学说认为，睡眠和觉醒由神的活动来主宰。寤与寐是以形体动静为主要特征的，形体的动静受心神的指使，寐与寤以心神为主宰。神静则寐，神动则寤；心安志舒则易寐，情志过极则难寐。正如张景岳在《景岳全书·不寐》中提出："盖寐本乎阴，神其主也。神安则寐，神不安则不寐。"中医学所说的神是既是一切生理活动、心理活动的主宰，又包括生命活动外在体现。《灵枢·本神》曰："生之来谓之精，两精相搏谓之神。"神随先天之精而生，孕育于父母，分为神、魂、魄、意、志五种，分藏于五脏，主宰于心。神在人体具有重要的地位，神的活动具有一定的规律性，随自然界阴阳消长而变化。白天属阳，阳主动，故神营运于外，人寤而活动；夜晚属阴，阴主静，故神归其舍，内藏于五脏，人卧而寐则休息。故睡眠的关键就是五脏之神是否守舍，其中心神的地位尤其重要。由于睡眠主要受心神的支配，人们常因主观意志需要，使睡眠节律改变。因此，在形神统一观的指导下，寤与寐就被看作是两者相互转化的心身过程。

（四）脑髓学说

脑髓睡眠学说是指认为睡眠由脑所主，明代李时珍在《本草纲目》中提出了"脑为元神之府"的论点，认为脑髓为精气汇聚之所，内藏元神，与心气相通。王宏翰在《医学原始》中提出："寐乃饮食粗湿之气，自脾胃腾达脑中，冲塞筋脉，阻其知觉之气，不得通于五官，故五官不能适用，渐成寐也。"五官之感知觉，都要上达于脑，而五官之用也由脑所出，脑中脉络通达，感知觉正常则寤，脑中脉络一塞，阻其感知觉传达之路，外无由入，内无由出则寐。中医脑髓睡眠学说，实际上与中医神主睡眠学说相通。

（五）魂魄学说

魂魄睡眠学说是指认为睡眠由魂魄所主的一种理论。神、魂、魄、意、志均属五脏所藏之神，肝藏魂，肺藏魄。《灵枢·本神》则称："故生之来谓之精，两精相搏谓之神，随神往来者谓之魂，并精而出入者谓之魄。"魂魄俱为精神而分阴阳，魂为阳神，魄为阴神，魂是魄的外在表现，它们相互依存，共同作用决定人的睡眠状态。孙思邈在《备急千金要方》"自脏脉论"条下曰："五脏者，魂魄宅舍，精神之依托也。魂魄飞扬者，其五脏空虚也，即邪神居之，神灵所使鬼而下之，脉短而微，其脏不足则魂魄不安。"以五脏藏神的生理功能为基础，认为脏虚邪居，魂魄不安，而发不眠。睡眠时，魂魄藏在肝脏之内，若潜伏不动，睡眠质量就好，否则就会出现多梦、梦游等；觉醒时，魂魄活跃，并开窍于目，对外界刺激做出相应反应。魂魄相抱，相互协调，运作正常，则睡眠安宁。

中医睡眠的五个学说，相互关联，共同组成了中医睡眠的理论体系。阴阳学说是中医睡眠理论的总纲领，揭示了睡眠和醒觉的基本原理；卫气运行学说揭示了经络循行的时间和部位，是阴阳学说的具体化；神主、魂魄等睡眠理论隶属于脏腑藏神功能之下，是脏腑辨证理论确立后才发展起来的，神主学说揭示了睡眠是人整体的生命活动形式。脑髓学说与神主学说相通；魂魄学说是神主学说和脑髓学说的组成部分。

二、西医学睡眠理论

（一）睡眠发生的机制

西医学认为，睡眠是高等脊椎动物周期性出现的一种自发的、可逆的静息状态，表现为人体对外界刺激的反应性降低和意识的暂时中断。关于睡眠发生的机制主要有以下4种学说。

1. 经典催眠素理论

研究表明，在睡眠或睡眠剥夺的动物脑组织及体液中，存在一种活性的睡眠诱导物质，称为睡眠催化物，它是由尿苷及氧化谷胱甘肽组成。尿苷可增强突触水平的 γ - 氨基丁酸尿苷受体复合物的神经递质，氧化谷胱甘肽则可通过突触水平的谷氨酸受体抑制兴奋性神经的传递，因而认为睡眠催化物主要通过对一种重要的神经传递系统进行调节而促进睡眠。

2. 睡眠的神经突触理论

该理论认为睡眠起源于神经元水平，在清醒期神经元突触维持着正常的神经传递及调节作用，睡眠则可保护突触超级结构的稳定性。研究表明，神经元的睡眠调节与突触的某些代谢物质有关，当有足够数量的神经元处于睡眠状态时人就会入睡。

3. 神经元膜去毒化假说

部分专家根据衰老生化的最新成果提出了睡眠过程的神经元膜去毒化假说，认为觉醒过程中种种生化副反应（如氧化和糖基化）造成的垃圾堆积导致神经系统的"疲劳"，指出睡眠过程的单胺复原（去羟基毒化）可能是主要的睡眠生化机理。

4. 睡眠的稳态机制

该理论认为睡眠的稳态机制与觉醒有关，因为在一个长时间的觉醒状态后会跟随一次加强的睡眠，这种加强的睡眠主要表现为睡眠潜伏期缩短、每次睡眠的持续时间延长以及非快速动眼睡眠期脑电图的 δ 波增强。

综上所述，有关睡眠机制的学说很多，而且都有一定的基础，但是关于睡眠发生的确切机制，还有待于进一步的研究与探索。

（二）睡眠的生理过程

科学家依据脑电图 、肌电图 、眼电图等生物电变化指标制定了睡眠分期标准，把睡眠分为非快眼动相睡眠（NREM）和快眼动相睡眠（REM），前者由浅入深又分为四期（以 S_1、S_2、S_3、S_4 表示），这一分类方法得到国际上认可并一直沿用至今。

1. 非快眼动相睡眠

非快眼动相睡眠（NREM）又称正相睡眠，慢波睡眠。S_1 期：清醒时快而不规则的眼球活动代之于慢的眼球震荡，意识朦胧，是继清醒转入睡眠的过渡阶段，亦称为瞌睡期。S_2 期：意识逐渐消失，但尚保持短暂的不连贯的思维活动，肌肉仍保持一定的紧张性。S_1+S_2 属浅睡期，占总睡眠时间的 60%，该期的生物学意义尚不清楚。S_3+S_4 合称为深慢波睡眠（dSWS）。该期大脑皮层得到充分休息，有人称之为脑睡眠，占总睡眠时间的 15% ～ 20%，其量与大脑皮层发达程度有关，所以这是比较新的睡眠。人进入深睡状态后，意识完全消失，全身肌肉松弛，但尚有微弱的肌电活动，没有眼球运动。非快眼动相睡眠期间随着睡眠由浅入深，其他生理功能亦随之发生变化，如视、听、嗅、触等感觉功能进一步减退，躯体反射减弱，伴有自主神经功能的一系列改变，表现血压下降、心率减慢、呼吸慢而平稳和发汗功能增强等副交感神经兴奋的表现，代谢率下降。此期以合成能量、储存能量为主，生长激素和免疫物质释放水平在深睡眠期达到高峰。

2. 快眼动相睡眠

快眼动相睡眠（REM）又称异相睡眠，快波睡眠。出现阵发性快速眼球转动为重要特征；肌张力完全消失，使肌肉得到充分休息，有人称其为躯体睡眠，唤醒阈明显增高，表明睡眠进一步加深。研究表明，REM 睡眠与幼儿神经系统的成熟有密切的关系，有利于建立新的突触联系，促进学习记忆和精力恢复。据报道，痴呆儿童的异相睡眠量显著少于同年龄的正常儿童，早老性痴呆患者的异相睡眠比例亦明显减少。

3. 睡眠时相的转化

正常人一夜的睡眠中 NREM 和 REM 睡眠周期性交替 3 ～ 5 次，由清醒进入 NREM 睡眠，依次经由 S_1 ～ S_4，由浅入深，S_4 后又返回 S_3、S_2 转入 REM 睡眠，为 1 个周期。每 1 个周期历时 90 ～ 120 分钟。如此按序一夜周而复始经历 3 ～ 5 个周期。NREM 睡眠的深睡（S_3+S_4）集中在前 3 个周期，而 REM 睡眠持续时间从 10 ～ 30 分钟起逐渐增加，最后 1 个周期最长约 30 分钟。

三、睡眠的作用

《十问》中说："夫卧非徒生民之事也，举瓮、雁、肃霜（鹔鹴）、蛇檀（鳝）、鱼鳖、奭（蠕）动之徒，胥（须）食而生者，胥卧而成也。"这说明不仅人需要睡眠，任何生物都离不开睡眠。睡眠可使人体代谢重新得到调整，从而恢复气血运行的基本规律。睡眠的作用可以概括为以下 5 个方面。

（一）消除疲劳，恢复体力

睡眠是消除身体疲劳的主要方式。睡眠时，人体精气神皆内守于五脏，五体安舒，气血和调。睡眠时副交感神经兴奋，交感神经抑制，体温、心率和血压下降，体内的各种代谢减慢，进而消除身体的疲劳。另外，睡眠期间胃肠道功能改善，营养吸收加快，有利于合成能量物质，以供应人体活动，从而使体力得以恢复。

（二）保护大脑，振奋精神

脑为元神之府，睡眠使脑髓得气血之充养，进而精神得以振奋，能胜任各种脑力活动。睡眠不足者，表现为烦躁、激动或精神萎靡、注意力涣散、记忆力减退等，长期缺少睡眠则会导致幻觉；睡眠充足者，表现为精力充沛、思维敏捷、办事效率高等。这是由于大脑在睡眠状态下耗氧量大大减少，有利于脑细胞能量贮存和恢复精力，提高效率。

（三）增强人体免疫力

睡眠不仅是智力和体力的再创造过程，而且还是疾病康复的重要手段。睡眠是人体免疫功能发挥正常作用的调节剂，能增强人体产生抗体的能力，从而增加抵抗力。同时，睡眠还可以使组织器官自我康复加快。西医学常常把睡眠作为一种治疗手段，用来医治顽固性疼痛及精神病等。

（四）促进生长发育

卫气昼行于阳，夜行于阴。白昼精气旺盛，全赖于夜晚阴血的充养，阳得阴助，则生化无穷。因此，睡眠与儿童的生长发育密切相关。婴儿在出生后相当长的一段时期内，大脑继续发育，则需要更多的睡眠。婴儿睡眠中有一半是异相睡眠，而早产儿异相睡眠可达 80%。儿童生长速度在睡眠状态下增快，因为在深慢波睡眠期，生长激素的分泌量比白天高 7 倍，其中 22：00 ～ 24：00 又是生长激素分泌最为旺盛的时间。因此儿童身高正常增长，应当保证睡眠足够时间和质量。

（五）充养皮肤，延缓衰老

睡眠对皮肤健美有很大影响。光滑、红润、富有弹性的皮肤，有赖于皮下组织微血管充足的营养供应。睡眠时，皮下和内脏血液循环增多，皮肤分泌和清除过程加强，代谢加快，可使皮肤光滑，面容滋润，皱纹减少。因此，睡眠是良好的美容剂。睡眠不足则会使皮肤供养不足，细胞衰老加快，出现面容憔悴、面色晦暗或苍白、皱纹增多、皮肤粗糙或毛发枯槁等表现。研究发现，睡眠障碍者每天的衰老速度是正常人的2～3倍。

四、睡眠的质量标准

张湛《养生要集》有"禁无久卧，精气斥""禁无多眠，神放逸"，其认为"久卧伤气"，使阳气、精神懈怠。由此可知，多睡不一定符合养生要求。过多的睡眠和恋床不起可造成大脑皮层抑制，使大脑细胞乏氧。睡眠是否充足，不仅取决于睡眠时间，更有睡眠质量的要求。睡眠质量是对睡眠过程及其效果的一种综合评定指标，是一种以客观睡眠情况为基础、以主观感受为重点的评价结果。睡眠的质量，取决于慢波睡眠中的深度睡眠和快波睡眠在整个睡眠过程中所占的比例。实际生活中对睡眠质量的评定还缺乏准确的量化标准。目前常用的评定标准有症状标准和时相标准。

（一）症状标准

1.睡眠良好的标准

睡眠良好的标准：①入睡快，上床后5～15分钟进入睡眠状态。②睡眠深，睡中呼吸匀长，无鼾声，不易惊醒。③无起夜，睡中梦少，无梦惊现象，很少起夜。④起床快，早晨醒来身体轻盈，精神好。⑤白天头脑清晰，工作效率高，不困倦。一般说来，睡眠质量好，则睡眠时间可以少些。

2.睡眠不良的标准

睡眠不良的标准：①入睡困难，时间可长达30～60分钟以上。②睡眠轻，易惊醒，在睡眠中至少觉醒1次以上。③清醒后有倦怠、头昏、精神不振。

（二）时相标准

一般来说，不同的年龄阶段，快眼动相睡眠都要占有一定的比例，这样才能保证睡眠的质量。新生儿为50%，婴儿为40%，儿童为18.5%～25%，青少年为20%，成人为18.9%～22%，老年人为13.8%～15%。如果达不到上述比例，则慢性睡眠中浅睡期代偿性地延长，结果往往产生未睡着觉的感觉。

目前，对睡眠质量进行评估的方法是通过量表（如匹兹堡睡眠指数PQSI）对受试者进行问卷调查，以了解睡眠情况。此外，也可用多导睡眠仪（PSG）来评价。

第二节　睡眠调养

失眠，中医学称为"不寐"，是指睡眠时间不足或质量差。其表现有夜晚难于入眠、白天精神不振、工作和学习效率低。失眠可分为偶然性失眠与习惯性失眠。偶然失眠不属于疾病，它是由偶然因素引起的。长期、反复的失眠称为习惯性失眠，又分为继发性失眠和原发性失眠两种。习惯性失眠属于病理状态。中医学认为失眠的基本病机是"脏腑不和，阴阳失交"。中医美容保健技术可以通过以下方式进行睡眠调养。

一、心理调适

《景岳全书·不寐》曰："劳倦思虑太过者，必致血液耗亡，神魂无主，所以不眠。"这说明精神心理刺激易于干扰正常的睡眠程序而发生失眠。许多人的失眠是由于心理问题和不良情绪造成的，使人的精神处于一种高度紧张状态而致心神不安，失眠随之而来。平素宜加强精神修养，遇事乐观超脱，不过分追求名利，是避免情志过极造成失眠的良方。

曹廷栋在《老老恒言》中提出"操""纵"二法，其实就是冥想和自我催眠诱导入寐的方法。此二法能转移人的注意力，使人入睡。"操"：首先"贯想头顶"，然后"默数鼻息"，最后"返观丹田"，这样反复多次"使心有所着，乃不纷驰"逐渐可进入梦乡；相反，"纵"通过"任其心游思于杳渺无朕之区"，最终进入睡意朦胧的阶段。心理治疗最常用的方法是自我暗示法，即上床前放松精神，建立自信心，并对自己说："今晚我一定能睡着。"长期进行这项的自我训练，可以形成良好条件反射，减少失眠的发生。

二、生活调养

作息时间不规律、睡眠时间过短、睡前剧烈运动、饮食过饱、过度兴奋、睡眠姿势不良等，都可造成睡眠 – 觉醒节律的破坏，使自主神经系统紊乱而致失眠。调整起居作息，对于预防失眠有重要作用。

（一）顺时睡眠

《素问·四气调神大论》曰："春三月，此谓发陈，天地俱生，万物以荣，夜卧早起，广步于庭……夏三月，此为蕃秀，天地气交，万物华实，夜卧早起，无厌于日……秋三月，此谓容平，天气以急，地气以明，早卧早起……冬三月，此为闭藏，水冰地坼，勿扰乎阳，早卧晚起，必待日光。"《类修要诀·养生要诀》曰："春夏宜早起，秋冬任晏眠，晏忌日出后，早忌鸡鸣前。"这说明不同的环境，季节的变化影响睡眠的调整。一般认为，春夏宜晚睡早起（每天需睡 5 ~ 7 个小时），秋季宜早睡早起（每天需睡 7 ~ 8 个小时），冬季宜早睡晚起（每天需睡 8 ~ 9 个小时）。如此以合四时生长化收藏规律。

（二）子午觉

子午觉是古人睡眠养生法之一，即是每天于子时、午时入睡，以达颐养天年目的。子时 23：00 ~ 01：00，为阳之始；午时 11：00 ~ 13：00，为阴之始。《老老恒言》曰："每日时至午，阳气渐消，少息以养阳；时至子，阳气渐长，熟睡所以养阴。"中医学认为，子午之时，阴阳交接，极盛及衰，体内气血阴阳极不平衡，必欲静卧，以候气复。现代研究也发现，夜间 0：00 ~ 4：00，人体各器官功率降至最低；中午

12：00～13：00，是人体交感神经最疲劳的时间，因此子午睡眠的质量和效率都好，符合养生道理。据统计，老年人睡子午觉可降低心脑血管病的发病率，有保健意义。不过，午睡时间不宜太长，一般以 30～60 分钟为宜。人的睡眠应顺应天道自然规律，坚持"子时大睡，午时小憩"。

（三）保证睡眠时间

睡眠是人的生理需要，足够的睡眠时间是保证健康长寿的重要条件。不同年龄的人对睡眠时间的需求是不相同的。一般而言，年龄越小，睡眠时间越长，次数也越多。睡眠时间与年龄有密切的关系，是由于人生长发育的规律决定的。婴幼儿无论脑还是身体都未成熟，青少年身体还在继续发育，因此需要较多的睡眠时间。新生儿每天睡眠时间不少于 20 小时，以后随着年龄的增长，睡眠时间渐短，到学龄期只需 8～9 小时，成年人每天睡 8 小时左右，老年人由于气血阴阳俱亏，"营气衰少而卫气内伐"，故有"昼不精，夜不瞑"少寐的现象，但并不等于生理睡眠需要减少。相反，由于老年人睡眠深度变浅，质量不佳，反而应当增加必要的休息，尤以午睡为重要，夜间睡眠时间也应参照少儿标准，故老年人全天睡眠时间应达 9～10 小时。古代养生家说："少寐乃老年人大患。"《古今嘉言》认为老年人宜"遇有睡思则就枕"，这是极符合养生道理的。但个人睡眠多少，还与人的体质、性格、健康状况、习惯、环境、季节、劳动强度等许多因素有关。

（四）调整睡眠方位

睡眠方位，是指睡眠时头足的方向位置。睡眠的方位与健康紧密相关。中国古代养生家根据天人相应、五行相生理论，对寝卧方向提出过几种不同的主张。

1. 勿向北卧

《千金要方·道林养性》曰："头勿北卧。"《养性延命录·杂诫忌禳害祈善》说："丈夫勿头北卧，令人六神不安，多愁忘。"《老老恒言·安寝》也云："首勿北卧，谓避阴气。"根据是北方寒主水，为阴中之阴位，而头为诸阳之会、元神之府，北首而卧则阴寒之气直伤人体元阳，损害元神之府。

2. 东西而卧

《千金要方·道林养性》记载："凡人卧，春夏向东，秋冬向西。"《保生要录》曰："凡卧，自立春后至立秋前，欲东其首；自立秋之后至立春前，欲西其首。"《云笈七签》解释："秋宜冻足冻脑，卧以头向西，有所利益。"《养生论》云："秋三月卧时，头要向西，作事利益。"意指春、夏两季，头向东方，脚向西方；秋冬两季则头西脚东。其根据是东方属阳主升，春夏时卧向东方以应生发之气而养阳；西方属阴主降，秋冬时卧向西方以应潜藏之气而养阴。

3. 向东而卧

一些养生家主张一年四季头部都应该恒东向而卧，不因四时变更，《老老恒言》引《记玉藻》曰："寝恒东首，谓顺生气而卧也。"头为诸阳之会，人体之最上方，气血升发所向，而东方震位主春，能够升发万物之气，故头向东卧，可保证清升浊降，头脑清楚。

（五）改善睡眠姿势

古人云："立如松、坐如钟、卧如弓。"养生家认为行走坐卧皆有要诀，能够做到这一点，则自然不求寿而寿延。睡姿虽有千姿百态，以体位来分，不外乎仰卧、俯卧、侧卧。历代学者对此有很多论述，可概括为以下几点。

1. 仰卧位

很多医家认为仰卧对人体健康不利。孔子在《论语·乡党》中有"寝不尸""睡不厌屈，觉不厌伸"之说，《道藏·混元经》说："仰面伸足睡，恐失精。"即睡觉时不要仰面平躺。仰面睡卧，脊柱四肢肌肉处于紧张状态，舌后坠，腹绷急，达不到全身休息的目的，同时不利于睡眠时呼吸，常使人出现鼾证，肥胖者甚至可出现呼吸暂停；还有部分仰卧者，经常把手放在胸前或腹部，容易做噩梦。

2. 俯卧位

俯睡时，全身大部分重量压在肋骨和腹部，心肺承受压力较大，会影响正常的呼吸和循环功能；胸腹部有压迫感，易做噩梦；为使呼吸顺畅，长时间把头转向一侧，极易导致颈肌扭伤并影响面部皮肤血液循环，加速皮肤的老化；婴儿自主力差，不能主动翻身，加之颅骨软嫩，易受压变形，俯卧时间一长会造成面部五官畸形。长期偏向同一侧卧或仰卧也易使头颅发育不对称。

3. 右侧卧位

《释氏戒律》说："卧为右侧。"《续博物志》说："卧不欲左肋。"古今医家都选择右侧卧为最佳睡姿。这是因为右侧卧优点在于使心脏在胸腔中受压最小，利于减轻心脏负荷，使心输出量增多。另外，右侧卧时肝处于最低位，肝藏血最多，加强了对食物的消化和营养物质的代谢。右侧卧时，胃及十二指肠的出口均在下方，利于胃肠内容物的排空，故《老老恒言》说："如食后必欲卧，宜右侧以舒脾气。"

4. 左侧卧位

左侧睡时，虽有利于身体放松、消除疲劳，但易使胃排空速度减慢，心脏受压，故对于胃肠功能及心功能不全的患者不宜采用左侧卧位。但孕妇宜取左侧卧，尤其是进入中、晚期妊娠的人，此时大约有 80% 孕妇子宫右旋倾斜，使右侧输尿管受压，易产生尿潴留倾向，长期可致右侧肾盂肾炎。另外，右侧卧可压迫腹部下腔静脉，影响血液回流，不利于胎儿发育和分娩。仰卧时，增大的子宫可直接压迫腹主动脉，使子宫供血量骤然减少，严重影响胎儿发育和脑功能。因此，左侧卧最利于胎儿生长，可以大大减少妊娠并发症。

近年有学者用慢镜头电影记录了人在熟睡中的姿势，发现每隔 10～15 分钟就要变动 1 次，整个睡眠过程体位变动可达 20 次以上。因此，在入睡时养成正确睡姿的良好习惯，是有利于自身保健的，但并不要求睡着后姿势永远不变。对此，孙思邈在《备急千金要方》中已有所论述："人卧一夜当作五度反复，常逐更转。"整个睡眠过程中保持不变的卧姿，不符合人体正常的生理要求。

（六）培养良好睡眠习惯

1. 按时起居

按时起居即入睡和起床尽量做到规律化。定时上床睡觉，有利于缩短入睡时间，一般来说，上床时间以 21：00 ～ 22：00 为佳，不宜超过 23：00。许多人有晚睡的习惯，但睡觉过晚，则违反了阴阳消长的规律。明代《五杂俎》曰："读书不可过子时，盖人当是时，诸血归心，一不得睡，则血耗而生病矣。"子时诸血归心，此时不得眠睡会导致心血暗耗，诱发疾病。每天按时入睡和起床，有助于强化睡眠 – 觉醒的生物节律，起床后精神焕发，精力充沛。

2. 培养睡前习惯

每晚临睡前应做一些和缓的有助于睡眠的习惯性活动，如喝药茶、喝牛奶、泡脚、洗澡、写日记或听音乐等，这有助于形成睡眠条件反射。《备急千金要方》提出"暖益足"的养生法，要求保持足部温暖，入睡之时两足不可暴露于外；睡前可用热水浸足，促进血液流通；亦可用两手掌交替地按摩足心涌泉穴位，引火归元，火入水中，则能安眠。

3. 合理锻炼

《老老恒言》中说："盖行则身劳，劳则思息，动极而反于静，亦有其理。"体育锻炼不仅改善体质，加强心肺功能，使大脑得到更多新鲜血液，而且有助于增强交感 – 副交感神经的功能稳定性，对防治失眠有良好作用。一般在睡前 2 小时左右可选择一些适宜项目进行锻炼，以身体发热微汗出为度。

4. 晚餐适度

晚餐不宜吃得过饱，尽量少吃不宜消化、油腻或有刺激气味的食物，睡前 2 小时不可喝含酒精或咖啡因的饮料，睡前尽量少进食，以免影响睡眠。

5. 避免药物依赖

安眠药治疗失眠应用面最广，须遵医嘱。安眠药一经服用往往产生依赖性、成瘾性，对肝、脑及造血系统还有不良作用，易发生药物中毒反应，还打乱了睡眠周期节律，影响脑力恢复。

三、改善环境

1. 温湿度适宜

睡眠时，如果室内温度过高，人体会产生炽热感，甚至身体过度排汗，引发缺水，从而影响睡眠；如果室内温度过低，人体会以收紧肌肉的方式保持体温，导致肌肉紧张，不利于入睡。理想的寝室温度为 21 ～ 26℃。空气中湿度过高或过低都不利于睡眠。如果湿度过高，会妨碍人体汗液的正常散发，使得体温无法下降，因此会产生头晕脑胀的感觉；如果湿度过低，则空气过于干燥，造成皮肤、黏膜发干、发紧。寝室的理想相对湿度应保持为 50% ～ 70%。

2. 空气新鲜

卧室房间不一定大，但应保证白天阳光充足、空气流通，以免潮湿、秽浊之气滞留。卧室必须安窗，在睡前、醒后及午间宜开窗换气。在睡觉时也不宜全部关闭门窗，应保留门上透气窗，或将窗开个缝隙。氧气充足不仅利于大脑细胞解除疲劳，而且利于表皮的呼吸功能。此外，应注意不在卧室内用餐、烧炉子，以防蚊蝇孳生和中毒的发生。

3. 恬淡宁静

安静的环境是帮助入睡的基本条件之一。嘈杂的环境使人心神烦躁，难于安眠。因而卧室选择重在避声，门窗远离闹市，室内不宜放置音响设备。一般来说，睡眠能够接受的声音应该在 45 分贝以下，如果大于或者等于 45 分贝就会对入睡产生很大影响。卧室是睡眠的最主要场所，因此，为了避免或者减弱声音对睡眠的影响，卧室内应采用一些隔音措施。睡觉的时候尽量关闭所有的电器，避免电器产生噪音。

4. 光线昏暗

卧室应当保持光线昏暗。睡眠时受到光照会令人心神无主，不易安眠。《养性延命录》曰："凡卧讫头边勿安灯，令人六神不安。"《老老恒言·安寝》："就寝即减灯，目不外眩，则神守其舍。"因此，床铺宜摆在室中幽暗的角落，或以屏风或隔窗与厅堂隔开。

5. 卧具

与睡眠质量有关的卧具主要有床和枕头。

（1）床　床铺又称床榻，是供人睡卧的用具。床在我国已有两千多年的历史了。从北方的火炕到南方的藤床，从小儿的摇篮到老年人的躺椅，床的种类不计其数。随着社会进步和科学的发展，床的功能也在增多。从摄生保健角度要求，床无论怎样变化，应具备以下几个要素。

1）高度：《老老恒言》曰："床低则卧起俱便。"其主张床的高度以略高于就寝者膝盖水平为好，为 0.4 ～ 0.5m，这样的高度便于上下床。若床铺过高，易使人产生紧张感影响安眠；若床铺过低则易于受潮，使寒湿、湿热之地气直中脏腑，或造成关节痹证。在过低的床铺上睡眠，往往呼吸不到新鲜空气，灰尘、二氧化碳较多，影响健康。由此可见，床铺过高及地铺对养生是不利的。

2）宽度：《服虔通俗文》曰："八尺曰床，故床必宽大。"床铺面积大，睡眠时便于自由翻身，有利于气血流通、筋骨舒展。一般来说，床铺宜长于就寝者长 0.2 ～ 0.3m，宽于就寝者身宽 0.4 ～ 0.5m。对于运动员应用特制的床，使长宽达到要求，婴儿床宜在床周加栏杆，以防婴儿坠地。

3）软硬度：标准的软硬度以木板床上铺 0.1m 厚的棉垫为宜。其他的床，如南方的竹榻、藤床、棕绷床也较符合养生要求。现代的弹簧钢丝床、沙发床有弹性过大、过软的缺点，对此可采用软床铺硬垫的办法纠正。软硬适中的床可保证脊椎维持正常生理曲线，使肌肉放松，有利于恢复疲劳；过软的床则能使脊椎周围韧带和椎关节负荷增加，肌肉被动紧张，久则引起腰背疼痛。

（2）枕头　枕头是睡眠不可缺少的用具，适宜的枕头有利于全身放松，保护颈部和大脑，促进和改善睡眠，还有防病治病之效果。

1）高度：《老老恒言·枕》曰："高下尺寸，令侧卧恰与肩平，即仰卧亦觉安舒。"

现代研究也认为，枕高以稍低于肩到同侧颈部距离为宜（10～15cm），枕头过高和过低都有害。枕高是根据人体颈部七个颈椎排列的生理曲线而确定的，只有保持这个曲线正常的生理弯曲，才能使肩颈部的肌肉、韧带及关节处于放松状态。《显道经》曾指出："枕高肝缩，枕下肺蹇。"即是说枕过高影响肝脉疏泄，枕过低则影响肺气宣降。现代研究认为，高枕妨碍头部血液循环，易形成脑缺氧、打鼾和落枕。低枕使头部充血，易造成眼睑和颜面浮肿。一般认为高血压、颈椎病及脊椎不正的患者不宜使用高枕；肺病、心脏病、哮喘病患者不宜使用低枕。否则不利于健康。

2）长宽度：古人主张枕以稍长为宜，尤其对于老年人"老年独寝，亦需长枕，则反侧不滞于一处"。枕的长度应够睡眠翻一个身后的位置，一般要长于头横断位的周长。枕头不宜过宽，以0.15～0.2m为好，过宽对头颈部关节肌肉造成被动紧张，不利保健。

3）软硬度：枕芯应选质地松软之物，制成软硬适度，稍有弹性的枕头为好，枕头太硬使头颈与枕接触部位压强增加，造成头部不适；枕头太软，则枕难以维持正常高度，头颈项部得不到一定支持而疲劳。此外，枕的弹性应适当，枕头弹性过强，则头部不断受到外加的弹力作用，产生肌肉的疲劳和损伤。枕头的使用有一定要求，一般仰卧时，枕应放在头肩之间的项部，使颈椎生理前凸得以维持，侧卧时，枕应放置于头下，使颈椎与整个脊柱保持水平位置。

4）枕芯材料：可选用荞麦皮、木棉、羽绒、芦花、黑豆皮、绿豆皮、决明子、竹茹、菊花等。对于睡眠不安的患者，可利用中药的芳香、清凉、明目的作用，制成药枕，既能治头疾，又能促睡眠。药枕要根据季节的不同定期更换枕芯。春季阳气升发，万物复苏，人亦随之而气升，可选用桑叶青蒿枕，以舒达肝气；夏季炎热，人易汗出，可选菊花蚕砂枕，以清热除烦，安神助眠；秋季应选清凉枕，以绿豆枕清燥泻火；冬季宜选灯心枕，以透郁热而利尿。

四、中药调养

治疗当以补虚泻实、调整脏腑阴阳为原则。实证泻其有余，如疏肝泻火、清化痰热、消导和中；虚证补其不足，如益气养血，健脾补肝益肾。在泻实补虚的基础上安神定志，如养血安神、镇惊安神、清心安神。

（一）常用药物

调整睡眠的中药主要为安神药。根据药物来源及应用特点不同，安神药分为重镇安神和养心安神两类。前者为质地沉重的矿石类物质，如朱砂、龙骨、琥珀、磁石等，多用于心悸失眠、惊痫发狂、烦躁易怒等阳气躁动、心神不安的实证；后者为植物药，如酸枣仁、柏子仁、远志、合欢皮、夜交藤、茯神等，具有养心滋肝的作用，用于心肝血虚、心神失养所致的心悸怔忡、失眠多梦等神志不宁的虚证，并常与补血养心药同用，以增强疗效。

（二）分证论治

1. 心火偏亢

主症：心烦不寐，躁扰不宁，怔忡，口干舌燥，小便短赤，口舌生疮，舌尖红，苔薄黄，脉细数。

治法：清心泻火，宁心安神。

方药：朱砂安神丸。

方义：方中朱砂性寒可胜热，重镇安神；黄连清心泻火除烦；生地黄、当归滋阴养血，养阴以和阳。可加黄芩、山栀、连翘，加强本方清心泻火之功效。本方宜改丸为汤，朱砂用少量冲服。若胸中懊恼，胸闷泛恶，加豆豉、竹茹，宜通胸中郁火；若便秘溲赤，加大黄、淡竹叶、琥珀，引火下行，以安心神。

2. 肝郁化火

主症：急躁易怒，不寐多梦，甚至彻夜不眠，伴有头晕头胀，目赤耳鸣，口干而苦，便秘溲赤，舌红苔黄，脉弦而数。

治法：清肝泻火，镇心安神。

方药：龙胆泻肝汤。

方义：方用龙胆草、黄芩、栀子清肝泻火；木通、车前子利小便而清热；柴胡疏肝解郁；当归、生地黄养血滋阴柔肝；甘草和中。可加朱茯神、生龙骨、生牡蛎镇心安神。若胸闷胁胀，善太息者，加香附、郁金以疏肝解郁。

3. 痰热内扰

主症：不寐，胸闷心烦，泛恶，嗳气，伴有头重目眩，口苦，舌红苔黄腻，脉滑数。

治法：清化痰热，和中安神。

方药：黄连温胆汤。

方义：方中半夏、陈皮、竹茹化痰降逆；茯苓健脾化痰；枳实理气和胃降逆；黄连清心泻火。若心悸动甚，惊惕不安，加珍珠母、朱砂以镇惊安神定志；若实热顽痰内扰，经久不寐，或彻夜不寐，大便秘结者，可用滚痰丸降火泻热，逐痰安神。

4. 胃气失和

主症：不寐，脘腹胀满，胸闷嗳气，嗳腐吞酸，或见恶心呕吐，大便不爽，舌苔腻，脉滑。

治法：和胃化滞，宁心安神。

方药：保和丸。

方义：方中山楂、神曲助消化，消食滞；半夏、陈皮、茯苓降逆和胃；莱菔子消食导滞；连翘散食滞所致的郁热。可加远志、柏子仁、夜交藤以宁心安神。

5. 阴虚火旺

主症：心烦不寐，心悸不安，腰酸足软，头晕，耳鸣，健忘，遗精，口干津少，五心烦热，舌红少苔，脉细而数。

治法：滋阴降火，清心安神。

方药：六味地黄丸合黄连阿胶汤。

方义：六味地黄丸滋补肾阴；黄连、黄芩直折心火；芍药、阿胶、鸡子黄滋养阴血。两方共奏滋阴降火之效。若心烦心悸，梦遗失精，可加肉桂引火归元，与黄连共用即为交泰丸以交通心肾，则心神可安。

6. 心脾两虚

主症：多梦易醒，心悸健忘，神疲食少，头晕目眩，四肢倦怠，面色少华，舌淡苔薄，脉细无力。

治法：补益心脾，养心安神。

方药：归脾汤。

方义：方用人参、白术、黄芪、甘草益气健脾；当归补血；远志、酸枣仁、茯神、龙眼肉补心益脾，安神定志；木香行气健脾，使全方补而不滞。若心血不足，加熟地黄、芍药、阿胶养心血；失眠较重，加五味子、柏子仁养心宁神，或加夜交藤、合欢皮、龙骨、牡蛎镇静安神。若脘闷，纳呆，苔腻，加半夏、陈皮、茯苓、厚朴健脾理气化痰；若产后虚烦不寐，形体消瘦，面色㿠白，易疲劳，舌淡，脉细弱，或老年人夜寐早醒而无虚烦之证，多属气血不足，治宜养血安神，亦可用归脾汤合酸枣仁汤。

7. 心胆气虚

主症：心烦不寐，多梦易醒，胆怯心悸，触事易惊，气短自汗，倦怠乏力，舌淡，脉弦细。

治法：益气镇惊，安神定志。

方药：安神定志丸合酸枣仁汤。

方义：前方重于镇惊安神，后方偏于养血清热除烦，合用则益心胆之气；清心胆之虚热而定惊；安神宁心。方中人参益心胆之气；茯苓、茯神、远志化痰宁心；龙齿、石菖蒲镇惊开窍宁神；酸枣仁养肝、安神、宁心；知母泻热除烦；川芎调血安神。若心悸甚，惊惕不安，加生龙骨、生牡蛎、朱砂。

（三）中药茶饮

1. 肝郁化火

组成：野菊花 10g，冰糖适量。

用法：开水冲泡，代茶饮。

功用：清肝泻火安神。

2. 心脾两虚

组成：红枣 50g，枸杞子 50g。

用法：煎水代茶饮。

功用：补益心脾，养心安神。

3. 阴虚火旺

组成：百合 60 ～ 90g。

用法：加蜂蜜适量煎水代茶饮。

功用：滋阴降火，清心安神。

4. 痰热内扰

组成：合欢皮 15g，陈皮 10g。

用法：沸水泡，加冰糖适量代茶饮。

功用：清热化痰安神。

（四）中药足浴

组成：威灵仙 30g，鸡血藤 30g。

用法：加水 5L 煎煮约 1 小时，滤出药渣，当凉至可以放入双脚时，令患者伸入双脚，浸泡 15 分钟。取出双脚用毛巾擦干，再在要按摩的足底按摩区上均匀地涂抹上述药物。每次按摩的时间为 15 ～ 30 分钟，1 次 / 天，1 周后改为隔日 1 次或每周 2 次，10 次为 1 个疗程。

五、经络调养

（一）体针调养

治法：调和阴阳，安神利眠。以督脉、手少阴及足太阴经穴为主。

主穴：百会、神门、三阴交、照海、申脉、安眠。

配穴：肝火扰心配风池、行间、侠溪；心脾两虚配心俞、脾俞、足三里；心肾不交配心俞、肾俞、太溪；心胆气虚配心俞、胆俞；脾胃不和配丰隆、中脘、足三里。噩梦多配厉兑、隐白；头晕配风池、悬钟；重症不寐配夹脊、四神聪。

操作：毫针刺法，虚证用补法，实证用泻法，每日 1 次，每次留针 20 ～ 30 分钟，10 次为 1 个疗程。

（二）耳针调养

主穴：心、神门、皮质下、枕、失眠点。

配穴：肝郁化火证加肝、胆穴；心脾两虚证加脾、小肠穴；痰热内扰证加肺、大肠穴；阴虚火旺证加肾穴；外加耳郭敏感点及阳性反应区；心经有热、热扰心神者可加耳尖穴放血。

操作：每次选 3 ～ 4 穴，交替使用，每日 1 次，每次留针 30 分钟，10 次为 1 个疗程；亦可揿针埋藏或王不留行籽贴压，每 3 ～ 5 日更换 1 次。

（三）皮内针

取穴：心俞、肾俞。

操作：在心俞、肾俞穴埋入皮内针，可单侧或双侧埋之，取皮内针或 5 细毫针刺入穴中，使之有轻度酸胀感，3 天换 1 次。注意穴位清洁。

（四）皮肤针调养

取穴：印堂、百会、督脉、华佗夹脊、背部膀胱经。

操作：梅花针叩刺，至皮肤潮红为度。每天 1 次，10 次为 1 个疗程。

（五）推拿调养

1. 头面及颈肩部操作

取穴：印堂、神庭、太阳、睛明、鱼腰、角孙、百会、风池、安眠穴。

操作：坐位或仰卧位。用推法或揉法，从印堂开始向上至神庭，往返 5～6 次，再从印堂向两侧沿眉弓至太阳往返 5～6 次；然后以推法沿眼眶周围治疗，往返 3～4 次；最后从印堂沿鼻两侧向下经迎香沿颧骨至两耳前，往返 2～3 次。治疗过程中以印堂、神庭、睛明、太阳穴为重点。

2. 腰背部操作

取穴：心俞、肝俞、脾俞、胃俞、肾俞、命门、背部督脉、华佗夹脊。

操作：患者俯卧位。以推法沿其脊柱两侧操作，配合揉、点、按心俞、厥阴俞、脾、胃、肾俞等穴，操作 5 分钟。

3. 辨证加减

（1）心脾两虚　指按、指揉神门、天枢、足三里、三阴交，擦督脉。

（2）阴虚火旺　推桥弓，擦涌泉。

（3）肝郁化火　指按揉肝俞、胆俞、期门、章门、太冲、行间，搓胁肋。

（4）痰热内扰　指按揉神门、内关、丰隆、足三里，横擦脾俞、胃俞。

（六）艾灸调养

取穴：百会、涌泉、夹脊穴。

操作：仰卧位或俯卧位。以点燃艾条于腧穴上 2～3 cm 回旋施灸，每日睡前 1 行，以患者局部有温热舒适为宜。每穴 5～10 分钟，灸至皮肤稍有红晕为度。

（七）膳食调养

1. 心脾两虚

（1）心脾双补汤

配方：龙眼肉、莲子、大枣各 15g。

用法：煎汤，饮汤食龙眼肉、莲子、大枣。

方义：方中龙眼肉补养心脾，养血安神；大枣补血益气；莲子养心安神。共奏补养心脾、养血安神之功。

（2）枣仁白术粥

配方：酸枣仁 10g，白术 10g，粳米 50g。

用法：将枣仁、白术煎汤，去药渣后放入粳米煮成粥，调味后食用。

方义：方中酸枣仁养心安神；白术补中益气；粳米健脾和胃。三者同用则养心健脾安神。

2. 阴虚火旺

（1）百合鸡子黄汤

配方：鲜鸡蛋三只，百合 60g，蜂蜜适量。

制法：百合清水浸 2～3 小时后，洗净，加清水适量，旺火煮沸后小火煲 2 小时，放入生鸡蛋黄搅匀，再加入蜂蜜即可。每日 2 次，早晚作点心服食。

方义：方中百合宁心安神；鸡蛋滋阴除烦。两者共奏滋阴降火除烦之功效。

（2）甘麦大枣汤

配方：甘草 10g，小麦 15g，红枣 10 枚。

用法：先将小麦洗净，漂出浮末，然后用净水约 800 毫升，煮上述三味药，煮沸后煎至 400 毫升左右，去渣，分几次饮汤，最后吃掉大枣即可。

方义：甘草缓急止痛；红枣健脾滋阴；小麦养心安神。三者共起养阴安神之功效。

3. 胃气失和

半夏秫米粥

配方：半夏 6g，秫米 15g，萝卜 100g。

用法：半夏煎汤取汁去渣，加秫米煮粥，待粥五成熟时加入切碎的萝卜，再熬至粥熟。分 2 次食用。

方义：方中半夏燥湿化痰，若为热痰可改用竹茹；萝卜转能下气消食、祛痰和中；秫米能健脾渗湿和胃。共奏消食化痰、和胃安神之功效。

4. 痰热内扰

（1）雪梨汤

配方：梨 3 枚，砂糖 25g。

用法：将梨洗净切片加水煎煮 20 分钟，以砂糖调味，分 2 次服用，饮汤服梨。

方义：梨味甘微酸，性凉，清热化痰，生津润燥，配以砂糖补脾润肺合而成为清热化痰，和中安神之方；可辅以薄荷，菊花以疏散风邪。

（2）莲子百合汤

配方：瘦猪肉 250g，莲子 30g，百合 30g。

用法：共放砂锅内加水煮汤饮之。每天 1 次，连服数天。

方义：百合补中润肺，清心安神；莲子养心安神；猪肉补中益气。三者共呈清热补中安神之效。

六、音乐调养

音乐具有平缓情绪、放松肌肉等功能，音乐频率与人体震动相协调，在特定音调下更能刺激人体系统，在失眠治疗中能够延长睡眠时间、缩短睡眠潜伏期、提高睡眠效率等。选择和声简单、音乐和谐、旋律变化跳跃小，慢板的独奏曲或抒情小品音乐作为催眠音乐可有效改善失眠患者的临床症状，如选择曲调低吟、缓慢轻悠的乐曲《春江花月夜》《摇篮曲》《平沙落雁》等可达到宁心、安神之目的。具体而言，对于难益入睡患者宜选用抒情、慢板为主的独奏曲；浅睡患者应选用抒情中板、慢板为主的轻音乐；易醒患者应选用无明显节拍的抒情小品为适。

中医理论根据五行学说将音乐分为五调，每个不同的调对应不同的器官功能。《灵枢·五音五味》描述了五音与五脏的对应关系，其中宫调通脾，商调通肺，徵调通心，角调通肝，羽调通肾。在操作过程中根据患者辨证分型，采用不同的调式。如商调音乐对肺为调，对脾为泻，对肾为补，对肝为克。另外，其他各调式也与相应的脏腑产生不同的调、泻、补、克的作用。按此规律，即可对失眠多梦患者辨证施乐。其中在失眠治疗中常用的音调为宫调和徵调，徵调通心，调式旋律热烈欢快，有滋补阳气、助心、补脾利肺、泻肝火等作用；宫调通脾，调式风格悠扬，敦厚庄重，有养脾健胃和调节脾胃升降功能、促进全身气机稳定的作用。

复习思考题

1. 简述睡眠的作用。
2. 简述睡眠的质量标准。
3. 影响睡眠的环境因素有哪些？
4. 睡眠的调养方法有哪些？

（黎诗祺）

第十二章　情志调养

【学习要点】

1. 掌握情志的中医调养方法。
2. 熟悉中医情志调养的原则。
3. 了解情志的疏导调节方法。

情志，即七情和五志。七情是指喜、怒、忧、思、悲、恐、惊七种情绪，五志则是七情与五脏一一对应的喜、怒、思、悲、恐五种情绪。人之七情，与生俱来，是人体对客观外界事物刺激在情志方面的正常反应，没有这些情志活动，人体就无法适应千变万化的社会生活。七情当发即发，不但不会伤人，还可使人阴阳气血调和，有益于身心健康和疾病恢复，唯有长期持续的忧愁思虑，或暴喜大怒，才会内伤脏腑，造成脏腑气血功能紊乱，诱发或加速病情恶化。如《医醇賸义》记载："夫喜怒忧思悲恐惊，人人共有之境。若当喜而喜，当怒而怒，当忧而忧，是即喜怒哀乐，发而皆中节也。此天下之至和，尚何伤之有？惟未事而先意将迎，既去而尚多留恋，则无时不在喜怒忧思之境中，而此心无复有坦荡之日，虽欲不伤，庸可得乎？"因此，正确地把握情志活动的限度，就可以充分享受情感活动带来的欢乐与情趣，还可以避免情志失控产生的痛苦与疾患，从而避免各种损容性疾病的发生，使美达到一种更高的境界。目前比较常用的情志调养方法主要包括现代心理健康调适技术和传统中医药对情志的调养两个方面。

第一节　情志调养的原则

一、调和阴阳

阴阳失调是情志失调的根本原因，《素问·生气通天论》云："阴平阳秘，精神乃治；阴阳离决，精气乃绝。"人的精力充沛，心理活动正常是人体阴阳协调的综合体现。如果阴阳失调则形病及神，可引起各种情志疾病。调畅神志必须在调和阴阳的基础上，损其偏盛，补其偏衰，实则泻之，虚则补之，阳虚扶阳，阴虚补阴，使其恢复平衡。

二、调理气血

气血是维持人体生命活动的物质基础，也是神志产生的物质基础。《素问·六节藏象论》记载："天食人以五气，地食人以五味。五气入鼻，藏于心肺，上使五色修明，音声能彰。五味入口，藏于肠胃，味有所藏，以养五气，气和而生，津液相成，神乃自生。"其阐述了水谷精气营养五脏，五脏功能正常，气、血、津液和调，"神乃自生"。《灵枢·平人绝谷》记载："五脏安定，血脉和利，精神乃居，故神者，水谷之精气也。"水谷精气不断的生成和被利用，保证了五脏功能正常，血脉充盈调畅，精与神的运动就能维持，无论何种原因导致气血亏虚，均可出现不同程度的神志方面问题，如神倦乏力、失眠、健忘、烦躁，甚至癫痫、昏迷等。可见，气血与神志关系非常密切，所以调理气血可以调畅情志。

三、形神同治

形与神是相互作用，相互依存的。《素问·上古天真论》云："故能形与神俱，而尽终其天年，度百岁乃去。"其指出形与神协调旺盛，生命才能延续。中医学强调"形神合一""形与神俱""形神一体"等。形体与精神，是一个不可分割的统一整体，形体产生精神，精神与形体有机结合，相伴相随，俱往俱来，俱生俱灭。

形体强弱直接决定精神的盛衰。《灵枢·营卫生会》曰："壮者之气血盛，其肌肉滑，气道通，营卫之行，不失其常，故昼精而夜瞑。老者之气血衰，其肌肉枯，气道涩，五脏之气相搏，其营气衰少而卫气内伐，故昼不精，夜不瞑。"其指出人在壮年时，血气旺盛，身体强健，因此白天精神饱满，夜间睡眠也好；人到老年时，血气衰退，身体衰弱，因此白天精神不振，夜间睡眠不好。精神也可反过来影响形体，《素问·生气通天论》云："大怒则形气绝，而血菀于上，使人薄厥。"其反映精神反作用于形体的认识。

形与神之间的互用、互制关系，在治疗疾病和养生方面均有重要的作用，调神可以健形，刺形可以调神。《素问·上古天真论》曰："夫上古圣人之教下也，皆谓之虚邪贼风，避之有时，恬淡虚无，真气从之，精神内守，病安从来。"

四、疏导情志

适度的七情、良好的情绪，可使肝气条达，气机畅通，脾胃健运，气血化源充足，形神得以营养。只有突然、强烈或长期持久的情志刺激，超过了人体本身的正常生理活动范围，使人体气机紊乱、脏腑阴阳气血失调，才会导致疾病的发生。《素问·举痛论》曰："百病生于气也。怒则气上，喜则气缓，悲则气消，恐则气下……思则气结。"虽然七情致病在临床所表现出来的病证多种多样，但是其基本病机在于气机失常，故调理气机是治疗关键。在具体的治疗方法上，可以用言语或行为来影响患者。如《灵枢·师传》中"告之以其败，语之以其善，导之以其所便，开之以其所苦"就是本疗法的经典论述。总之，在疏导情志方面，治疗方法很多，或针，或药，或心理行为疗法，归结在一个基本点上就是调理气机。

五、三因制宜

三因制宜是指根据患者的具体情况，因时、因地、因人制定相应的情志调养措施。

1. 因时制宜

因时制宜是根据时令气候节律的特点，来制定适宜的调养方法。中医学认为，四时气候和时间节律的变化，对人体生理活动、病理变化都会产生一定的影响，所以调养时要根据四时阴阳的消长、寒暑的变化、气候的转移来调节自己的情志状态，使之与自然协调一致，以达情志舒畅。如春季为肝气升发的季节，肝木有生长、升发、条达特性，故调养是要注意调节气机，舒畅情志。

2. 因地制宜

因地制宜是根据地理环境特点，来制定适宜的调养方法。不同的地区方域，其地势有高下、气候有寒温燥湿之分，并且水土品质和人们的生活习惯等亦各不相同。人们长期在某一地理环境中生活，一方面形成了某种特殊体质，并通过生理上的不断调节来适应地理环境特点的影响；另一方面，如果地理环境的影响超过了人体的适应能力，尤其是其中不利因素对人体的伤害性作用过大，就可以造成人体脏腑功能的失调而致病，并且显现出病理变化的地域性特点。因此，我们在治疗疾病时必须考虑到地理环境特点对人体生理和病理的影响，才能制定出适宜的治法。

3. 因人制宜

因人制宜是根据患者的年龄、性别、体质、生活习惯等不同特点，来考虑调养措施。

（1）年龄因素　人的年龄不同，则生理状况和气血盈亏等情况不同，因而不同年龄段，其病理变化的特点也各不相同，所以治疗用药应该有所区别。特别是小儿和老年人，尤当注意治疗宜忌。

（2）性别因素　性别不同，男女各有其生理病理特点，"女子以肝为先天""男子以肾为先天"。从生理上来说，女子属阴，以血为用；男子属阳，以精为用。从心理特点来看，女子以肝气为中心，女性偏于感性，多情志病，《素问·阴阳别论》云："有不得隐曲，女子不月。"其说明精神刺激对妇科疾病有着重要的影响。临床具体运用时，要注意男女各自生理特点所导致的疾病差异。

（3）体质因素　由于先天禀赋与后天环境的影响，人群中每个个体的体质存在着多方面的差异。不同体质有不同的心理特征，如痰湿之人性情偏温和、稳重，多善于忍耐；气郁之人性情多内向不稳定、敏感多虑。对这些偏颇体质之人做情志调养时要从体质调养入手，从根本上解决问题。

第二节　情志调养的方法

情志调养方法是指通过调畅情志以防治疾病、美容保健的方法。情志调养可以由医者对病者实施，也可以由病者自施，主要有以下几种方法。

一、疏导调节法

（一）情志制约法

情志制约法，又称以情胜情法，它是根据情志及五脏间存在的阴阳五行生克原理，用互相制约、互相克制的情志，转移和干扰原来对人体有害的情志，以达到协调情志的目的。《素问·阴阳应象大论》曰："怒伤肝，忧胜怒；喜伤心，恐胜喜；思伤脾，怒胜思；忧伤肺，喜胜忧；恐伤肾，思胜恐。"

1. 怒伤肝者，以悲胜之

以悲胜之，是根据"悲则气消"的原理，使患者发生悲哀，达到康复身心的一类疗法，对消散内郁的结气和抑制兴奋的情绪有较好的作用，最适于患者自觉以痛苦为快的病证。

以悲制怒，可以选择凄切感人的乐曲来缓解过怒的情绪，如管子曲《江河水》、二胡曲《汉宫秋月》、广东音乐《双声恨》、二胡曲《病中吟》。另外，还可以按照五行选乐原理，选择羽调式音乐加以调理，以期潜降过亢的肝火。另外，在古代医案中，也有过以"喜胜怒"的记载，在具体情况中应灵活掌握治疗原则。

2. 喜伤心者，以恐胜之

以恐胜之，又称惊恐疗法，适用于神情兴奋、狂躁的病症。音乐疗法也依据五行生克之理，但是尽量不用令人恐惧的声音或音乐。根据水克火的原理，可以选择柔和、清润的音乐来安定心神、沉降阳气。这类音乐有二胡曲《二泉映月》、丝竹曲《寒江残雪》、琴曲《平沙落雁》、琴曲《潇湘水云》《小河淌水》等。七情中，惊也为心之志，大惊伤心，也据此乐疗。除以上乐曲外，选择羽调式音乐效果也好。

3. 思伤脾者，以怒胜之

以怒胜之，是利用发怒时肝气升发的作用，来解除体内气机之郁滞的一种方法，它适用于长期思虑不解、气结成疾或情绪异常低沉的病症。音乐疗法可以选择情绪激昂的一类乐曲。按五行生克为木克土，木性生发、调畅、生机勃勃，此类情绪的乐曲均有佳效，如《光明行》《听松》、琵琶曲《大浪淘沙》《霸王卸甲》、筝曲《战台风》、琴曲《酒狂》《广陵散》、广东音乐《赛龙夺锦》等。

4. 忧伤肺者，以喜胜之

以喜胜之，又称笑疗。对于由于神伤而表现出抑郁、低沉的种种病症，皆可使用。音乐疗时可选用管弦乐《花好月圆》《喜洋洋》《瑶族舞曲》、丝竹乐《欢乐歌》、笛曲《喜相逢》、广东音乐《鸟投林》等。这些乐曲都有欢乐愉快的情绪，旋律明快流畅、曲调轻盈优美，在情志上达到喜胜悲的目的。

5. 恐伤肾者，以思胜之

以思胜之，主要是通过"思则气结"，以收敛涣散的神气，使患者主动地排解某些不良情绪，达到康复之目的。根据五行学说"土胜水"的原理，温厚、中和、沉稳的乐曲对恐惧心理有抚慰和治疗作用。这一类情绪的乐曲颇多，如琴曲《梅花三弄》《阳春白雪》、福建南曲《梅花操》、江南丝竹《霓裳曲》《中花六板》《满庭芳》《忆多娇》等。这些乐曲古朴雅致、旋律流畅、气韵浑成、淡雅脱俗。

然而有时人类的情志活动是非常复杂的，往往多种情感互相交错，很难区分其五脏所主及五行属性。因此，根据阴阳分类，也可以将阴阳性质相反的情志配合成对，如喜与悲、喜与怒、喜与忧、怒与恐、怒与思等。因为彼此相反的情志，对人体阴阳气血的影响也正好相反。而相反的情志之间，可以互相调节控制，使阴阳平衡。在运用"以情胜情"方法时，要掌握患者对情志刺激的敏感程度，以便选择适当的方法，避免太过或不及。以情胜情实际上是一种整体气机调整方法，只要掌握情志影响气机运行的特点，采用相应方法即可，切不可简单机械、千篇一律地照搬。倘若单纯拘泥于五行相生相克而滥用情志制约法，有可能增加新的不良刺激。因此，只有掌握其精神实质，方法运用得当，才能真正起到协调情志的作用。

（二）节制法

节制法就是调和、控制情感，防止七情过极，达到心理平衡。此法适用于喜怒情志所伤者。具体的方法很多，如太极拳、导引术、书法、绘画等，皆能怡神静心，舒和膻中之气。心思清虚宁静则志无所乱，以避大喜大怒。

（三）宣泄法

把积聚、抑郁在心中的不良情绪，通过适当的方式宣达、发泄出去，以尽快恢复心理平衡，称为宣泄法，适用于忧、思、悲的调摄。研究证明，宣泄法可使人从苦恼、郁结的消极心理中解脱出来，尽快恢复心理平衡。中医学认为，"郁则发之"。郁，即郁结，主要指忧郁、悲伤，使人不快的消极情绪；发，即疏发、发泄。当情绪不佳时，不要把痛苦、忧伤闷在心里，要使之发泄出来，当忧郁、烦闷时，可以向朋友倾诉，把郁闷宣散出来。遇到不幸和悲痛时大哭一场，切忌过悲过久哭泣，谨防"大悲伤肺"。遭遇挫折、心情压抑时，还可以通过急促、强烈、粗犷、无拘无束的大声喊叫，将内心的郁积发泄出来，从而使精神状态和心理状态恢复平衡。发泄不良情绪，必须采取正当的途径和渠道，绝不可采用不理志的冲动性的行为方式。否则，非但无益，反而会带来新的烦恼引起更严重的不良情绪。

（四）转移法

转移法又称移情法，即通过一定的方法和措施改变人的思想，使之从情感纠葛中解放出来。具体方法很多，应用时当根据不同人的心理、环境和条件等，采取不同的措施，进行灵活运用。最常用的方法是情趣移情法，如喜欢运动或旅游的人，在烦恼时，可以到郊外旷野锻炼或消遣，也可以到环境优美的公园或视野开阔的海滨漫步散心，如果条件允许，还可以短期旅游，把自己置身于绮丽多彩的自然美景之中，驱除烦恼，产生豁达明朗的心境，使精神愉快，气机调畅。吴师机在《理瀹骈文》中说："七情之病者，看书解闷，听曲消愁，有胜于服药者矣。"故在烦闷不安、情绪不佳时，还可听音乐、欣赏戏剧、电影等，使思想焦点转移。平时应根据自己的兴趣和爱好，从事自己喜欢的活动，如书法、绘画、弹琴、唱歌等，用这些方法排解愁绪、寄托情怀、怡养心神、舒畅气机，有益于人的身心健康。

二、药物调畅法

情志致病在中医学属于七情内伤，其特点是直接伤及内脏，以心、肝、脾为常见，其基本机理在于气机失常，所以药物防治也是重要手段。应针对这一特点和脏腑病位而选用药物。

（一）调肝

情志致病与肝的关系最为密切。因肝主疏泄，具有调畅气机及调畅情志的功能，情志太过或不及，最易伤及肝，引起气机失调，所以把调肝放在首要位置，主要包括以下3个方面。

1. 疏肝理气

通过调理肝之疏泄功能，使气机条达，是情志调畅最常用的一种方法。常用方剂如下。

（1）逍遥散　由柴胡、茯苓、芍药、当归、香附、炙甘草组成，有疏肝解郁、健脾养血、调畅情志之功效，是调畅情志的首选方剂。

（2）柴胡疏肝散　由柴胡、白芍、陈皮、枳壳、炙甘草、川芎、香附组成，有疏肝行气、活血止痛之功效，用于实证。

（3）越鞠丸　由苍术、香附、川芎、栀子、神曲组成，有行气解郁之功效，适用于诸郁互结之证。

（4）金铃子散　由金铃子、元胡组成，有疏肝泻热、行气止痛之功效，用于肝郁化火、气滞作痛之证。

2. 抑肝

用于因肝疏泄太过或郁久化火或逆犯他脏所致的情志失调。常用方剂有痛泻要方、泻青丸、左金丸、龙胆泻肝汤等。

（1）痛泻要方　抑肝扶脾的代表方，由白术、白芍、陈皮、防风组成，用于情志郁结、肝旺脾虚所致的泄泻。

（2）泻青丸　清泻肝火代表方剂。由当归、川芎、栀子、大黄、羌活、防风、冰片所组成，用于郁怒而致肝火郁结之证。

（3）左金丸　清肝调胃的代表方，由黄连、吴茱萸组成，用于肝火犯胃之证。

（4）龙胆泻肝汤　清泻肝胆实火代表方，由龙胆草、柴胡、车前子、木通、泽泻、生地黄、栀子、甘草等组成，用于肝郁化火、肝火上炎、湿热下注之证。

3. 平肝

用于肝肾阴虚或肝郁日久伤阴，肝阳上亢所致的情志失调。常用方剂为镇肝熄风汤，由牛膝、生龙骨、生牡蛎、生龟板、白芍、玄参、天冬、川楝子等组成，用于肝郁化火伤阴、肝阳上亢之证。

（二）调心

因心藏神，为五脏六腑之大主，七情内伤而致情志失调，必然伤及心神。心神被伤又反过来影响脏腑功能，形成恶性循环，所以调心是调畅情志的重要环节。常用方法为安神、开窍醒神、清心泻火等。

1. 安神

心神被七情所扰，出现心悸、失眠、心烦、易惊、不耐思虑等，而躁动之心神又扰乱脏腑功能，故调心以安神为首要。

（1）养血安神　代表方为天王补心丹，主要由酸枣仁、生地黄、当归、川芎、天冬、麦冬、远志等组成，用于阴虚血少、心神不安之证。

（2）重镇安神　代表方为朱砂安神丸，常用的药物有朱砂、黄连、生地黄、生铁落、磁石等，用于心火上扰、心神烦乱之证。

2. 开窍醒神

情志之病严重时，每见神昏窍闭时应以开窍醒神为急迫。临床可分成以下两类。

（1）安宫牛黄丸　凉开的代表方剂，主要由牛黄、水牛角、黄连、冰片、麝香等药物组成，用于痰热壅盛、神昏窍闭之证。

（2）苏合香丸　温开代表方剂，主要由安息香、白檀香、沉香、苏合香油、木香等药物组成，用于痰湿闭塞、神昏窍闭之证。

3. 清心泻火

代表方剂为泻心汤，常用药物有栀子、大黄、黄芩、黄连、元参、豆豉等，用于热毒炽盛、神明被扰、狂躁不安之证；或栀子豉汤，用于虚热内扰、虚烦不眠之证。

（三）消除瘀滞

情志失调的基本变化是气机失常。气滞不行，必然致使血瘀、湿滞、痰凝。故调畅情志，清除体内瘀滞产物是重要方面，常用方法如下。

1. 祛瘀通络

代表方剂为血府逐瘀汤，由桃仁、红花、当归、川芎、赤芍、生地黄、柴胡、枳壳、牛膝等组成，用于七情内伤、肝郁气滞、瘀血停积之证。

2. 化湿逐痰

代表方剂为二陈汤，由半夏、茯苓、天麻、白术、胆星、甘草等组成，用于痰湿停滞病证；亦可用半夏厚朴汤治疗气滞痰阻之梅核气；半夏白术天麻汤治疗痰眩晕病证；若属实热老痰作祟，见癫狂、惊悸、眩晕等证，可用滚痰丸。

（四）调和气血阴阳

七情内伤还可损伤气血，而出现气血阴阳不足，故情志调养也应注意补益气血阴阳。

1. 补血

补血代表方为四物汤，由当归、川芎、熟地黄、白芍组成，用于血虚之情志失调。

2. 补气

补气代表方为四君子汤，由人参、白术、茯苓、甘草组成，用于气虚之情志失调。

3. 气血双补

气血双补代表方为归脾汤，由人参、茯神、白术、酸枣仁、桂圆肉、木香、远志、当归、炙甘草等组成，用于心脾两虚、气血不足之情志失调。

4. 补阴

补阴代表方为六味地黄丸、一贯煎等，常用药物有熟地黄、山药、山萸肉、牡丹皮、泽泻、茯苓、沙参、川楝子等，适用于肝肾阴虚、虚火上炎之情志失调。

5. 补阳

补阴代表方为肾气丸，常用的药物有附子、肉桂、补骨脂、山萸肉、熟地黄、山药、牡丹皮、茯苓等，适用于肾阳虚之神经衰弱、情绪失常等。

三、经络调理法

经络调理法是运用针灸、推拿、刮痧、火罐等疗法，通过疏通经络达到调理脏腑、调畅七情的一种方法。

（一）喜

喜归心属火，喜则意和气舒，营卫舒畅。但喜而过度，可使心气受损，神明失用。一方面可因喜气太过而致心气虚，可见心血不足之惊悸、怔忡，心气亏虚之气短、胸闷、头晕乏力，心肾不交之心悸、失眠等证；另一方面可引起精神失常，如感情不能自制，睡眠不宁，甚则精神恍惚，注意力不集中，语言错乱或发狂之证。

1. 针灸调养

取穴：3组穴位。

1组：风池、印堂、太阳、神庭。

2组：膻中、巨阙、气海、关元、心俞。

3组：神门、通里、大陵、劳宫、内关。

治法：以上3组穴位，每组取2～3个，第1组穴用平补平泻法，第2组穴用补法，第3组穴用平补平泻法，当出现失神、发狂时，第3组穴位用泻法或点刺放血。

2. 推拿调养

（1）从印堂开始至神庭，用一指禅推法或指按揉法。

（2）四指并拢于胸骨上璇玑穴处，逐步向下按压，至中庭穴止。

（3）顺经脉循行方向指推手少阴心经及手厥阴心包经。

（4）掌推法反复推背部督脉。

（5）掌推法反复推背部膀胱经。

（6）点脊中法：以拇指着力于大椎穴处，自上而下，至腰阳关穴处止。

（7）点夹脊法：两手拇指端分置于第一胸椎棘突下旁开 0.5 寸处，沿脊椎下行，有节律的进行点按。

（8）上述 3 组穴位，每组取 2～3 个，点按揉或指推第 1、3 组穴位，顺时针点按揉或顺经指推第 2 组穴位。

3. 刮痧调养

（1）从印堂开始至神庭用单角刮法反复刮拭。

（2）单角刮法从胸骨上璇玑穴处，逐步向下刮拭，至中庭穴止。

（3）单角刮法顺经脉循行方向刮拭手少阴心经及手厥阴心包经。

（4）面刮法反复刮拭背部督脉。

（5）面刮法反复刮拭背部膀胱经。

（6）点脊中法：用刮痧板的角部于大椎穴处进行点按，自上而下，至腰阳关穴处止。

（7）刮夹脊法：将刮痧板两角部之间的凹槽置于第一胸椎棘突下，刮痧板向下倾斜 45°，沿脊椎下行进行刮拭。

（8）以上 3 组穴位，每组取 2～3 个，用平面按揉法或单角刮法刮拭第 1、3 组穴位，用平面按揉法顺时针方向或单角刮法顺经刮拭第 2 组穴位。

（二）怒

怒为恼火、气愤之意，是一种勃发向上或怒无所泄的情绪反应。前者称暴怒，怒而即发；后者称郁怒，怒而不发。肝在志为怒，郁怒则气郁，暴怒则气上。过度愤怒，可影响肝的疏泄功能，而使肝气上逆，血随气逆，并走于上，多见于气血旺盛之人；另外还有暴怒伤阴之说，这是肝火炽盛，耗伤阴血则水不涵木，临床可见头胀头痛、面红目赤，或呕血、衄血，甚则昏厥猝倒。郁怒致病影响气机而成肝郁气滞之证。

1. 针灸调养

取穴：3 组穴位。

1 组：三阴交、复溜、太溪。

2 组：章门、期门、大都、曲泉、膻中、气海、肝俞。

3 组：胆俞、日月、行间、太冲、足临泣、中渚、肝俞。

治法：上述 3 组穴位，每组取 3～4 个。第 1 组用补法，第 2、3 组用平补平泻法。经常暴怒者，第 3 组穴位用泻法或点刺放血。

2. 推拿调养

（1）一指禅或拇指揉推法反复推足厥阴肝经。

（2）一指禅或拇指揉推法逆经推足少阳胆经。

（3）一指禅或拇指揉推法顺经推足少阴肾经。

（4）顺时针点按揉或顺经指推第 1 组穴位；点按揉或指推第 2、3 组穴位；经常暴怒者逆时针点按揉或逆经推第 3 组穴位。

3. 刮痧调养

（1）单角刮法反复刮拭足厥阴肝经。

（2）单角刮法逆经刮拭足少阳胆经。

（3）单角刮法顺经刮拭足少阴肾经。

（4）用平面按揉法顺时针方向或单角刮法顺经刮拭第 1 组穴位；用平面按揉法或单角刮法刮拭第 2、3 组穴位；经常暴怒者用平面按揉法逆时针方向或单角刮法逆经刮拭第 3 组穴位。

（三）忧

忧是情感的抑郁，有忧郁、发愁之意。肺在志为忧，肺为相傅之官，主全身之气的升降出入运动，主治节，忧则肺的功能失常而肺气郁结，日久肺气耗散，临床表现以表情忧伤、郁郁寡欢、叹气频作、默默不语、睡眠不安多见。气郁还伤脾，可积液成痰，见于神志不清，痴呆不语，喉中痰鸣，肢体抽搐等症。正如张介宾所言："忧为肺之志，而亦伤脾者，母子之气通也。"

1. 针灸调养

取穴：3 组穴位。

1 组：肺俞、脾俞、胃俞、肾俞、气海俞。

2 组：膻中、天突、中府、章门、神阙、气海、关元。

3 组：阴陵泉、足三里、公孙、太白、太渊。

治法：以上诸穴每组取 3～4 个，用针刺补法或灸法。

2. 推拿调养

（1）用一指禅或拇指揉推法顺经推肺、脾、胃、肾经。

（2）顺时针方向点按揉或顺经推上述穴位。

（3）推脾运胃法、一指禅推三脘法。

3. 刮痧调养

（1）用单角刮法顺经推肺、脾、胃、肾经。

（2）用平面按揉法顺时针方向或单角刮法顺经刮拭上述穴位。

（四）思

思是指用意反复考虑。过度思虑，首先伤脾，影响运化，临床表现为食欲不振，脘腹胀满，大便溏泄等；心为脾之母，思则气结，母气不行，母病及子，子盗母气，伤及心神，就会出现心悸、怔忡、健忘、失眠、面色萎黄、少言倦怠等心脾两虚之证，此乃思伤脾亦伤心之意。

1. 针灸调养

取穴：3 组穴位。

1 组：脾俞、心俞、胃俞、膈俞。

2 组：章门、巨阙、神阙、气海、关元。

3组：血海、阴陵泉、足三里、三阴交、公孙、通里、神门。

治法：以上诸穴每组取 3～4 个，用补法或灸法。

2. 推拿调养

（1）用一指禅法或拇指揉推法顺经推脾经、心经。

（2）顺时针方向点按揉或顺经推上述穴位。

（3）推脾运胃法、一指禅推三脘法。

3. 刮痧调养

（1）用单角刮法顺经脉循行方向推脾、心经。

（2）用平面按揉法顺时针方向或单角刮法顺经刮拭上述穴位。

（五）悲

悲为伤心、难过之意。多见心境凄凉，垂头丧气，叹息不已，愁眉不展，面色惨淡，有时泪涌而泣，声低而缓慢。悲属金，主要伤及心肺两脏。过度悲哀会使上焦郁而化火，消耗肺气，悲哀愁忧则心动，心动则五脏六腑皆受影响，所以悲伤肺，又伤心。因此抑郁悲伤不仅伤及肺，还常致多脏腑病变。

1. 针灸调养

取穴：3 组穴位。

1组：肺俞、心俞、气海俞。

2组：中府、云门、膻中、天突、巨阙、神阙、关元、气海。

3组：太渊、尺泽、列缺、通里、神门。

治法：以上诸穴每组取 3～4 个，用补法或灸法。

2. 推拿调养

（1）用一指禅或拇指揉推法顺经推肺经、心经。

（2）顺时针方向点按揉或顺经指推以上诸穴。

3. 刮痧调养

（1）用单角刮法顺经刮拭肺经、心经。

（2）以上诸穴每组取 3～4 个，用平面按揉法顺时针方向或单角刮法顺经刮拭。

（六）恐

恐是害怕之意，是异常情况下的应激情绪。肾在志为恐，肾气不足则恐。肾藏志，心藏神，血不足则志歉，志歉则恐，恐则神怯，故《素问·调经论》认为"血不足则恐"。内脏气血不足导致恐惧发生之后，恐惧又能使气机功能紊乱。恐惧过度，则消耗肾气，肾气下陷，升降失常，进而出现尿频，甚则二便失禁、阳萎、遗精、滑泄等。

1. 针灸调养

取穴：3 组穴位。

1组：百会、肾俞、命门、心俞、膈俞、关元俞、气海俞、八髎。

2组：巨阙、京门、神阙、气海、关元、中极。

3 组：委中、委阳、昆仑、神门、内关。

治法：上述穴位每组取 3 ～ 4 个，用补法或灸法。

2. 推拿调养

（1）用一指禅或拇指揉推法顺经推肾经。

（2）用一指禅或拇指揉推法顺经推心经。

（3）用单掌或双掌顺经推两侧膀胱经的背部和下肢部。

（4）旋摩百会法、旋揉神阙法、横推腰骶法。

（5）顺时针点按揉或顺经推上述穴位。

3. 刮痧调养

（1）单角刮法顺经刮拭肾经。

（2）单角刮法顺经刮拭心经。

（3）面刮法顺经刮拭两侧膀胱经的背部和下肢部。

（4）用平面按揉法顺时针或单角刮法顺经刮拭上述穴位。

（七）惊

惊，与恐相似，即惊吓之意。但惊为不自知，从外而致；恐为自知，从内而生。惊是骤遇危险，突然面难，不知所措，或目击异物，耳闻巨响，致目瞪口呆，甚至昏厥。《临证指南医案·惊》认为"惊则伤胆，恐则伤肾"。七情之惊致病，主要伤及心、胆二经，临床出现心悸、怔忡、惊厥等。

1. 针灸调养

取穴：2 组穴位。

1 组：肝俞、胆俞、心俞、期门、日月、巨阙。

2 组：足临泣、阳陵泉、内关、外关、中渚、神门、通里。

治法：上述穴位每组取 3 ～ 4 个用补法。

2. 推拿调养

（1）用一指禅或拇指揉推法顺经推胆经。

（2）用一指禅或拇指揉推法顺经推心经。

（3）顺时针点按揉或顺经指推上述穴位。

3. 刮痧调养

（1）用单角刮法顺经刮拭胆经。

（2）用单角刮法顺经刮拭心经。

（3）用平面按揉法顺时针或单角刮法顺经刮拭上述穴位。

四、药膳调养法

1. 双花茶

配方：绿梅花、玫瑰花各等分。

制作：将绿梅花、玫瑰同入杯中，用沸水冲泡，加盖焖 10 分钟。

功效：清热解毒活血。

用法：当茶频频饮用，一般冲泡 3 ～ 5 次。

2. 当归尾赤芍散

配方：当归尾、赤芍各等分。

制作：将当归尾、赤芍切片，晒干或烘干，共研成细粉，瓶装备用。

功效：活血化瘀，和络通脉。

用法：每天 2 次，每次 10g，温开水送服。

3. 柏子仁煮花生米

配方：柏子仁 15g，花生米 50g。

制作：将柏子仁晒干，去除外壳及种皮，阴干后备用。花生米除去杂质，用温开水浸泡 1 小时，捞出，与柏子仁同入锅中，加水适量，用小火煨炖至花生米熟烂即可。

功效：补气养血，健脾和胃。

用法：上午、下午分服，喝汤吃花生米和柏子仁。

4. 甘麦红枣蜜饮

配方：浮小麦 30g，红枣 10 枚，炙甘草 3g，蜂蜜 30g。

制作：将浮小麦、红枣、炙甘草一同入锅，加水适量，煎煮 2 次，每次 30 分钟，合并煎液，趁热调入蜂蜜，搅匀。

功效：养心除烦，补脾安神。

用法：上午、下午分服。

5. 牡蛎肉枸杞子汤

配方：鲜牡蛎肉 200g，枸杞子 20g。

制作：将洗净的牡蛎肉切成片，与洗净的枸杞子一同入锅，加水适量，先大火煮沸，再改小火煨炖至牡蛎肉熟烂，调入精盐、芝麻油，再煮片刻。

功效：补肝肾，养心安神

用法：佐餐当菜，吃肉喝汤。

6. 玉竹茯神饼

配方：玉竹 20g，茯神 30g，粳米 100g，白糖 30g。

制作：将玉竹晒干，切片，研成细末，茯神切片，阴干，研成细粉。粳米淘净，研成细粉，与玉竹粉、茯神粉、白糖一同入锅，加水适量，调成糊状，用小火在平锅中摊烙成薄饼。

功效：养阴宁心，镇静安神。

用法：用作点心，随意服用。

7. 麦冬莲心茶

配方：麦冬 20g，莲子心 2g。

制作：将麦冬洗净，晒干，与莲子心同入杯中，用沸水冲泡，再焖 15 分钟。

功效：清心除烦。

用法：频饮，一般可冲泡 3 ～ 5 次。

8. 夜交藤蜜饮

配方：夜交藤 30g，蜂蜜 15g。

制作：将夜交藤晒干，切段，一共入锅，加水适量并煎煮 1 小时，去渣取汁，调入蜂蜜即成。

功效：养心安神。

用法：每晚临睡前服用 1 次。

复习思考题

1. 简述中医情志调养的原则。

2. 简述情志制约法。

3. 常用的情志调养方法有哪些？

（陈景华）

第十三章　季节调养

【学习要点】

1. 掌握季节调养的基本原则。

2. 熟悉四季调养的基本方法。

3. 了解"八正"之时的自我调养。

季节调养，是以中医学因时制宜的理论为基础，根据时节变化特点，遵循节气的阴阳变化规律，运用相应养生方法，调理身体，改善体质，以起到强身健体目的的调养方法。一年365日，有春、夏、秋、冬四季，二十四个节气，时令节气变化，人体的气血阴阳和脏腑功能也随之不断调整，因此，因时制宜是"天人相应，顺应自然"的养生方法，是中医养生保健的一大特色。

第一节　四季调养

四季调养，即按照春夏秋冬的阴阳变化规律，采取相应的养生保健手段，实现健康美容的一种方法。《素问·四气调神大论》说："阴阳四时者，万物之始终也，死生之本也。逆之则灾害生，从之则苛疾不起。"意为天地、四时、万物对人的生命活动都会产生影响，使人体产生生理或病理反应，不顺应自然规律则易感疾病，顺应自然规律则可保身体康健。另《灵枢·本神》指出："智者之养生也，必顺四时而适寒暑，和喜怒而安居处，节阴阳而调刚柔，如是僻邪不至，长生久视。"意思说养生保健一定要顺应四时季节变化规律而变换生活方式，从情志、饮食、起居、运动、保健各方面进行调控，采取主动积极的态度防御外邪的侵袭，实现防病健美的目的。

四季更替，人的脏腑、阴阳、气血均会随之发生变化。如五脏主五时，肝属风主春，心属火主夏，脾属土主长夏，肺属金主秋，肾属水主冬，在各自主时的季节，该脏之气就相对较为旺盛；春夏阳气发泄，气血易趋向于表，故皮肤松弛，疏泄多汗；秋冬阳气收藏，气血易趋向于里，表现为皮肤致密少汗多溺。因此，需要随着春夏秋冬四时之气，调脏腑功能，调气血阴阳，调五脏所主神志，以求适应四季变化。另外，季节变化还与经络肌肤骨髓等组织相关，《素问·四时刺逆从论》说："春气在经脉，夏气在孙络，长夏在肌肉，秋气在皮肤，冬气在骨髓中。"这说明经气也随季节变化而发生变化。

掌握了四季与人体的关系，还要注意季节的多发病，如春季多温病、夏季多腹泻、秋季多痢疾、冬季多痹病等。另外，某些慢性宿疾往往在季节变化和节气交换之时发作或增剧，如心肺疾病常在秋末冬初和气候突变时发作，癫狂易在春秋季发作，青光眼则好发于冬季等。这些内容都应在四季保健中重视起来，以保持人体健康状态。

一、调养原则

（一）春夏养阳，秋冬养阴

《素问·四气调神大论》说："夫四时阴阳者，万物之根本也。所以圣人春夏养阳，秋冬养阴，以从其根，故与万物沉浮于生长之门。逆其根，则伐其本，坏其真矣。故四时阴阳者，万物之始终也，死生之本也。逆之则灾害生，从之则苛疾不起，是谓得道。"四时阴阳的变化规律，直接影响万物的荣枯生死，人们如果能顺从天气的变化，就能保全"生气"，延年益寿，否则就会生病或夭亡。

春夏两季，天气由寒转暖，由暖转暑，是人体阳气生长之时，故应以调养阳气为主；秋冬两季，气候逐渐变凉，是人体阳气收敛、阴精潜藏于内之时，故应以保养阴精为主。所谓春夏养阳，即养生养长；秋冬养阴，即养收养藏。故春夏养阳、秋冬养阴，是建立在阴阳互根规律基础之上的养生防病的积极措施，是顺应四时阴阳变化的养生之道的关键。

张景岳说："阴根于阳，阳根于阴，阴以阳生，阳以阴长，所以古人春夏养阳以为秋冬之地，秋冬养阴以为春夏之地，皆所以从其根也。今人有春夏不能养阳者，每因风凉生冷伤其阳，以致秋冬多患病泄，此阴脱之为病也。有秋冬不能养阴者，每因纵欲过度伤此阴气，以致春夏多患火症，此阳盛之为病也。"所以，春夏养阳、秋冬养阴，是四季保健养生中的一项积极主动的养生原则。

（二）春捂秋冻

另外，俗语所说"春捂秋冻"，与"春夏养阳，秋冬养阴"也是一脉相承的。春季，阳气初生而未盛，阴气始减而未衰，人体肌表应气候转暖而开始疏泄，但抗寒能力较差，此时须注意保暖，防止春寒侵袭，保护阳气不受伤害，逐渐强盛，即"春捂"；至秋天，阴气初生而未盛，阳气始减而未衰，人体阳气开始收敛，为冬时藏精创造条件，人体肌表处于疏泄与致密交替的状态，此时若突然添衣过多，会妨碍阳气的收敛，若能适当地接受一些冷空气的刺激，不但有利于肌表致密和阳气潜藏，对人体的应激能力和耐寒能力也有所增强，此即"秋冻"。但秋季是心脑血管疾病的高发期，对于有这方面疾病史的中老年人，或者体质还很弱的幼儿，防寒依旧重要，要酌情增减衣物。

二、调养方法

（一）春季保健

1. 季节特性

春为四时之首，万象更新之始。春三月，指立春到立夏前，包括立春、雨水、惊蛰、春分、清明、谷雨六个节气。《素问·四气调神大论》说："春三月，此谓发陈。天地俱生，万物以荣。"春季自然界生机勃发，冰雪消融，蛰虫苏醒，阳气开始升发，保健必须顺应春天阳气升发、万物始生的特点，注意保护阳气，着眼于一个"生"字。

2. 情志调养

春属木，与肝相应。肝主疏泄，在志为怒，恶抑郁而喜调达。故春季应保持心胸开阔，乐观愉快，不可情怀忧郁，更要力戒暴怒。可多在春光明媚、风和日丽的时候去踏青、赏花，或登山、戏水，以陶冶情操，使自己的精神情志与春季自然相适应，充满生气，以利春阳生发。此外，《四气调神大论》提及对待自然万物要"生而勿杀，予而勿夺，赏而不罚"，即春季出行要注意保护生态环境，培养热爱大自然的良好情怀和高尚品德。

3. 起居有常

春回大地，人体阳气开始趋向于表，皮肤腠理逐渐开始舒展，肌表气血供应增多而引起肢体困倦，即俗语所说"春困"。但睡懒觉不利于阳气生发，而要夜卧早起，松缓衣带，舒展形体，可在庭院或场地免冠披发，信步慢行，以克服情志上倦懒思眠的状态，助生阳之气升发。

此外，春季气候变化较大，易出现乍暖还寒的情况，此时人体腠理开始变得疏松，对寒邪的抵抗能力减弱，所以，春天不宜骤然减去棉衣，提倡"春捂"，特别是年老体弱者和儿童，减脱冬装尤宜审慎。《备急千金要方》中主张春时衣着宜"下厚上薄"，既养阳又收阴。

4. 饮食有节

《素问·脏气法时论》曰："肝主春……肝苦急，急食甘以缓之……肝欲散，急食辛以散之，用辛补之，酸泻之。"这是说春季阳气初生，肝主春，故宜食辛甘发散之品，而不宜食酸收之味。酸味入肝，具收敛之性，不利于阳气的生发和肝气的疏泄。另外，春时木旺，与肝相应，肝木不及固当用补，若肝木太过则克脾土，会影响脾胃的运化功能，故《摄生消息论》曰："当春之时，食味宜减酸益甘，以养脾气。"《金匮要略》也有"春不食肝"之说。

因此，春季应适当食用辛温升散的食品，如麦、枣、豉、花生、葱、香菜等扶助阳气，少吃生冷黏杂食品，防止损伤脾胃。

5. 运动锻炼

入春后，应多加强锻炼。因为冬天人体新陈代谢减慢，藏精多于化气，各脏腑器官的阳气都有不同程度的下降，故开春后要多活动，使春气升发有序，阳气增长有路。建议到空气清新之处，如公园、广场、河边、郊外树多，可慢跑、打拳、做操，形式不拘，选取适合个人身体状况的活动。若年老体弱、行动不便者，可趁春光明媚，气温适宜的时候去园林虚敞之处，凭栏远眺，切不可默坐，免生郁气，碍于舒发。

6. 防病保健

春季气温由寒转暖，各类致病微生物、细菌、病毒等开始生长繁殖，流行性感冒肺炎、流行性脑脊髓膜炎、猩红热等传染病高发。因此，春季保健强调保持环境卫生，消灭传染源，室内多开窗，使空气流通。可在居室内放些薄荷油，任其挥发，以净化空气；或熏蒸食醋，用一倍的水稀释后，按 5mL/m² 的比例，关闭窗户，加热熏蒸，每周2 次，对预防流行性感冒有良效。另外，提高自身抵抗力也很重要，注意口鼻保健，可每天两次按揉足三里、风池、迎香等穴提高免疫功能，或用板蓝根 15g，贯众 12g，甘草 9g，水煎服，饮用 1 周，有助预防外感热病。

7. 春季养肝

中医学认为，春季与肝相应，春季到来应注重保养肝脏。春季人的活动量增加，新陈代谢日趋旺盛，人体内无如论是血液循环，还是营养供给都会相应加快。因此，春天不要过于劳累，以免加重肝脏负担，有肝病及高血压的患者，也应在春季到来之时按医嘱及时服药。

（二）夏季保健

1. 季节特性

夏三月，指立夏到立秋前，包括立夏、小满、芒种、夏至、小暑、大暑六个节气。《素问·四气调神大论》说："夏三月，此谓蕃秀；天地气交，万物华实。"夏季日光灼热，雨量充沛，万物竞长，阳极而阴生，万物成实。因此，保健要顺应夏季阳盛于外的特点，注意养护阳气，着眼于一个"长"字。

2. 情志调养

夏属火，与心相应，故夏季要重视心神调养。《养生论》说："夏季炎热，更宜调息静心，常如冰雪在心，炎热亦于吾心少减。"即"心静自然凉"的夏季养生法。《素问·四气调神大论》也指出：夏季要"使志无怒，使华英成秀，使气得泄"，是说夏季要神清气和，胸怀宽阔，精神饱满，对外界事物要有浓厚兴趣，乐观外向，可利于气机的通泄；反之，懈怠厌倦，恼怒忧郁，则有碍气机。

3. 起居有常

夏季宜"夜卧早起"，顺应自然界阳盛阴衰的变化。"暑易伤气"，夏季易中暑，故夏季劳动、锻炼都应避开烈日，注意防暑降温。夏季宜安排午睡，一是避开午后炎热，二是帮助恢复体力。

夏季腠理开泄，更易受风寒湿邪的侵袭，故夏季睡眠不宜直接或长时间吹风扇、空调房与室外温差不宜过大；纳凉不可选择过道里，避开门窗缝隙，更不可露宿，在树荫、水亭、凉台等地点纳凉，时间不宜过长，防止贼风入中得阴暑证。

酷夏天热多汗，要勤换洗衣衫，久穿湿衣也易致病。夏季可每天洗一次温水澡，不仅使皮肤清爽，消暑降温，更可利用水压和按摩作用，降低神经系统兴奋性，扩张体表血管，加快血液循环，改善肌肤和组织的营养，降低肌肉张力，消除疲劳，改善睡眠，增强抵抗力。

4. 饮食有节

夏时心火当令，宜省苦增辛。心火过旺则克肺金，味苦之物能助心气而制肺气，故《金匮要略》说："夏不食心。"夏季出汗多，盐分损失多，若缺盐则心脏搏动失常，故夏季宜可多食酸味以固表，多食咸味以补心。

阴阳学说认为，夏月伏阴在内，饮食不可过寒。心主表，肾主里，心旺肾衰，即外热内寒之意，故冷食不宜多吃，少则犹可，贪多定会寒伤脾胃，令人吐泻；可多食西瓜、绿豆汤、乌梅小豆汤，解渴消暑，但不宜冰镇。

夏季谨防"病从口入"。气候炎热，人的消化功能较弱，故饮食宜清淡忌肥甘厚味；致病微生物繁殖快，食物极易腐败、变质，肠道疾病高发，要时刻注意饮食卫生。

5. 运动锻炼

夏季阳光炽热，锻炼应在清晨或傍晚较凉爽时进行，场地宜选择公园、河湖水边，气温偏低、空气新鲜等处，锻炼项目以散步、慢跑、太极拳等轻慢运动为宜，也可选择森林、海滨等地疗养；不可剧烈运动致大汗淋漓，出汗过多时可适当饮用盐开水或绿豆盐汤；运动过后，不要立即用冷水冲头、冲澡，不可大量饮用凉开水，避免引起寒湿痹证。

6. 防病保健

夏季保健须重点预防中暑。首先要避免在烈日下过度暴晒；合理安排工作时间和地点，劳逸结合；注意室内降温；保证充足睡眠。其次要讲究饮食卫生及饮用防暑解渴的饮料和药物，如绿豆汤、酸梅汁、清凉油等。一旦出现全身明显乏力、头痛、眩晕、胸闷、心悸、大量出汗、恶心等症状，则是中暑先兆，应立即将患者移至通风处休息，给予淡盐开水或绿豆汤清热解暑，西瓜汁、芦根水、酸梅汤的效果更好。

7. 夏季养心

夏季与心相应，应注重养心，可在凉爽的清晨起来到住所附近的林荫之处散步，让身体微汗，能颐养心神，有助于体内阳气的升发，推动血液循环，增强新陈代谢功能。暑季酷暑蒸灼，人容易烦躁不安，生气易怒，可能出现心肌缺血、心律失常、血压升高的情况，所以要节制情绪，防止情绪起伏，促进气机的宣畅，切忌烦躁不能自制，因躁生热，从而心火内生，伤及心神。

（三）秋季保健

1. 季节特性

秋季，指立秋至立冬前，包括立秋、处暑、白露、秋分、寒露、霜降六个节气。《素问·四气调神大论》说："秋三月，此谓容平。天气以急，地气以明。"秋季阳气渐收，阴气渐长，气温由热转冷，是阳盛转变为阴盛的关键时期，人体阴阳的代谢也开始阳消阴长过渡。因此，秋季保健应以养"收"为主。

2. 情志调养

肺主秋，在志为忧。秋天日照减少，气温下降，草木凋零，容易引起人心中悲凉，产生忧郁情绪，悲忧过度则容易伤肺；反之，肺气虚则人体对不良刺激耐受性下降，更易生悲忧情绪。故秋天首要培养乐观情绪，保持神智安宁。《素问·四气调神大论》指出："使志安宁，以缓秋刑，收敛神气，使秋气平，无外其志，使肺气清，此秋气之应，养收之道也。"这说明秋季养生首先要培养乐观情绪，保持神志安宁，以避肃杀之气；

收敛神气，以适应秋天容平之气。因此，我国古代民间有重阳节（阴历九月九日）登高赏景的习俗，也是养收之法，登高远眺可使人心旷神怡，一切忧郁、惆怅等不良情绪顿然消散，是调解精神的良剂。

3. 起居有常

《素问·四气调神大论》说："秋三月，早卧早起，与鸡俱兴。"秋季自然界的阳气由疏泄趋向收敛，早卧以顺应阳气之收，早起使肺气得以舒展，防收之太过。另外，秋季天气变化无常，甚至有"一天有四季，十里不同天"的情况，须多备几件秋装，做到酌情增减；不宜突然增衣过多，提倡"秋冻"，提高人体对寒冷的适应能力，防止感冒，但不适合身体虚弱者和儿童。

4. 饮食有节

秋季肺金当令，饮食宜少辛增酸。酸味收敛补肺，辛味发散泻肺，肺金太旺则克肝木，故《金匮要略》说"秋不食肺"，要尽可能少食葱、姜等辛味之品，适当多食一点酸味的果蔬。此外，秋燥伤津，饮食应以滋阴润肺为佳，如生地黄粥，或芝麻、糯米、粳米、蜂蜜、枇杷、菠萝等柔润食物，益胃生津。

5. 运动锻炼

秋高气爽，是开展各种运动的好时期，除根据个人情况选择不同体育项目外，亦可选择一些气功、吐纳法等健身功法，可保肺强身、延年益寿。

6. 防病保健

秋季干燥，燥邪耗伤津液，常见口唇干裂、鼻干、咽干、大便干结、皮肤干燥甚至皲裂。减轻秋燥影响可适当服用宣肺化痰、滋阴益气的中药，如人参、沙参、西洋参、百合、杏仁、川贝等。

秋季是肠炎、痢疾等病的多发季节，应以预防为主；注意环境及饮食卫生，不喝生水，不吃腐败变质的食物，可服用板蓝根、马齿苋等煎剂，有一定防止对肠炎、痢疾的流行作用。

7. 秋季养肺

秋季与肺相应，冷空气到来最易伤及肺脏，引发感冒、扁桃体炎、气管炎、鼻炎等呼吸系统疾病，尤以老年人、儿童好发。秋季养肺的方法有中药调理、饮食调补、按摩疗法等。日常饮食调补是最基本的养肺之法，常用养肺的食物有梨、大枣、柑橘、柿子、百合等，还可多吃些百合汤、梨汁、生姜汁等。除了饮食，按摩疗法也可养肺，如鼻腔对冷空气过敏，秋季一到便容易伤风、流涕。可经常按摩鼻部及其相关腧穴，如迎香、印堂、合谷，亦可每天睡前或起床前，平卧床上，用腹式呼吸法深吸气，再吐气，反复做 20～30 次，有助于锻炼肺部功能。

（四）冬季保健

1. 季节特性

冬季，是一年中气候最寒冷的季节。冬三月，指立冬至立春前，包括立冬、小雪、大雪、冬至、小寒、大寒六个节气。冬季寒风凛冽，草木凋零，阳气潜藏，阴气盛极；

蛰虫伏藏，用冬眠状态养精蓄锐，为来年春天生机勃发做准备，人体的阴阳消长代谢也处于相对缓慢的水平，成形胜于化气。因此，冬季保健应着眼于一个"藏"字。

2. 情志调养

冬季要保证精神安静，以求阳气伏藏，正常生理不受干扰。《素问·四气调神大论》说："冬三月，此为闭藏…使志若伏若匿。若有私意，若已有得。"这是说冬天必须控制情志活动，做到如同对待他人隐私那样秘而不宣，如同获得了珍宝那样感到满足，养精蓄锐，有利于来春的阳气萌生。

3. 起居有常

《素问·四气调神大论》说："冬三月，此为闭藏。水冰地坼，无扰乎阳；早卧晚起……去寒就温，无泄皮肤，使气亟夺，此冬气之应，养藏之道也。"故冬季寒冷，宜早睡晚起，日出而作，"必待日光"，保证充足的睡眠时间，利于阳气潜藏，阴精积蓄。衣着过少过薄，室温过低，则既耗阳气，又易感冒；反之，衣着过多过厚，室温过高，则腠理开泄，阳气不得潜藏，寒邪亦易于入侵。《备急千金要方·道林养性》说："冬时天地气闭，血气伏藏，人不可作劳汗出，发泄阳气，有损于人也。"故冬季不可作劳汗出，发泄阳气。

4. 饮食有节

冬季饮食宜少咸增苦。肾主冬，冬季阳气衰微，腠理闭塞，很少出汗，故应减少食盐摄入量，以减轻肾脏负担；增加苦味则可坚肾养心，故《金匮要略》说"冬不食肾"。根据"秋冬养阴"原则，冬季饮食不宜生冷也不宜燥热，适合食用滋阴潜阳，热量较高的膳食；冬季重于养"藏"，是进补的最好时机，可多食谷类、羊肉、鳖、龟、木耳等热性食品，以护阳气；亦可根据体质、年龄等具体情况，进行有针对性的"药补"。

5. 运动锻炼

俗语说"冬天动一动，少闹一场病；冬天懒一懒，多喝药一碗"。这说明冬季虽然寒冷，仍要持之以恒的进行体育锻炼，提高身体素质。但要避免在大风、大雪、雾露中锻炼。此外，还要注意雾霾天气户外空气污浊，可选择在室内进行锻炼。

6. 防病保健

冬季是麻疹、白喉、流行性感冒、腮腺炎等疾病的好发季节，除了一般保健方法外，还可选用大青叶、板蓝根等有抗病毒作用的中药进行预防。此外，冬季常诱发支气管哮喘、慢性支气管炎等痼疾，以及心脑血管病和风湿痹症也多因寒冷刺激而加重。因此，患此类疾病的患者，冬季尤其应该注重防寒护阳。

7. 冬季养肾

冬季与肾相应，冬季性寒，寒为阴邪，易伤阳气，由于人体之阳气根源于肾，寒邪最易中伤肾阳，因此冬季到来，首当养肾。常言道"冬令进补，三春打虎"，若要身体强壮，冬季宜多进补，尤其是黑豆、黑木耳、黑芝麻等黑色食品，又或用枸杞子滋阴补肾、用动物肾脏以形补形，也应多吃羊肉、牛肉等热量较高的食物。每天晚上用温水泡脚，能促进血液循环，增加身体热量，益肾延寿。

第二节 节气调养

节气调养，是要根据二十四节气的特点，对人的饮食和起居进行指导，使人健康长寿的保健方法。节气养生，立足于每个节气，从饮食、起居、精神及身体活动等各方面着手进行调节，保证人体经络气血、脏腑功能活动的阴阳平衡，从而保障不同时节人体的精、气、神的充足。

一、调养原则

人体为适应气候变化以保持正常生理活动的能力有限，因此，在养生保健时一定要重视季节和时令的变化，要对外邪有审识、注避忌，即常说的"慎避虚邪"。在根据四季节气养护正气时，一定要在节气交替、气候反常的时候，做到因时养生和慎避虚邪相结合，这样才会收到非常好的效果。

《素问·八正神明论》说："四时者，所以分春秋冬夏之气所在，以时调之也，八正之虚邪而避之勿犯也。"这里所谓的"八正"（又称"八纪"），是指二十四节气中的立春、立夏、立秋、立冬、春分、秋分、夏至、冬至八个节气。此八个节气是季节气候变化的转折点，其变化幅度往往较大，因此，八正节气前后的变化对人的新陈代谢有明显的影响，尤其年老或体弱多病的人往往在交节时刻感到不适，或者发病，甚至死亡。

二、调养方法

（一）"八正"之时调养

1. 立春

立春，是一年中的第一个节气，在每年 2 月 4 日前后，万物复苏的开始。此时阳气开始升发，气温慢慢上升，花草树木渐渐发芽。立春时节气候变化较大，乍寒乍暖，特别是生活在北方地区的人们不宜过早换下棉服，年老体弱者换装尤宜审慎。着装宜遵循"春捂"，采取"下厚上薄"的方式。起居上，宜"早睡早起"，多走出门户踏青寻春，舒展形体，克服倦懒思眠状态，保持心境愉快。饮食上，考虑春季阳气初生，应以"升补"为主，多食辛甘发散之品，不宜食酸收之品，如葱、香菜、韭菜、洋葱、桂圆等宜多食；可有目的地选择一些柔肝养肝、疏肝理气的药食，如丹参、郁金、元胡、大枣等。

2. 立夏

立夏，是夏日开始的标志，在每年 5 月 6 日前后。此时各地气温明显升高，雷雨增多，是农作物进入旺季生长的一个重要节气。立夏时节，日长夜短，人体新陈代谢旺盛，容易疲劳，情绪易波动，故要注意保持情绪愉快。起居上，应注重"晚睡早起"，并适当午睡，以保证精神和体力的充足。饮食上，因天气由暖转热，应以易消化、富含维生素的食物为主，禁油腻辛辣之品，多食新鲜蔬菜水果，可将绿豆、莲子、荷叶、芦根、扁豆等加入粳米中煮粥，起到运脾健胃之功效。

3. 立秋

立秋，预示着秋天的到来，在每年 8 月 7 日前后，是气候由热转凉的交接节气，也是阳气渐收，阴气渐长的时期，是万物成熟收获的季节，也是人体阴阳代谢出现阳消阴长的过渡时期。此时起居应"早卧早起"。早卧，以顺应秋天阳气收敛，阴精收藏；早起，以顺应阳气的舒达，肺气得以舒展，以防收敛太过。立秋会出现"一天有四季，十里不同天"的情况，故穿衣应遵循"秋冻"，不宜过早换上厚衣，影响人体对气候转冷的适应能力，受凉感冒。饮食上，秋天宜收不宜散，要尽量少吃葱、姜等辛味之品，适当多食酸味果蔬。此时燥气当令，易伤津液，故饮食还应以滋阴润肺为宜，适当食用百合、银耳、秋梨、柿子、芝麻、糯米、蜂蜜、枇杷、菠萝、乳品等柔润食物，以润燥生津。

4. 立冬

立冬，表示冬季即将开始，在每年 11 月 8 日前后。此节气万物活动趋向休止，人体的阳气也随着自然界的转化而潜藏于内。起居上，应以敛阴护阳为根本，注意防寒保暖，做到"早睡晚起"，保证充足睡眠，有利于阳气潜藏，阴精蓄积。应常出外晒太阳，能起到壮人阳气、温通经脉的作用。睡觉前宜用温水泡脚并用力揉搓足心，除能御寒保暖外，还能补肾强身、解除疲劳、促进睡眠、延缓衰老，以及防治感冒、冠心病、高血压等作用。立冬开始，是进补的最佳时期，民间有立冬补冬之习俗。饮食上应少生冷，多温热，主张多食牛肉、羊肉等热量较高的食物，但也要结合个人体质有针对性的进补。

5. 春分

春分，是真正进入春季的标志，在每年 3 月 20 日前后。古人认为"春分者，阴阳相半也，故昼夜平均而寒暑平"。此时应注意保持人体的阴阳平衡状态。起居上，此节气应根据每个人的身体情况，有选择地进行外出活动，老年人与儿童最好不要到人多的地方，以免传染疾病。早晨锻炼不宜太早，运动量也不宜过大。饮食上，应当根据个人的实际情况选择平衡膳食，禁忌偏热、偏寒的饮食，注意食物的合理搭配，如在烹调鱼、虾、蟹等寒性食物时，原则上须佐以葱、姜、酒、醋类温性调料，以防止本菜肴性寒偏凉，食后有损脾胃；又如在食用韭菜、大蒜、木瓜等助阳类菜肴时，常配以蛋类滋阴之品，以达到阴阳互补之目的。

6. 秋分

秋分，是真正进入秋季的标志，在每年 9 月 20 日前后。秋分要注重培养乐观情绪，防止"秋悲"，保持神志安宁，避肃杀之气，收敛神气，适应秋天平容之气。起居上，应顺应阳气收敛之势，早卧早起，适度进行室外活动，提高人体抗病能力。我国古代民间九九重阳有登高观景之习俗，登高远眺，可使人心旷神怡，所有的忧郁、惆怅等不良情绪顿然消散，是调节精神的一方良剂。饮食上，宜多食酸味甘润的蔬菜、水果，少食葱、姜、辛味之品，并应忌食大热峻补之品。不同体质的人应灵活变通，如痰湿质人应忌食油腻之品，患有皮肤病、哮喘的人应忌食虾、蟹等海产品，胃寒者应忌食生冷食物等。

7. 夏至

夏至，白昼最长，在每年 6 月 21 日前后，是阳气最旺的时节，养生要顺应夏季阳盛于外的特点，注意保护阳气。起居上，宜"晚睡早起"，睡眠时不宜开电风扇直吹，空调也不可调得过低，更不能贪凉露宿。户外工作或锻炼应避开烈日，合理安排午休时间。提倡每日洗温水澡，除去汗水污垢，消暑防病。饮食上，宜多食酸味以固表，多食咸味以补心。虽大热，但饮食不可过寒，西瓜、绿豆汤、乌梅小豆汤虽为解渴消暑之佳品，不可冰镇食之，以免损伤脾胃。夏季饮食宜清淡，避免厚味肥腻之品，以免化热，激发疔疮之疾。

8. 冬至

冬至，黑夜最长，在每年 12 月 22 日前后，是一年中最冷的阶段。起居上，应注意及时添加衣物和被褥，外出注意保护头部和足部。合理安排起居，劳逸适度，保养神气。做到"行不疾步、耳不极听、目不极视、坐不至久、卧不极疲"，以保持头脑的清醒灵活、五官的灵动敏锐、肢体的强健有力。饮食上，宜多吃牛羊肉、猪肝等，以提高人体的耐寒能力，人参、黄芪、桂圆、大枣等做成药膳，可使人能量增加、免疫力提高。

（二）其他节气调养

1. 雨水

雨水，在每年 2 月 20 日前后，此时雨水开始增多，且是全年中寒潮出现最多的时令之一，气温变化幅度大，人体不易适应。应做到起居有常，劳逸结合，顺应自然，预防流行病。调养脏腑需从中焦脾胃入手，可吃大枣、山药、蜂蜜等，多吃新鲜蔬菜。

2. 惊蛰

惊蛰，在每年 3 月 5 日前后，为春耕季节。此时气温变化幅度大，切不可骤减衣物，应继续预防外感。饮食上，有惊蛰吃梨的习俗，意在润肺止咳、滋阴润燥。

3. 清明

清明，在每年 4 月 5 日前后，冰雪消融，雨水增多，草木青，万物生。此时仍为传染病高发期，老年人和儿童应避免常去公共场所。晚睡早起，适当进行体育活动，增强体质。若为花粉过敏体质者，此节气外出要注意防护，戴好口罩、墨镜、穿长衣长裤，必要时服用抗过敏药物。饮食上，多食蔬菜水果，定时定量。

4. 谷雨

谷雨，在每年 4 月 20 日前后，春季最后一个节气，雨量增多，农作物得以滋润灌溉，五谷生长。此时，早晚温差仍大，应注意及时增减衣物，预防感冒。饮食上少食辛辣温热刺激之品，如羊肉、狗肉、花椒等，防止诱发疔肿。

5. 小满

小满，在每年 5 月 20 日前后，夏收作物果粒饱满，因此得名。小满气候开始潮湿闷热，常因贪凉卧睡而引发风湿症和皮肤病，应加以重点预防和治疗。饮食宜清淡为主，可多食清热利湿的食物，如赤小豆、薏苡仁、绿豆、丝瓜、黄光等，少食肥甘厚味，若此时贪凉饮冷更可致胃肠功能受损。

6. 芒种

芒种，在每年 6 月 5 日前后，是播种农作物最忙的季节。长江中下游地区，进入连绵阴雨的梅雨季节，称为"黄梅天"，天气异常湿热，各种衣物、器具极易发霉。此时人会感觉四肢困倦，萎靡不振，因此要注意防潮除湿，多接受阳光照射，促进气血运行。芒种易出现季节性疾病和传染病，如中暑、腮腺炎、水痘等，应注意未病先防。饮食要少油腻，辅以清暑解热之品，如苦瓜、绿豆、赤小豆等，不可多食生冷性凉之品。

7. 小暑

小暑，在每年 7 月 7 日前后，此时应开始按夏季养生之规律，主要顾护心阳，起居应有规律，避免熬夜，保持充足睡眠。做到饮食有节，不吃隔夜、久放及被污染的食物，少食辛辣、油炸之品，防止消化道疾病。

8. 大暑

大暑，在每年 7 月 23 日前后，为一年中最热的节气，尤其要注意防暑降温，注意避免烈日下暴晒，合理安排工作和出行时间，衣着要宽松，选择吸汗透风的面料。室内降温重要，但不可贪凉，将空调温度调的过低。大暑气候炎热，最易耗气伤津，引发中暑，应注意劳逸结合，睡眠充足。饮食上，可选绿豆百合粥、薏苡仁赤小豆粥等；运动后应及时补充足够水分，必要时添加盐分及矿物质。大暑气温最高，阳气最盛，最易用"冬病夏治"的方法来治疗冬季慢性病，如慢性支气管炎、肺气肿、支气管哮喘等。

9. 处暑

处暑，在每年 8 月 23 日前后，是暑气结束的时节，为气温过渡期，昼夜温差较大，降水少，空气湿度低，不应急于增添衣物，也不可过凉。睡眠应关好门窗，注意防止腹部受凉。处暑既有秋燥之气，又有夏季之湿，饮食上注意湿邪伤脾的同时兼顾收敛肺气，可吃大枣、赤小豆、莲子、黑豆，以及鲫鱼、鲤鱼、牡蛎等祛湿滋阴。

10. 白露

白露，在每年 9 月 7 日前后，为典型的秋天节气，清晨可见白色露珠凝结于草木之上，故得名。此时气温变化较大，多发呼吸系统、消化系统疾病，尤其是过敏性鼻炎近年发病率呈上升趋势，应多加注意。凡是因过敏引发疾病者，应少吃或不吃海腥、辛辣、酸咸、甘肥的食物，宜食清淡、易消化且富含维生素的食物。

11. 寒露

寒露，在每年 10 月 8 日前后，气温比白露更低，空气干燥，应注意预防呼吸系统疾病、心脑血管疾病的发生。宜早睡早起，增多睡眠时间，及时添衣以备御寒，预防感冒。饮食调养应以平补平泻为原则，加以滋阴润燥，多食用芝麻、糯米、蜂蜜、乳制品等柔润食物；增食鸡肉、牛肉、鱼虾、大枣、山药等增强体质；少食姜、葱、蒜等辛辣之品。

12. 霜降

霜降，在每年 10 月 20 日前后，是秋季最后一个节气。此节气应注意脚部保暖，提高抗寒能力。患有慢性消化道溃疡的人，特别要注意胃部保暖，防止受凉而加重病情。饮食上应强调平补，宜食小麦、豆芽、豆浆、芝麻、红薯、山药、南瓜、萝卜、白菜、百合、木耳、梨、苹果、葡萄等。

13. 小雪

小雪，在每年 11 月 20 日前后，降雪开始。人体阳气入内收藏，应早睡晚起，经常晒太阳以助发阳气，温通经脉。要及时添加衣被，御寒保暖。冬季是心脑血管疾病的高发时节，除注意防寒保暖外，宜多食保护心脑血管的食品，如丹参、山楂、黑木耳、黑豆、红心萝卜等。

14. 大雪

大雪，在每年 12 月 7 日前后，天气更冷，降雪更多。老年人此节气应减少户外活动，注意保暖，以防摔伤，但也要适时活动，呼吸新鲜空气，健体强身。饮食宜多食温补益肾之品，如羊肉、牛肉、鸡肉、狗肉、鹿肉温补，腰果、芡实、栗子、核桃、黑木耳、黑芝麻、黑豆等益肾。

15. 小寒

小寒，在每年 1 月 6 日前后，是全年最冷的节气，"三九天"就恰在小寒节气内。此时，应通过进食一些有温热御寒作用的食物、药物，借以提升体内的阳气，增强体质，抵御严寒，减少因感受寒邪而引起的感冒、咳嗽、支气管炎、肺炎等疾病的发生，如人参、黄芪、阿胶、虫草、当归等药物，羊肉、狗肉、鸭肉、甲鱼等温热食物。

16. 大寒

大寒，在每年 1 月 20 日前后，一年中最后一个节气，古谚有"大寒大寒，防风御寒，早喝参芪酒，晚服地黄丸"之说，说明此节气仍要保护、补养人体肾气，要着跟于"藏"。人们在此期间要保持精神安静，避免急躁发怒，以免扰动阳气。饮食依旧选用羊肉等温肾壮阳之品，切记不可过咸，不食寒凉。

（三）节气之交的调养

除了根据节气所在不同季节的保健方法进行调摄外，还应重视交节前后的自我调护，不但对年老体弱者具有重要意义，对年富力强者也不例外。节气交替的两三天尤须注意保存体力，不要过分劳累，不要劳汗当风，少熬夜，保证充足睡眠；保持情绪稳定、乐观，尽量避免情绪冲动；控制饮食，食入量适中，避免过寒、过热及不易消化食物，保持大便通畅；及时增减衣服，谨防外邪侵袭人体；在四立、二至、二分八个大的节气前后，尤其要十分慎重。对于年老体弱者，可适当服些保健药物（如六味地黄丸、补中益气丸等），备好救急药物，随身携带，以防万一。

复习思考题

1. 四季美容保健的总体原则有哪些？
2. 简述四季养生中对应的脏腑保健方法。
3. 简述冬季养生的方法。
4. 何为"八正"之时，此时应如何进行自我调养？

（刘　波）

第十四章 局部调养

【学习要点】
1. 掌握颈肩、背腰部推拿及刮痧调养方法。
2. 熟悉头面、四肢部推拿及刮痧调养方法。
3. 了解胸腹部推拿及刮痧调养方法。

一、头部调养

"头为诸阳之会",故疏通头部经脉,不但促进局部的血液循环,改善脑部供养,还可调整脏腑功能,对神经衰弱、脑供血不足、头痛、头晕、失眠、记忆力减退等有预防和治疗作用。

(一)推拿调养

取坐位或仰卧位,具体步骤如下。

1. 头部整体疏通

依次用虚掌拍法、指尖击法、扫散法、梳法、拿法作用于头部,从前向后,从中间向两侧,手法要覆盖有毛发生长的所有部位,不可遗漏。每种手法 3 ~ 5 分钟。

2. 头部推经

依次用一指禅推法反复推头部的督脉、膀胱经、胆经、三焦经,每经 2 ~ 3 分钟。

3. 头部点穴

用一指禅推法或拇指点按揉神庭、太阳、百会、印堂、头维、角孙、脑户、风池、风府、完骨、天柱,每穴 1 ~ 2 分钟。

4. 背部疏通

俯卧位,用掌根反复推背部督脉和膀胱经 5 分钟左右;再点按肾俞、脾俞、肝俞、心俞,每穴 1 ~ 2 分钟。

本法适用于各种人群的头发保养,可防治白发、脱发、头发干燥枯黄等,且对头痛、眩晕也有治疗作用。

(二)刮痧调养

头部刮痧工具可选用刮痧板梳用"面刮法"刮拭,经络腧穴用"角刮法"刮拭。体位多采取坐姿，体质虚弱者可取卧位。头部有头发覆盖，一般不涂刮痧油，如遇头发稀少者，刮拭部位可以涂少量刮痧油。操作时应双手配合，一手刮拭，另一手扶持被刮者头部，保持头部稳定。头部刮痧一定要有向下的按压力，刮到头皮有微热感即可，一般在 5 ～ 10 分钟完成。头部的刮痧方法主要有 3 种。

1. 循经刮拭

头部循行的经脉主要有督脉、膀胱经、胆经、三焦经。其中督脉循行于头部正中，膀胱经循行于头部中线的两侧，胆经和三焦经循行于侧头部。循经刮拭，既沿着经脉的走行进行刮痧。一般应从前向后，先中间、后两边进行刮拭，即依次刮拭督脉、膀胱经、胆经、三焦经。

2. 顺头发的自然方向刮拭

这种刮痧方法也称梳头法，适用于头部保健，可以保持原有的发型。一般头顶部从前向后刮、从后向前刮或从左向右刮、从右向左刮，侧头部从前向后刮，后头部从上至下进行刮痧。总之，要顺着头发的自然方向进行刮痧。

3. 放射刮拭

放射刮拭就是以百会为中心，呈放射状向全头的各个部位进行刮痧。

二、面部调养

面部气血流通，对润泽皮肤、保持皮肤弹性、延缓肌肤衰老、防止皱纹产生有较好的作用。

（一）推拿调养

受术者仰卧位，术者坐于受术者头前方。

1. 养颜推拿

（1）双手食指、中指、无名指面或大鱼际置于前额正中，分别向两侧环形抹至太阳穴为止，反复操作 1 分钟。

（2）双手拇指横置于前额，从中间向两旁交替做抹法 1 分钟。

（3）双手食、中指分别置于两侧攒竹穴，沿眼眶由内向外做环形摩动 1 分钟。

（4）双手拇指指尖由睛明向瞳子髎分别经上下眼眶轻轻按压，先上后下，各 3 次。

（5）食指按于攒竹，中指按于鱼腰，无名指按于丝竹空，三指同时用力点按 10 次。然后食指点按睛明穴 10 次，拇指点按承泣穴 10 次，再点按瞳子髎 10 次。

（6）双手食指、中指、无名指在两颊由内向外做环形抹法 1 分钟。

（7）双手拇指指腹从内眼角沿鼻翼两侧向下抹 30 秒，再从鼻根至鼻尖抹 30 秒。

（8）用双手中指、无名指从人中分推至两侧地仓，再从两侧地仓推至承浆穴，然后反方向推至人中，共 1 分钟左右；再用双手中指、无名指按上述方向叩击牙齿 1 分钟。

（9）双手拇指从印堂分推至太阳、耳门、听宫、听会，然后沿面颊继续推抹至大迎，每穴点按 2 次，反复 5 ～ 10 遍。

（10）双手拇指从印堂分推至太阳，再至率谷，每穴点按 2 次；然后，双手拇指从脑后向下推至风池穴，点揉风池穴 10 ～ 15 次。

（11）以双手拇、中指分别点按头维、四白、阳白、颧髎、上关、下关、翳风、地仓、颊车、迎香，每穴点按 10 次。

（12）双手手掌从下颌运至面颊，再至前额，然后分至两侧，再从耳前回到承浆，反复操作 1 分钟左右。

（13）用一指禅推法或拇指点按揉合谷、曲池、足三里，每穴 1 分钟。

2. 消除额纹法

（1）用食指点按头维、神庭、阳白、印堂、太阳穴，每穴点按 10 ～ 20 次。

（2）用两手拇指从眉弓上方向前发际做单向抹法，由中线开始，逐渐抹至两侧额角，共操作 2 ～ 3 分钟。

（3）用两手食指腹从额头中央向两侧作小幅度按揉，共按揉 3 ～ 5 分钟。

（4）用左手食指、中指将额头有皱纹处皮肤撑开，右手食指、中指并拢，用指腹在皱纹处，与皱纹方向垂直做轻柔的抹法 10 ～ 20 次，依次在额部有皱纹处操作。

（5）用食指、中指、无名指三指指腹轻轻拍打额头皮肤 1 分钟。

3. 消除眼周皱纹法

（1）用食指点按双侧睛明、承泣、瞳子髎穴，每穴点按 10 ～ 20 次。

（2）用两手食指的指腹沿两眼眶周围作小幅度按揉，共按揉 3 ～ 5 分钟。

（3）用左手食指、中指将眼周有皱纹处皮肤撑开，右手食指、中指并拢，用指腹在皱纹处，与皱纹方向垂直做轻柔的抹法 10 ～ 20 次，依次在眼部所有有皱纹处操作。

（4）用同侧手的拇指与食指将外眼角上下皮肤固定，稍稍绷紧，然后用另一手的食指的指腹沿着眼轮匝肌的环状走向做眼周按摩，每侧 10 ～ 20 圈，手法宜轻柔。

（5）用食指、中指、无名指三指腹轻轻拍打眼周皮肤 1 分钟。

4. 消除鼻唇皱纹法

（1）用食指点按双侧迎香、四白、禾髎、巨髎、颧髎穴，每穴点按 10 ～ 20 次。

（2）用两手食指的指腹沿鼻唇沟作小幅度按揉，共按揉 3 ～ 5 分钟。

（3）用左手食指、中指将鼻唇沟有皱纹处皮肤撑开，右手食、中指并拢，用指腹在皱纹处，与皱纹方向垂直做轻柔的抹法 10 ～ 20 次，依次鼻唇沟所有皱纹处操作。

（4）用食指、中指、无名指三指腹轻轻拍打鼻周皮肤 1 分钟。

（二）刮痧调养

面部刮痧要有按压力，产生得气感，但不需要出痧，只需微微发热发红即可。

1. 基本手法

（1）平刮法

操作：以刮痧板长边接触皮肤，刮痧板向着刮拭的方向倾斜，角度尽量小于 15°，自上而下或从内向外均匀地向同一方向缓慢刮拭。

要点：向前推动刮痧板的力量小于向下按压的力量。

（2）揉刮法

操作：以刮痧板的长边或短边接触皮肤，刮痧板向着刮拭的方向倾斜，角度小于15°，自上而下或从内向外均匀地连续作缓慢柔和的旋转刮拭，也就是边刮拭，边缓慢向前旋转移动。

要点：向前移动的推动力小于向下按压的力量。

（3）摩刮法

操作：两手各持一块刮痧板，将刮痧板平面置于手掌心或四指部位，手指不接触皮肤，两块刮痧板平面紧贴面部两侧皮肤，以掌心或四指力量按压刮痧板的平面，将按压力渗透至面部肌肉深部，两块刮痧板在面部两侧同时自下而上或从内向外均匀地连续做缓慢、柔和的旋转移动，也就是边按压、边缓慢向前旋转移动。

要点：向前移动的推动力小于向下按压的力量。

（4）提拉法

操作：两手各持一块刮痧板，放在面部同一侧，用刮痧板长边接触皮肤，刮痧板向刮拭的方向倾斜，倾斜的角度为20°～30°，两块刮痧板交替从下向上刮拭。刮拭的按压力渗透到肌肉的深部，以肌肉运动带动皮肤向上提升，边提升、边刮拭。操作者也可以两手各持一块刮痧板，分别放在面部两侧，同时刮拭提拉两侧肌肤。

要点：向上提升的拉力和向下按压的力度相等。

2. 面部刮痧步骤与方法

面部刮痧分三大步骤，一是自上而下、从内向外，按额头区、眼周区、面颊区、鼻区、口唇区、下颌区的顺序操作；二是面部点穴；三是结束手法。

受术者仰卧位，术者坐于受术者头前方。

（1）额头区

1）用刮痧板的短边，以揉刮法从额头中间向两侧刮拭前额10～20次。

2）用刮痧板的短边，以平刮法从额头中间向两侧刮拭前额10～20次。

3）用刮痧板的角部以平面按揉法按揉太阳穴20次结束。

（2）眼周区

1）用刮痧板角部以垂直按揉法按揉睛明20次。

2）用刮痧板的长边，以平刮法从睛明沿上眼眶经过攒竹、鱼腰向外刮至外眼角瞳子髎，用平面按揉法按揉瞳子髎3次，反复10～20次。

3）用刮痧板的长边，以平刮法从睛明沿下眼眶经承泣向外刮至外眼角瞳子髎，用平面按揉法按揉瞳子髎3次，反复10～20次结束。

（3）面颊区

1）用平面按揉法按揉上迎香10～20次，然后用刮痧板的长边，以平刮法从上迎香向外经四白、承泣至太阳10～20次，最后用平面按揉法按揉太阳10～20次。

2）用平面按揉法按揉迎香10～20次，然后用刮痧板长边，以平刮法沿颧骨内下方，向外上经颧髎刮至下关10～20次，最后用平面按揉法按揉下关10～20次结束。

（4）鼻区

1）用刮痧板的长边，以平刮法从前额正中自上向下刮拭，经印堂刮至鼻尖10～20次。

2）用刮痧板的两个角部骑跨在鼻梁上，从鼻根刮至鼻尖10～20次。

3）用刮痧板的角部由上向下刮拭鼻翼部10～20次结束。

（5）口唇区

1）用平面按揉法按揉人中10～20次，然后用平刮法沿上唇向两侧刮至嘴角地仓10～20次，用平面按揉法按揉地仓10～20次。

2）用平面按揉法按揉承浆10～20次，然后以平刮法沿下唇向两侧经嘴角地仓、大迎刮至颊车10～20次，最后用平面按揉法按揉颊车10～20次结束。

（6）下颌区 双手各持一块刮痧板，用刮痧板两角部中间的凹槽骑跨在下颌骨处，以平刮法从中间向两侧分别刮至下颌角处，共10～20次，最后用平面按揉法按揉耳后翳风10～20次结束。

（7）面部点穴 用刮痧板的角部以点按法点按以下穴位：头维、神庭、阳白、太阳、攒竹、鱼腰、丝竹空、瞳子髎、承泣、四白、迎香、地仓、颊车、大迎、承浆等，每穴点按5～10次。

（8）结束手法

1）用摩刮法按从下向上的顺序摩面3～5分钟，疏通经气，放松肌肉。

2）用提拉法按从下向上的顺序刮拭面部，提升收紧肌肉，结束刮拭。

三、颈部调养

颈部共有8条经脉通过，颈前部有任脉和胃经，颈侧面有大肠经、小肠经、三焦经和胆经，颈后面有督脉和膀胱经。

（一）推拿调养

受术者先仰卧位，后俯卧位；术者坐于受术者头前方。

1. 颈前部推拿

受术者仰卧位，术者坐于受术者头前方。

（1）术者将双手手掌横置于颌骨下，双手指尖相对，向两侧慢慢用力抹擦至耳垂下，反复1～2分钟。

（2）以双手手掌置于颈前，双掌根对准前正中线，同时向两侧慢慢用力抹擦，至掌根达两侧胸锁乳突肌稍停顿，反复1～2分钟。

（3）将双手掌分别平放在颈部两侧，从乳突慢慢用力向下抹擦至缺盆，反复1～2分钟。

（4）双手五指并拢横放于颈前一侧，从一侧锁骨下开始，向上抹至下颌骨，双手交替，并逐渐向另一侧移动，反复1～2分钟。

（5）用拇指或中指尖点按承浆、大迎、颊车、天牖、天窗、扶突、人迎等穴，每穴

3～5次。

2. 颈后部推拿

受术者俯卧位，术者坐于受术者头前方。

（1）双手手掌横置于枕骨下，双掌根对准后正中线，同时向两侧慢慢用力抹擦，至掌根达两侧胸锁乳突肌稍停顿，反复1～2分钟。

（2）将双手掌分别平放在颈部两侧，从枕骨下慢慢用力向下抹擦至肩，反复1～2分钟。

（3）双手五指并拢横放于颈后一侧，从一侧颈肩部开始，向上抹至枕骨下，双手交替，并逐渐向另一侧移动，反复1～2分钟。

（4）手掌根部着力于颈部，自风府、风池穴而下，缓慢有节律的揉至颈根部，反复1～2分钟。

（5）一手固定头部，另一手以拇指吸定于风府穴，以均匀柔和的一指禅推法逐渐向下推至大椎穴处，反复3～5分钟。

（6）双手拇指分别着力于颈项部两侧，同时用一指禅做从上向下推法操作1～2分钟，形似蝴蝶翻飞。

（7）从风池穴至肩井穴做㨰法1～2分钟，两侧交替操作。

（8）拿揉颈项1～2分钟。

（9）用拇指或中指尖点按哑门、天柱、风池、大椎及颈部夹脊穴，每穴3～5次。

（二）刮痧调养

1. 颈后部刮痧

一般取坐位。被刮者骑坐在有靠背的椅子上，双手臂平放在椅背上，有利于颈肩部的肌肉放松，还可以避免刮痧时身体晃动。身体微微前倾，头部略低，以充分暴露颈椎，刮痧者应该站在被刮者的侧面，刮拭颈椎时要一手拿刮痧板，另一手扶托住被刮者的额头，以固定头部，免其晃动。颈后部刮痧共分3步。

（1）用"面刮法"刮拭颈椎中间督脉部位2～3分钟。

（2）用"双角刮法"刮拭颈椎后部的膀胱经2～3分钟。

（3）用"面刮法"刮拭颈部两侧的胆经2～3分钟。

2. 颈前部刮痧

一般取仰卧位。术者坐于受术者头前方，因颈部有颈动、静脉、咽喉、甲状腺、气管及食管，所以手法一定要轻柔和缓并涂抹足够的刮痧介质。具体的操作是用"面刮法"从上向下刮，首先刮拭颈部的前面，再刮颈部两侧，每一部位刮拭2～3分钟。

四、肩部调养

（一）推拿调养

肩部推拿调养可采取俯卧位或坐位。

1. 俯卧位操作

（1）双手拇指沿斜方肌走行方向分推肩部2～3分钟。

（2）双手拇指以打小圈方式由内向外按揉斜方肌，再由上向下按揉肩部膀胱经大杼穴至膈俞穴3～5分钟。

（3）双手拇指交替直推督脉、膀胱经2～3分钟。

（4）双手拇指交替推肩胛骨内侧缘2～3分钟。

（5）双手拇指点按或按揉肩部腧穴：肩井、天宗、肩贞、臑俞、肩外俞、肩中俞、肩髃、肩髎等，每穴0.5～1分钟。

（6）双手交替压推双侧肩井穴，推擦肩颈部1～2分钟。

2. 坐位操作

（1）双手捏拿肩颈部肌肉2～3分钟。

（2）双手拇指以打小圈方式由内向外按揉斜方肌，再由上向下按揉肩部膀胱经大杼穴至膈俞穴3～5分钟。

（3）双手拇指点按或按揉肩部腧穴：肩井、天宗、肩贞、臑俞、肩外俞、肩中俞、肩髃、肩髎等，每穴0.5～1分钟；并可加点上肢部腧穴，如合谷、曲池。

（4）弹拨膀胱经1～2分钟，尤其以结节或痛点处为重点。

（5）掌揉肩颈部1～2分钟。

（6）一手扶肩部，一手托住肘关节，以肩关节为轴进行环转运动。

（7）轻拍、叩击肩颈部1～2分钟。

（二）刮痧调养

肩部刮痧调养多采取坐位，被刮者骑坐在靠背椅上，双手平放在椅背上，身体微微前倾，头部略低，有利于颈肩部的肌肉放松，还可以避免刮痧时身体晃动。

1. 用"面刮法"刮拭肩上部斜方肌，由内向外沿大椎穴至肩井穴，肩井穴至巨骨穴3～5分钟，出痧即可停止，对有疼痛和结节的部位重点刮拭。

2. 用"面刮法"从上向下，刮拭肩部督脉，从大椎穴到至阳穴，力量宜轻，避免疼痛。

3. 用"双角刮法"同时刮拭督脉两侧的夹脊穴3～5分钟。

4. 用"角刮法"从上向下，刮拭膀胱经的第一侧线和第二侧线3～5分钟。

5. 重点刮拭小肠经的天宗穴及肩部结节部位。

五、背腰部调养

（一）推拿调养

背腰部推拿一般采用俯卧位或坐位，俯卧时腹部下面垫一软枕，坐位时应骑坐在靠背椅上，双手平放在椅背上，具体操作如下。

1. 双手掌直推、分推肩背腰及上肢部2～3分钟。

2. 双手掌揉背部督脉、膀胱经及肩部 2 ～ 3 分钟。

3. 双手拇指点按揉或一指禅推背部膀胱经、夹脊、肩井、天宗、肩贞、臑俞、秉风、曲垣、肩外俞、肩中俞、肩髃、肩髎等穴，每穴 0.5 ～ 1 分钟。

4. 双手交叉㨰、抱拳㨰督脉 1 ～ 2 分钟，掌揉督脉、膀胱经 1 ～ 2 分钟。

5. 拇指推、拳推夹脊穴和膀胱经 1 ～ 2 分钟；弹拨膀胱经 1 ～ 2 分钟；掌揉督脉、膀胱经 1 ～ 2 分钟。

6. 捏脊、捏膀胱经，侧捏夹脊 3 ～ 5 分钟。

7. 双手或前臂揉㨰腰背 2 ～ 3 分钟。

8. 拳击、侧掌击、合掌击、掌背击、拍肩背腰部 2 ～ 3 分钟。

9. 推擦肩背腰部 1 ～ 2 分钟。

10. 按揉、掌振、拍击腰骶部 1 ～ 2 分钟。

（二）刮痧调养

背部刮痧一般采取坐姿，骑坐在有靠背的椅子上，双手臂平放在椅背上，刮痧者应站在被刮者的侧面。如果身体比较虚弱可以根据治疗部位的需要俯卧或侧卧在床上，俯卧位最好腹部下面垫个软枕，避免腰部下陷，肌肉紧张。无论采取何种姿势，最重要的是刮拭部位肌肉一定要放松。

背部循行的经脉是督脉和膀胱经，背部刮痧要先刮正中部位的督脉，因为督脉总督一身的阳经，先刮督脉有助于疏通全身的阳经。在刮督脉时最好先刮大椎穴，因为它是多条经脉的交会穴，有利于疏通其他经脉。具体的操作步骤如下。

1. 先用“面刮法”自上而下刮拭督脉 3 ～ 5 分钟。

2. 用“双角刮法”同时刮拭督脉两侧的夹脊穴 3 ～ 5 分钟。

3. 用“面刮法”自上而下刮拭两侧膀胱经的第一侧线和第二侧线 3 ～ 5 分钟。膀胱经的刮法有两种，如果只刮膀胱经第 1 侧线，用刮痧板的短边接触皮肤；如果同时刮拭两条膀胱经，则以整个刮痧板的长边接触皮肤。

腰背部的刮痧是分段进行的，每次刮拭 4 ～ 5 寸长。当分段刮拭完毕后，用“疏理经气”法从上向下大面积快速连续刮拭。

六、胸部调养

胸部有任脉、肾经、脾经、胃经、心包经、肺经、胆经等多条经脉循行，胸腔是心、肺二脏所居，左右胸廓下方肋骨处是上腹部脏器肝胆、脾脏、胰腺的体表投影区。

（一）推拿调养

受术者取仰卧位，术者坐于受术者头前方。

1. 双手指腹从膻中穴向下向外环绕乳房推擦 3 分钟。

2. 双手中指点按膺窗、天池、乳根、膻中穴，每穴 1 分钟。

3. 术者双手掌心对准双乳头，用掌揉法于两侧乳房操作 3 ～ 5 分钟，继而围绕乳房做顺时针及逆时针的推摩法各 3 分钟。

4.五指分开微屈拿住乳房，由乳房外周向乳头集中的方向拉动 30 次；再用五指拿住乳房做振法 5 分钟，继以拇指、食指、中指捏捻乳头 1 分钟。

5.双手掌由上向下轻推至乳中，再由下向上从乳房外侧拉上来，反复操作 20 ~ 30 次。以拇指、食指、中指捏住乳头向上方提拉 5 次。

6.双手交替空掌从胸侧及乳下，向乳中推送，将胸侧及背部脂肪组织推向乳房。

7.双手中指点按鸠尾、中庭、膻中、玉堂、紫宫、华盖、璇玑，沿锁骨下缘至云门、中府、大包、期门、乳根、鹰窗、屋翳、库房、气户，各点按片刻。

8.双手四指并拢相叠用指腹沿乳房周围做 "8 字形" 轻柔推擦。

（二）刮痧调养

胸部皮肤薄且敏感，加之瘦弱的人肋骨凸显，因此刮痧时用 "平刮法"，刮拭的速度要缓慢，以减轻疼痛，增加舒适感。乳头处禁刮。

胸部刮痧可以采取坐姿，坐在有靠背的椅子上，也可以采用仰卧位、侧卧位。具体的操作步骤如下：

1.先用 "单角刮法" 自上而下刮拭任脉天突穴至鸠尾穴 10 ~ 20 次。

2.用刮痧板的短边，以 "面刮法" 自上而下，按从内向外的顺序依次刮拭胸部经脉，每经 1 ~ 2 分钟。

3.将刮痧板竖放在任脉上，沿着肋骨的走行用 "平刮法" 从内向外分别刮拭两侧胸部 3 ~ 5 分钟（男性）。

4.两手各持一块刮痧板，放在同侧乳房的下方，用刮痧板的整个长边接触皮肤，以 "平刮法" 从乳房的外下方向内上方交替进行刮拭 3 ~ 5 分钟，提升乳房（女性）。

5.用 "单角刮法" 刮云门、中府，每穴 1 分钟左右。

七、腹部调养

（一）推拿调养

受术者仰卧位，术者站在受术者右侧。

1.右手掌平贴腹部，左手掌置于右手指背上，用全掌在腹部按揉 1 分钟。

2.双手叠压用掌根顺时针方向依次从升结肠→横结肠→降结肠→乙状结肠部位做按揉法 10 次。

3.双手叠压，掌根用力向下推按，继而手指用力向回压，一推一回，由中间向两边，由上而下慢慢移动，遍及全腹，反复 1 ~ 3 分钟。

4.掌压腹部，从上腹开始，双手掌分别置于左右侧腹上，垂直下压，从中间向两侧沿水平方向移动，由轻到重、逐渐加力，再依次按压中腹、下腹，每一部位按压 1 分钟。

5.双手叠压，以大鱼际和掌根部着力，自上腹部推至下腹部，先中间、后两边，依次推遍全腹，反复操作 8 ～ 10 分钟。

6. 术者以两手拇指掌侧对置于脐上两侧的滑肉门穴处，其余四指分置于腹部两侧，自上而下、自外向内进行挤推，约 3 分钟。

7. 双手叠压，以神阙为中心，在腹部沿顺时针方向进行摩腹 3 分钟左右，摩腹的同时稍向下用力按压，带动皮下肌肉一同运动，再用同法逆时针摩腹 3 分钟。

8. 双手拇指与其余四指对张，从一侧腹部拿起腹部皮肤和肌肉，一点点向对侧推移，动作要缓慢，还可轻轻提起，大约操作 3 分钟。

9. 双手掌打开，分别横放在腹部两侧的脐上、下部位，分别向对侧用力推拉，反复操作 2 分钟。

10. 双手拇指从神阙向上推至上脘，再顺两侧肋弓缘向下后方推擦至脾俞，双手中指点按脾俞，再向上快速拉动，反复操作 5 ～ 10 次。

11. 点按中脘、气海、水分、关元、子宫、天枢、大横、梁丘、足三里、三阴交，每穴 5 次左右。

（二）刮痧调养

腹部刮痧采取仰卧位，首先用"面刮法"自上而下，由中间向两边依次刮拭任脉、肾经、胃经、脾经、肝经、胆经，每经刮痧 1 ～ 3 分钟；然后用刮痧板的角部点按腹部常用穴位，如中脘、章门、天枢、大横、水分、气海、关元、水道等。

八、上肢部调养

（一）推拿调养

受术者坐位，术者站在受术者侧面。

1. 从受术者肩部开始沿上肢外侧、前侧、后侧依次做㨰法，反复 3 ～ 5 分钟，力量由轻至重，达患者最大耐受度。

2. 手掌推擦上肢外侧、前侧、后侧至远端，反复 2 ～ 3 分钟，尽量用力，使上肢发热为度。

3. 术者一手拿住患者手腕，另一手从下向上沿上肢外侧、前侧、后侧拿捏上肢肌肉，力量从轻至重，反复 3 ～ 5 分钟。

4. 从下向上沿上肢外侧、前侧、后侧推擦至肩，反复 2 ～ 3 分钟，尽量用力，使上肢有灼热感为度。

5. 用拇指点揉上肢脂肪堆积最明显处，力量由轻至重，使局部酸胀，达到患者最大耐受度，每个部位反复 3 ～ 5 分钟；再用指尖点按肩髃、肩髎、臂臑、臑会、天府、天泉、青灵、消泺、清冷渊、曲池、少海、手三里、下廉、温溜、四渎、孔最、合谷，每穴 3 ～ 5 次。

6. 用空掌从上向下叩打上肢，与脂肪堆积部位适当加力，反复 2 ～ 3 分钟。换另一上肢同法操作。

（二）刮痧调养

上肢部有 6 条经脉循行，用"面刮法"从上向下刮拭，按照经络气血流注次序，先刮上肢内侧手三阴经，顺序是手太阴肺经、手少阴心经、手厥阴心包经；再刮上肢外侧的手三阳经，顺序是手阳明大肠经、手太阳小肠经、手少阳三焦经；最后用刮痧板的角部点按上肢常用穴位，如肩髃、臂臑、曲池、外关、手三里、合谷等。

九、下肢部调养

（一）推拿调养

1. 下肢前面推拿

受术者仰卧位，术者站在受术者侧面。

（1）用单手依次从受术者髌骨至腹股沟、膝关节至大转子、膝内至耻骨联合下缘做㨰法 5 ～ 10 分钟。

（2）从上向下用手掌按揉下肢前、外、内侧，边按揉边做螺旋形运动至踝关节，反复 5 ～ 10 分钟。

（3）双手从下向上沿下肢前侧、外侧、内侧拿捏肌肉，反复 5 ～ 10 分钟。

（4）手掌从上向下沿下肢前侧、外侧、内侧推擦至踝关节，反复 10 分钟。

（5）空掌或空拳从上向下叩打下肢前侧、外侧、内侧，遇脂肪堆积部位适当加力，反复 3 ～ 5 分钟。

（6）拇指点揉下肢前侧及内侧脂肪堆积明显处，每部位 1 分钟；再用手指或指尖点按髀关、伏兔、梁丘、足三里、丰隆、足五里、箕门、阴包、血海、阴陵泉、三阴交，每穴 5 次。

2. 下肢后面推拿

受术者俯卧位，术者站在受术者侧面。

（1）单手依次从受术者踝关节至臀横纹，用㨰法操作 5 ～ 10 分钟。

（2）从上向下用手掌按揉下肢后侧，边按揉边做螺旋形运动，至踝关节，反复 10 分钟。

（3）从下向上拿捏下肢后侧肌肉，反复 3 ～ 5 分钟。

（4）手掌从上向下沿下肢后侧推擦至踝关节，反复 3 ～ 5 分钟。

（5）空掌或空拳从上向下叩打下肢后侧，遇脂肪堆积部位适当加力，反复 3 ～ 5 分钟。

（6）用拇指点按揉下肢后侧脂肪堆积明显处，由轻至重，每个部位 1 分钟，再用手指或肘尖点按承扶、殷门、委中、合阳、承筋、承山、昆仑，每穴 1 分钟。

3. 下肢外侧推拿

受术者侧卧位，下腿微屈，上腿伸直，术者站在受术者侧面。

（1）拇指点按揉下肢外侧脂肪堆积明显处及环跳、风市、膝阳关、阳陵泉、丰隆、悬钟，每穴 5 次。

（2）空掌或空拳从上向下叩打下肢外侧，遇脂肪堆积部位适当加力，反复 2～3 分钟。

另一侧下肢同法操作。以上手法尽量用力，使下肢有灼热感。

（二）刮痧调养

下肢有 6 条经脉循行，刮痧时一般采取俯卧位或仰卧位，用"面刮法"进行刮拭。按照经络气血流注次序，先刮下肢外侧 3 条阳经，依次是足阳明胃经、足太阳膀胱经、足少阳胆经；再刮下肢内侧 3 条阴经，依次是足太阴脾经、足少阴肾经、足厥阴肝经；最后用刮痧板的角部点按揉下肢常用穴位，如伏兔、梁丘、血海、足三里、阴陵泉、丰隆、三阴交、委中、承山、昆仑等。

复习思考题

1. 简述面部推拿调养步骤与方法。
2. 简述面部刮痧基本手法及操作步骤。
3. 简述头部刮痧步骤与方法。
4. 简述背腰部推拿操作步骤与方法。

（李玉强）

主要参考书目

［1］刘奇.抗衰老学［M］.北京：军事医学科学出版社，2006.

［2］杨智荣.美容保健技术［M］.北京：人民卫生出版社，2007.

［3］党毅，肖颖.中药保健食品研制与开发［M］.北京：人民卫生出版社，2005.

［4］谭兴贵.中医药膳学［M］.北京：中国中医药出版社，2005.

［5］匡调元.人体体质学［M］.上海：上海科学技术出版社，1996.

［6］刘艳骄，好荣林.中医睡眠医学［M］.北京：人民卫生出版社，2002.

［7］张秀勤，王振山.全息经络刮痧美容［M］.北京：人民军医出版社，2005.

［8］华嘉增.妇女保健新编［M］.上海：复旦大学出版社，2005.

［9］范欣生.音乐疗法［M］.北京：中国中医药出版社，2002.

［10］王耀华.音乐学概论［M］.北京：高等教育出版社，2005.

［11］王琦.中医体质学［M］.北京：人民卫生出版社，2009.

［12］郭海英.中医养生康复学［M］.北京：中国中医药出版社，2012.

［13］许慧艳.中医养生技术［M］.北京：人民军医出版社，2014.

［14］吕立江，邸先桃.中医养生保健学［M］.北京：中国中医药出版社，2016.